U0214726

腹腔镜右半结肠切除术

技术与理念

Laparoscopic Right Hemicolectomy
Techniques and Concepts

主　编

冯　波　臧卫东　周建平

副主编

马君俊　刘　骞　燕　速　肖　毅　李心翔　张　宏

秘书组

何子锐　薛　佩　蔡正昊　杨　晓　张　森

海峡出版发行集团 | 福建科学技术出版社
THE STRAITS PUBLISHING & DISTRIBUTING GROUP | FUJIAN SCIENCE & TECHNOLOGY PUBLISHING HOUSE

图书在版编目（CIP）数据

腹腔镜右半结肠切除术：技术与理念 / 冯波，臧卫东，周建平主编
. —福州：福建科学技术出版社，2021.6
ISBN 978-7-5335-6346-2

Ⅰ . ①腹… Ⅱ . ①冯… ②臧… ③周… Ⅲ . ①腹腔镜检—应用—结肠
—切除术 Ⅳ . ① R656.9

中国版本图书馆 CIP 数据核字（2021）第 018665 号

书　　名　腹腔镜右半结肠切除术：技术与理念
主　　编　冯波　臧卫东　周建平
出版发行　福建科学技术出版社
社　　址　福州市东水路 76 号（邮编 350001）
网　　址　www.fjstp.com
经　　销　福建新华发行（集团）有限责任公司
印　　刷　福州德安彩色印刷有限公司
开　　本　889 毫米 ×1194 毫米　1 / 16
印　　张　19.5
插　　页　4
图　　文　312 码
版　　次　2021 年 6 月第 1 版
印　　次　2021 年 6 月第 1 次印刷
书　　号　ISBN 978-7-5335-6346-2
定　　价　220.00 元
书中如有印装质量问题，可直接向本社调换

编委会

主　编
冯　波　　臧卫东　　周建平

副主编
马君俊　　刘　骞　　燕　速　　肖　毅　　李心翔　　张　宏

秘书组
何子锐　　薛　佩　　蔡正昊　　杨　晓　　张　森

编　委

刁德昌	马君俊	王自强	王贵玉	王锡山	王晨星	王　颢
申占龙	冯　波	冯晓创	成　汇	乔天宇	刘　正	刘彦伯
刘　骞	刘　磊	江志伟	汤坚强	孙跃明	孙　晶	严夏霖
苏　浩	李大卫	李太原	李心翔	李　勇	肖　军	肖　毅
徐玺谟	吴德庆	何子锐	张庆彤	张　宏	张　森	陆君阳
陈海鹏	邵岩飞	林谋斌	欧阳倩晖	罗吉辉	周乐其	周建平
周海涛	孟文建	封益飞	施赟杰	贾宏涛	郭银枞	郭　瑞
黄　灵	黄　亮	黄　睿	龚建平	康　亮	梁伟俊	彭　健
童宜欣	谢忠士	蔡正昊	蔡永华	臧卫东	滕文浩	燕　速
杨　晓	薛　佩					

主编

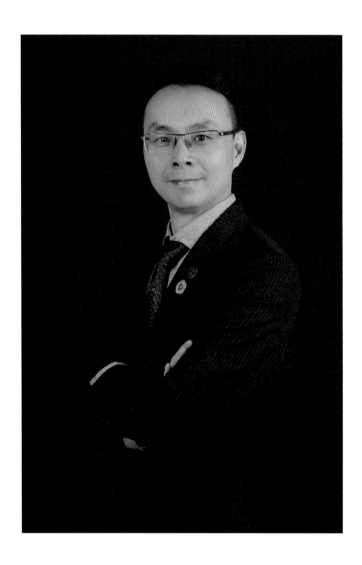

冯 波

上海交通大学医学院附属瑞金医院胃肠外科主任医师、教授、硕士研究生导师

学术任职

中华医学会外科学分会结直肠外科学组委员

中国医师协会外科医师分会结直肠外科医师委员会委员

中国抗癌协会大肠癌专业委员会委员

中国医师协会外科医师分会 taTME 专业委员会副主任委员

中国研究型医院学会结直肠肛门外科委员会副主任委员

中国医师协会结直肠肿瘤医师委员会微创解剖学组副主任委员

主编

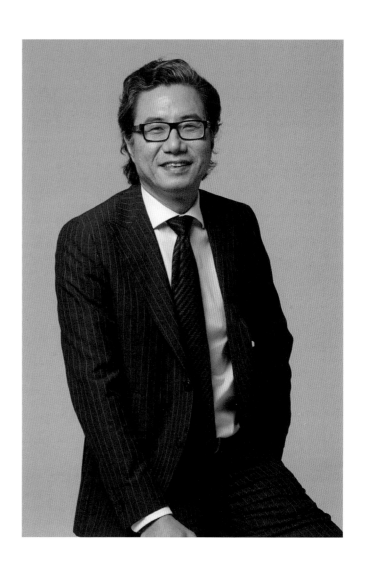

臧卫东

福建省肿瘤医院胃肠肿瘤外科主任医师、教授

学术任职

国家远程医疗与互联网医学中心胃肠肿瘤专家委员会主任委员

中国医师协会微无创医学专业委员会外科单孔专业委员会主任委员

福建省抗癌协会微创专业委员会副主任委员

福建省抗癌协会肿瘤营养与支持专业委员会副主任委员

福建省抗癌协会胃癌专业委员会常委

福建省医学会外科学专业委员会常委

主编

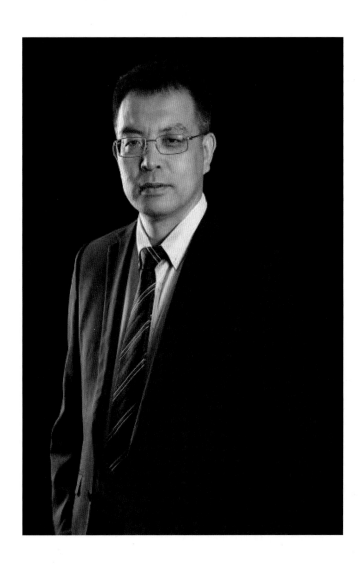

周建平

中国医科大学附属第一医院胃肠外科 / 疝外科主任医师、教授、博士研究生导师

学术任职

中华医学会外科学分会青年委员

中华医学会外科学分会腹腔镜与内镜外科学组委员

中华医学会肠外肠内营养学分会委员

中华医学会肠外肠内营养学分会肿瘤营养学组委员

辽宁省医学会肠外与肠内营养学分会主任委员

辽宁省医学会外科学分会委员兼秘书

副主编

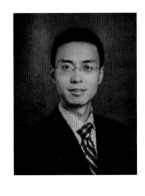

马君俊

上海交通大学医学院附属瑞金医院胃肠外科副主任医师、副教授

学术任职

中国医师协会外科医师分会专业信息传播与教育工作委员会副秘书长

中国医师协会结直肠肿瘤专委会临床技能培训专委会委员

中国医师协会结直肠肿瘤专委会早诊早治专委会委员

中国医师协会外科医师分会肿瘤外科医师专业委员会青年委员

中国医学装备协会腔镜与微创技术分会秘书长

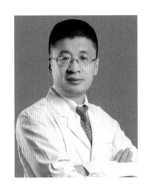

刘　骞

中国医学科学院肿瘤医院结直肠外科主任医师、教授、博士研究生导师

学术任职

中华医学会外科学分会胃肠外科学组委员

中华医学会外科学分会青年委员会委员

中国研究型医院学会肿瘤外科分会副主任委员

中国研究型医院学会结直肠肿瘤分会副主任委员

中国医疗保健国际交流促进会结直肠病分会副主任委员

中国医师协会整合医师分会肿瘤专委会副主任委员

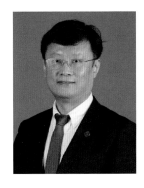

燕　速

青海大学附属医院胃肠肿瘤外科主任医师、教授、硕士研究生导师

学术任职

国家卫健委能力建设与继续医学教育上消化道外科专家委员会委员

中国抗癌协会大肠癌专业委员会委员、腹腔镜学组委员

中国抗癌协会西部大肠癌联盟副主任委员

中华医学会肿瘤学分会结直肠肿瘤学组委员

中国临床肿瘤学会（CSCO）结直肠癌专家委员会委员

国家结直肠肿瘤质控委员会委员

副主编

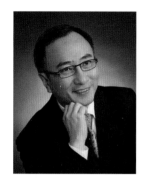

肖　毅

北京协和医院基本外科主任医师、教授、结直肠专业组组长、博士生导师

学术任职

中华医学会外科分会结直肠外科学组委员

北京医学会外科学分会结直肠学组副组长

中国医师协会外科医师分会结直肠外科医师协会委员

中国医师协会结直肠肿瘤专业委员会委员

中国医师协会结直肠肿瘤专业委员会亚微外科专业委员会副主任委员

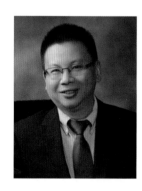

李心翔

复旦大学附属肿瘤医院 腔镜平台执行主任、教授、博士生导师

学术任职

中国医师协会肛肠医师分会大肠癌综合治疗专委会主任委员

上海市抗癌协会胃肠肿瘤腹腔镜专业委员会主任委员

上海市抗癌协会肿瘤微创专委会腔镜外科学组组长

中国临床肿瘤学会（CSCO）理事

中国临床肿瘤学会（CSCO）肿瘤微创外科专委会副主任委员

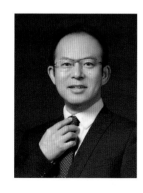

张　宏

中国医科大学附属盛京医院结肠直肠肿瘤外科主任医师、教授、硕士研究生导师

学术任职

中国医师协会外科医师分会经肛全直肠系膜切除术专业委员会副主任委员

中国中西医结合学会普通外科专业委员会直肠癌防治专业委员会副主任委员

中国医师协会外科医师分会结直肠外科医师委员会委员

中国医师协会外科医师分会肛肠外科医师委员会委员

中国医师协会结直肠肿瘤专业委员会委员

编 委

张　森	秘书组、编委	上海交通大学医学院附属瑞金医院	主治医师
陆君阳	编委	中国医学科学院，北京协和医学院	主治医师
陈海鹏	编委	中国医学科学院肿瘤医院	副主任医师，副教授
邵岩飞	编委	上海交通大学医学院附属瑞金医院	医师
林谋斌	编委	同济大学附属杨浦医院	主任医师，教授
欧阳倩晖	编委	中南大学湘雅医院	医师
罗吉辉	编委	郴州市人民医院	副主任医师，副教授
周乐其	编委	海军军医大学第一附属医院	博士
周海涛	编委	中国医学科学院肿瘤医院	主任医师，教授
孟文建	编委	四川大学附属华西医院	副主任医师，副教授
封益飞	编委	南京医科大学第一附属医院	副主任医师，副教授
施赟杰	编委	海军军医大学附属第一医院	主治医师
贾宏涛	编委	上海交通大学医学院附属瑞金医院	医师
郭银枞	编委	福建医科大学附属漳州市医院	主任医师，教授
郭　瑞	编委	辽宁省肿瘤医院	主治医师
黄　灵	编委	上海交通大学医学院附属瑞金医院	医师
黄　亮	编委	中山大学附属第六医院	主治医师
黄　睿	编委	哈尔滨医科大学附属第二医院	副主任医师，副教授
龚建平	编委	华中科技大学附属同济医院	主任医师，教授
康　亮	编委	中山大学附属第六医院	主任医师，教授
梁伟俊	编委	广东省医学科学院广东省人民医院	主治医师
彭　健	编委	中南大学湘雅医院	主任医师，教授
童宜欣	编委	华中科技大学附属同济医院	副主任医师，副教授
谢忠士	编委	吉林大学中日联谊医院	副主任医师，副教授
蔡正昊	秘书组、编委	上海交通大学医学院附属瑞金医院	主治医师
蔡永华	编委	中山大学附属第六医院	主治医师
滕文浩	编委	福建省肿瘤医院	主治医师
杨　晓	秘书组、编委	上海交通大学医学院附属瑞金医院	主治医师
薛　佩	秘书组、编委	上海交通大学医学院附属瑞金医院	主治医师

序一

FOREWORD

　　腹腔镜结直肠微创手术源于欧美，兴于中国，发展至今，已近 30 载。历经 30 年栉风沐雨，微创技术在结直肠手术中的应用已进入到一个新的发展时期。腹腔镜视觉系统从标清到高清、4K 超高清，从 2D 到 3D、裸眼 3D 的进阶；腹腔镜手术技术有多孔、减孔、单孔的选择，有经腹入路到经肛、经阴道入路的手术或者标本取出途径的变化；结直肠癌根治手术也有 D3 根治术和完整结肠系膜切除术等，各种不同观点与主张层出不穷，百花齐放。纵观 30 年之发展，无论是腹腔镜技术本身，还是结直肠解剖的认识，抑或是结直肠手术的理念，均已发生较大变化。

　　《腹腔镜右半结肠切除术：技术与理念》一书，内容上涵盖了腹腔镜右半结肠手术相关的胚胎发育学、临床解剖学、外科手术学乃至外科肿瘤学等各种最新进展。既有一系列经典而规范的外科理论与策略，亦有近年来备受关注的多种创新手术技术与术式；形式上以中青年专家为创作主体，以资深专家为点睛之笔，不仅通过精炼的文字，记录下他们对腹腔镜右半结肠手术理念的深刻理解与真诚感悟，更通过精彩的视频，展示出他们在腹腔镜右半结肠手术技术的扎实功底与深厚造诣。因此，这本书的编写与出版，不论是内容上，还是形式上，均体现出了微创外科的规范与探索、传承与创新。更为可贵的是，该书紧扣腹腔镜右半结肠手术这一主题，并以之为切入点，让读者轻松透视整个腹腔镜结直肠手术领域近年来的关键技术与热点话题，可谓"以小见大，见微知著"。

"少年强，则国强。"青年强，则外科强。以主编冯波教授等一批国内中青年专家，满怀对微创结直肠外科的激情与敬意，专注于"右半结肠"这一话题，将相关工作做深、做实、做透，在这部专著中倾注了大量的心血。而这部专著所面向的读者，也正是以致力于腹腔镜结直肠外科事业的广大青年外科医师为主。可以看见，在我国腹腔镜结直肠外科事业发展的漫漫长路上，我们的青年医师们凭借着真诚的态度与娴熟的技术，已经迈出了坚实而成功的一步。愿在今后的发展道路上与各位青年医师共勉之。

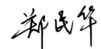

中华医学会外科学分会腹腔镜与内镜外科学组　组长

2021 年 5 月

序二

F O R E W O R D

    2020 年，新型冠状病毒肆虐全球，经过艰苦卓绝的斗争，目前我国的疫情防控取得了阶段性的胜利，各行各业积极复工复产。在这个特殊的历史时期，我收到冯波教授的邀请，为他的新书《腹腔镜右半结肠切除术：技术与理念》作序，更感受到医学学术欣欣向荣的气息。我和他的老师——我国微创外科的开拓者郑民华教授，是在普通外科领域并肩战斗多年的好朋友，这使我有机会见证了冯波教授的成长进步和脱颖而出。同时冯波教授也是中华医学会外科学分会结直肠外科学组的委员，我作为学组组长和他在很多方面有着密切的合作交流。近几年来，冯波教授在右半结肠切除的领域倾注了很大的精力，积累了很多经验，开展了相应的临床研究并得到了循证医学证据水平较高的研究结果，发表了质量很高的论文。同时，他还创新性地提出了将横结肠后间隙及 Henle's 干命名为右半结肠癌行完整系膜切除术的"指纹"等新的观点和理论。有了这些厚重的积淀，这本书的问世就水到渠成了。

    这本书紧紧围绕右半结肠外科治疗的热点、焦点和难点，密切结合临床实际问题。既有相关的基础理论内容，如右半结肠基本的结肠系膜结构、血管变异、淋巴结清扫范围、膜解剖等基本概念，也有生物学行为与综合治疗等方面的内容。而在手术技巧方面针对肿瘤部位与切除范围，以手术入路为导向介绍了右半结肠切除的各种手术方式。对于特殊情况的右半结肠手术，包括急诊、肥胖、联合脏器切除、单孔与减孔、NOSES等的处理方法也做了介绍。在编者的选择方面也很用心，各章节的编写者都是我国结直肠领域非常活跃的一批中青年专家。他们成长在结直肠外科治疗的"微创时代"，外科操作技术及治疗理念都带有鲜明的时代色彩。

　　阅读本书的目标人群主要是进修医生以及初级、中级结直肠外科医生、研究生等，就像这本书的副标题"技术与理念"所要表达的内涵一样，这本书不是"教科书"，也不是"手术图谱"，而是一本非常实用的工具书。期待将来能够继续更新版本，为我国结直肠外科治疗的规范化做出新的贡献。

中华医学会外科学分会结直肠外科学组　组长

2021 年 5 月

序三

FOREWORD

　　2020 年春天，是不平凡的开始，新型冠状病毒肆虐，但中国人民战胜了疫情，体现国家、民族的制度完善和文化自信。尤其是广大医务工作者逆流而上、抗击病毒、坚定信心、众志成城、科学防疫、精准施策，向党中央和人民递交了满意答卷。无论是前线还是后方，每一位医务工作者，每一个中国人都是英雄。因为他们都站在民族和国家的高度来诠释自己的岗位责任。此时我收到冯波教授邀序，看完书稿甚感欣慰，他们非但没有被疫情击垮，而且还能够组织全国的青年专家利用碎片时间著书，他们是有责任、有使命感的一代，是务实、实干的一代。这一代外科专家必将是自信的一代，因为他们懂得"用欣赏的眼光看待别人的成绩，用挑剔的眼光看待自己的不足"，从而更好诠释"实力是唯一话语权，实干是唯一兴邦路"的深刻内涵。

　　冯波教授组织青年专家就右半结肠解剖、手术入路、理念、切除范围、淋巴结清扫程度、D3 与 CME 等问题进行探讨，编纂的《腹腔镜右半结肠切除术：技术与理念》是一个大胆且优秀的思路，就一个专题进行全方位的阐述，并分享全国同仁们的见解，从而让更多专家思考且受益，出书的价值和意义就显现出来了。书中无论观点、创新之处均值得提倡。比如解剖，敢于质疑前人，这是我们创新的源泉；比如创新术式，这是顺应时代的要求。医学的发展依赖其他学科，能量平台、器械平台、显像平台等手术平台为我们的创新提供了空间和保障。而微创术式的五要素，即手术入路、切除范围、淋巴结清扫程度、消化道重建方式以及标本取出方式，为青年专家的进步提供了方向、方式和思考空间。

回顾外科学的发展，是理念与技术相互改变、相互促进的过程。外科专家们的智慧和才能永远是主角。要敢于质疑，但质疑不是诋毁；要敢于创新，但创新要在规范中创新。通读此书，感觉主题明确、观点鲜明、图文并茂、善于总结，作者的创新意识贯穿始终，学术思想活跃，不拘一格。作为专著有思考、有见解，青年学者的智慧、辛勤、技巧跃然纸上。愿中国的青年医师们能做出更多的成果，团结协作，在国际舞台上发出中国好声音。

"智者天下，善者未来"，是为序。

中国抗癌协会大肠癌专业委员会　主任委员

2021 年 5 月

序四

FOREWORD

　　2020 年春新型冠状病毒疫情—武汉解封—复工复医一个月后，我收到上海交通大学瑞金医院冯波教授的一条微信，希望我能为他在新冠疫情期间编撰的学术专著作序。我收到这条微信后，既激动又高兴。激动的是冯波教授邀我为其专著作序，是对我所做点滴工作的认可，受到邀约我感到非常荣幸；高兴的是当很多人沉溺于宅家抗疫的慵懒生活时，冯波教授却在难得的空闲时间里，整理、总结、编撰了这本著作。我相信冯波教授一定筹划多年，绝非一时冲动。作为国内知名的中青年学者，在日常临床、教学、科研、学术交流中他一定无比忙绿，无暇回顾梳理多年积累的研究资料和临床经验，这次"居家"的闲暇给了他机会和时间将自己珍贵的资料集合成册，可喜可贺！

　　在结肠癌手术发展的百年历史中，完整结肠系膜切除术（complete mesocolic excision, CME）的概念提出与技术普及，使结肠癌手术进入一个质量可控制时代。相对于直肠手术，由于术野容易显露、操作技术相对简单，右半结肠切除术被外科医师认为是一个入门级手术。CME 概念提出后，客观量化地评估结肠系膜切除质量和血管中央结扎合并淋巴结清扫的范围，右半结肠切除术由曾经的入门手术变成了相对复杂的进阶手术。尤其是在胃结肠干血管变异的识别和相应区域的淋巴结清扫方面，对术者的解剖学理念和外科技术都提出了更高的要求。

1990 年，美国人 Jacobs 成功完成第 1 例腹腔镜右半结肠切除术。随着结直肠癌外科医师对结肠癌手术理论、系膜和筋膜解剖的认识以及腹腔镜硬件的提升，腹腔镜右半结肠癌根治术逐渐普及。但是右半结肠血管变异多，中央组淋巴结清扫易出血，手术方式和入路也较多，如中央入路、尾侧入路、翻页式术式等，每种术式都有其独特的解剖学视角和适应人群，可能让初学者困惑，因此很有必要开展关于腹腔镜右半结肠切除的专题化教学。《腹腔镜右半结肠切除术：技术与理念》一书，从右半结肠的系膜结构、手术层面、血管变异、D3 与 CME 淋巴结清扫范围、膜解剖等基本概念，各种手术入路的描述和视频讲解，特殊情况右半结肠切除术等，以及综合治疗等方面展开论述，循序渐进，章节基本囊括了初学者对腹腔镜右半结肠切除的知识点，是对腹腔镜右半结肠切除术从理论基础到临床实践的一本专题教案，是广大中青年医师学习腹腔镜右半结肠切除术图文并茂的参考书。中青年专家是祖国医学的未来，主编冯波教授等和编者均是国内在腹腔镜结直肠癌手术具有丰富经验、学术思想活跃的中青年医师，他们一直致力于腹腔镜结肠癌右半结肠切除手术的推广和教学，此书的出版发行对进一步推动我国结直肠癌外科的规范化诊疗和腹腔镜微创技术的发展具有重要的作用。

中国医师协会外科医师分会结直肠外科医师委员会　主任委员

2021 年 5 月

序
五

FOREWORD

　　冯波是我的同事，从微创中心到胃肠外科，我们共事多年。这些年来，我看到了冯波的努力和成长，他的每一个步伐都非常坚定而清晰。这次，冯波请我为《腹腔镜右半结肠切除术：技术与理念》一书写序，我欣然接受，因为我想从旁观者角度，把冯波团队作书的辛苦和快乐告诉大家。

　　记不清写书的设想是从哪年开始，但记住了冯波一台台精致的手术和一篇篇高质量的论文。一本好书需要深厚的底蕴，冯波的底蕴来源于大量临床工作的积累、不忘初心的传承和勇于接力的超前意识。正因为如此，写书就成了一件水到渠成的事情。

　　书的内容也是一门学问。结直肠有很多术式，右半结肠是其中一个相对独立的进阶手术，有不同的手术入路、血管分型和清扫范围。冯波团队选择右半结肠入手，针对每一个术式把问题讲全讲清讲透，以点代面，为全面提升结直肠手术的技术出谋划策，我觉得是非常成熟的想法。

　　该书启动是在 2~3 年前。那段时间，冯波忙碌辗转于各大医院，向结直肠外科领域的专家教授虚心请教，与合作单位的中青年医师协调沟通，并设计科研方案、制定手术流程等，看似复杂艰难的筹备工作在冯波手里游刃有余，严谨而又顺畅，从中足以体现冯波团队的智慧和能力。

写书之前，冯波悄悄告诉我，他想写一本"不一样"的书。我有些担忧，"不一样"哪有那么容易，还不如引经据典、旁求博考来得稳健。现在看来，冯波所说的"不一样"绝不是标新立异，而是基于科学理论的原创和探索。书中每一张图片、每一组数字都是通过亲力亲为的手术慢慢积累起来的，通过分析总结，最后形成具有说服力的新观点和新学说体系。该书立足于前沿，紧密结合临床，富有时代气息和中青年特色，对规范右半结肠手术操作有很大的帮助，相信今后很长一段时间内会成为广大外科医生的必读之物。

我国结直肠外科在各位前辈的带领和支持下，呈现出百花齐放、欣欣向荣的景象。中青年医师开始崭露头角，具有一定的影响力和号召力。此次由冯波教授牵头，全国各地中青年专家共同编写本书，也是众望所归。中青年不仅指特定的年龄，更是时代的符号。当结直肠外科接力棒代代相传的时候，冯波教授等中青年医师勇于承担重任，在他们身上，既看到了尊师和传承，也看到了创新和超越。更欣喜的是看到青年一代的成长，他们是未来结直肠外科领域的中流砥柱。

今天，新书终于出版了，这是一个分享喜悦的时刻。其实电子版我已经读了很多次，但拿到新书时，还要再仔细通读一番，再一次感受书本所带来的快乐。当图书发行到全国各地，拿在每一位外科医生手中的时候，所有的付出都是值得的！

中华医师学会外科学分会疝与腹壁外科学组　副组长

2021 年 5 月

FOREWORD

目　录

CONTENTS

CONTENTS

CONTENTS

CONTENTS

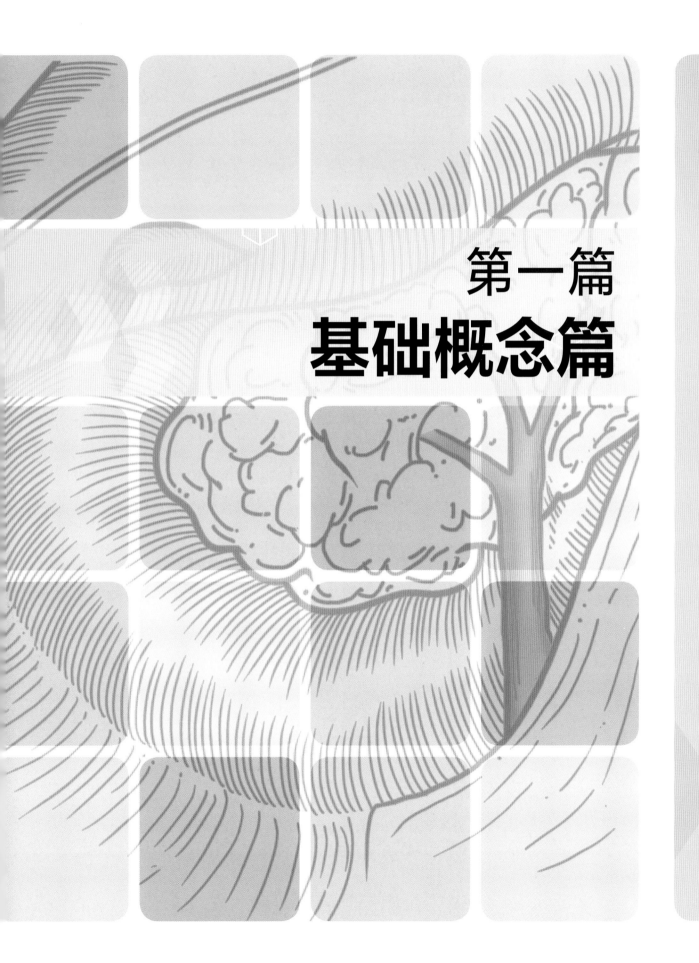

第一篇
基础概念篇

第一章
右半结肠解剖

第一节
结肠系膜与筋膜

■ 1.1 结肠系膜

1.1.1 肠系膜解剖学研究的历史发展

不同于现在对于结肠系膜的认识，在过去，传统观点认为：肠系膜，尤其是结肠系膜是不连续的、零散分布，左、右结肠系膜通常不存在，等等。事实上，作为最早描述肠系膜解剖结构的作者，Aristotle 和 Galen 发现肠系膜是一种广泛的、富含脂肪的膜性组织，他们互相连接，在腹腔中部附着于主动脉。到了 14 世纪，也有不少研究者描述不同区域的肠系膜是连续的，包括：Leonardo da Vinci，Andreas Vesalius，Jan Steven van Calcar 及 Bartolomeo Eustachi 等。在此基础上，Gastere Aselli 和 Edward Tyson 发现肠系膜是连续的结构，与腹腔内各消化器官相连接[1-3]。但是他们均未描述肠系膜的功能及其与周围器官的相互关系。

然而，关于肠系膜解剖结构的认识从 19 世纪逐渐发生了转变。为了改善先天性肛门闭锁患者的预后，法国外科医生 Jean Zuléma Amussat 提出了腰部结肠造口术，以减少粪便漏入腹腔的风险。1842 年，通过 20 例肛门闭锁患者的手术，Amussat 发现在其中 19 例患者均无左、右结肠系膜，这也引起了当时关于结肠系膜结构的激烈讨论，但是由于 Amussat 手术的巨大成功，更多的学者选择与他一致的观点[4]。更为重要的是，Henry Gray 在第一版《Gray's Anatomy》中采用了与 Amussat 相类似的观点，而这本书迄今为止仍是解剖学的主要参考教科书，因此极大地促进了 Amussat 关于结肠系膜解剖模型的推广和认可[5]。除此以外，Sir Frederick Treves 进一步支持和促进了该解剖学观点，他通过解剖 100 具尸体发现 52 具尸体均没有升结肠及降结肠系膜，14 具同时存在升结肠及降结肠系膜[6]。自此，结肠系膜的存在常被认为是不正常的，甚至被形容为"腭裂"（abnormal as a cleft palate）。

事实上，在这期间，陆续也有学者、解剖学家通过解剖及研究发现结肠系膜是连续的组织，如 Claude Bernard 和 Karl Toldt。维也纳解剖学家 Toldt 早在 1879 年即研究了结肠系膜，认为升、降结肠系膜是人体的正常结构，该区域结肠系膜与后腹膜相"融合（fusing/merging）"，两者间存在一个明确的筋膜平面[7]，即现在解剖学所称的 Toldt's 筋膜。该"融合"理论也一定程度上解释了 Gray and Treves 认为升、降结肠系膜不存在的原因。从现在的观点来看，Toldt 的解剖学结论是正确的，但并未流传下来。由于 Treves 等的研究结果已在教学和手术中广泛传播和接受，甚至直到今天，仍有很多教科书采纳 Treves 的观点。

有趣的是，尽管主流解剖学观点认为升、降结肠系膜通常并不存在，但是随着结直肠手术技术的进步，尤其是在 1909 年 Jamieson 和 Dobson 强调结肠癌手术需同时切除相应淋巴结后[8]，外科医生发现在结肠切除术中，可以探索和拓展一个"无血管"平面，显著减少手术出血量和降低手术风险，该手术平面实际上就是位于结肠系膜与 Toldt's 筋膜之间的筋膜平面。虽然从 20 世纪初开始，手术医生常规通过该平面游离、切除左右结肠及与其相连接的"肥厚组织"——即结肠系膜，但是关于结肠系膜的解剖结构仍未得到进一步关注和研究。临床和教科书观点出现的显著的分歧和偏差，甚至持续到了今天。

1.1.2 结肠系膜组织的基本解剖结构及临床意义

近几十年来一直都没有团队研究系膜准确的解剖结构，直到 2012 年 Coffey 团队系统性、详细地报道了结肠系膜的结构[9]。他们在 109 例全结肠切除术的患者身上观察和记录了结肠系膜和系膜相关组织的解剖结构，发现和报道了许多有重大临床意义的结果：①结肠系膜从回盲部到直肠与乙状结肠结合处是连续的，即结肠系膜是连续组织；②近端直肠起源于直肠系膜和乙状结肠系膜交界处；③Toldt's 筋膜出现于结肠系膜与后腹膜相附着的位置，如右结肠系膜、左结肠系膜及乙状结肠系膜固定部等；而横结肠系膜和乙状结肠系膜游离部并不存在 Toldt's 筋膜，即 Toldt's 筋膜所在平面可将结肠系膜完全从后腹膜中分离。后续的研究中，Coffey 团队首次报道了系膜相关结构的光镜及电镜下结构，通过解剖尸体，他们在光镜和电镜下发现了一致的结果：结肠系膜从回盲部至直肠与乙状结肠水平连续存在；结肠系膜固定于腹膜的部位存在一层疏松的网状结缔组织，即 Toldt's 筋膜；更令人吃惊的是，以往认为 Toldt's 筋膜是"无血管"平面，但他们发现其也存在相应的血管和淋巴系统，包括淋巴结和淋巴管，但是 Toldt's 筋膜内淋巴系统与结肠系膜淋巴管的相互引流关系仍不清楚，有待进一步研究[10-12]。紧接着，Coffey 团队和其他团队深入研究后发现，不仅是系膜在结肠水平是连续的，事实上结肠系膜从十二指肠到直肠水平均是连续的，即小肠系膜与结肠系膜和直肠系膜是连续的组织结构，解剖学、组织学、放射学等研究均确认了肠系膜的连续性[13-16]。该结论具有重要的临床指导意义，也是完整结肠系膜切除术（complete mesocolic excision, CME）和全直肠系膜切除术（total mesorectal excision, TME）的解剖学和组织学依据，为两种式改善患者预后提供了一定的理论支持。

本中心也进行了相应的解剖学和组织学研究，与 Coffey 团队结果相一致，结肠系膜与腹膜相附着的部位被两层连续的间皮细胞和一层结缔组织分隔。如图 1-1-1 所示：两层间皮细胞分别来自结肠系膜和后腹膜，结缔组织即为 Toldt's 筋膜。

Toldt's 筋膜是结肠及结肠系膜切除时的一个重要的解剖标志，也是一个天然的"无血管"手术平面，通过该层面可完整和安全地切除结肠，

该结构几乎是所有结直肠微创手术的解剖基础。

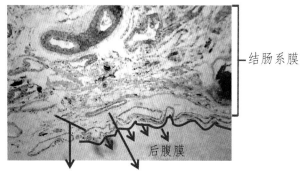

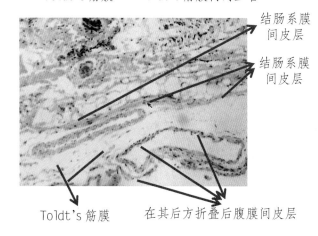

图 1-1-1　结肠系膜的组织学结构

随着研究的深入，肠系膜的功能也逐渐明确，包括：①维持和稳定腹膜内所有消化器官的位置；②调节局部和全身代谢，参与了部分代谢性疾病的发生发展，如动脉硬化、2 型糖尿病、高血压和肥胖等；③参与胚胎时期腹腔器官的发生，等等[17]。

除了结直肠癌，克罗恩病亦与肠系膜密切相关。传统观念认为克罗恩病起源于黏膜下层进而向肠黏膜外层进展。越来越多的研究表明肠系膜内的脂肪含量与克罗恩病的病理发生发展和肠道炎症反应、纤维化等并发症的形成密切相关，肠系膜脂肪组织在该病发生发展过程中起到重要的免疫调节作用。爬行脂肪是大量肿瘤坏死因子（tumor necrosis factor，TNF）、白细胞介素 -6（interleukin，IL）、IL-10 和其他促炎因子的重要来源。肠系膜脂肪包裹和增厚与外科术后复发率直接相关，甚至高于吸烟与复发的相关性；也

有研究报道肠系膜脂肪与术后并发症存在相关性等。影像学和病理学的结果也支持克罗恩病中系膜炎症早于肠道炎症。因此，基于以上理念，外科医生发现手术中切除相应病变肠管的肠系膜后，可有效降低术后复发率[18]。在本中心临床实践中，我们提出了尾侧入路的手术方法，可快速识别和进入外科平面，安全有效地切除病变肠管及更多的系膜，亦可获得更多的淋巴结，相比于传统手术方式，尾侧入路对于年轻医生更方便可行，解剖标志更容易暴露，患者可以显著降低术后复发率，值得推荐。图 1-1-2 为尾侧入路切除的克罗恩病变肠段及相应系膜。

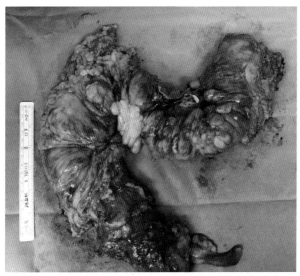

图 1-1-2　尾侧入路法切除的克罗恩病变肠段及相应系膜

1.1.3 结肠系膜新进展

随着大家对肠系膜解剖结构有了进一步认识，有学者提出将肠系膜定义为一个新的人体器官[17, 19]。

因此，该"新器官"概念也可能改变多种疾病现有诊疗方法，诸如结直肠癌转移及分期的标准，既往对于结直肠癌 TNM 分期，结肠系膜淋巴结转移属于局部淋巴结转移；若将肠系膜作为一个独立的器官来看，结肠系膜淋巴结转移则可看做远处转移。这将改变患者病理 TNM 分期；继而影响后续患者的临床治疗。此外，也可以根据腹腔内器官与肠系膜的关系，将腹腔分为肠系膜区和非肠系膜区，该理论可以解释一些传统解剖难以回答的难题，例如小肠如何由腹膜内转变为腹膜外器官、肠系膜及器官如何维持腹腔内的位置等。同时，随着科学技术的进步，研究者针对肠系膜相关结构，包括结肠系膜、Toldt's 筋膜及腹膜等进行了 3D 模拟和重建[20]，该技术可帮助医生进一步评估手术方式、转移情况，尤其针对存在解剖变异的病例，通过术前 3D 模拟可为术中探索进行更充分准备；3D 模拟的肠系膜结构亦可作为教育平台的素材，用来对青年医生进行医学解剖知识教育，帮助他们更好地掌握肠系膜相关结构解剖。

综上所述，肠系膜在正常发育和多种疾病发展中有着重要的临床意义，尤其对于结直肠手术方式有着重要的指导意义，但是以解剖学为基础的系膜研究仍有待深入，或许未来以肠系膜为核心的临床治疗，包括手术、放疗及分子靶向治疗等将会成为多种疾病治疗的主要方式。

（张森、冯波）

参考文献

[1] CRESSWELL R. Aristotle's History of Animals in Ten Books [M].

[2] KEELE K D, LEONARDO D V, PEDRETTI C. Corpus of the anatomical studies in the collection of Her Majesty the Queen at Windsor Castle [M]. Johnson Reprint , Harcourt, Brace, Jovanovich.

[3] BYRNES K G, WALSH D, LEWTON-BRAIN P, et al. Anatomy of the mesentery: Historical development and recent advances [J]. Semin Cell Dev Biol, 2019, 92: 4-11.

[4] ERICHSEN J. Clinical Lecture ON AMUSSAT'S OPERATION [J]. The Lancet, 1857, 69: 55-57.

[5] HEPBURN D. Gray's Anatomy, Descriptive and Surgical [J]. Edinburgh Medical Journal, 1898, 3: 76-77.

[6] TREVES F. Lectures on the Anatomy of the Intestinal Canal and Peritoneum in Man [J]. British medical journal, 1885, 1: 580−583.

[7] TOLDT C. Bau und wachstumsveranterungen der gekrose des menschlischen darmkanales [J]. Denkschrdmathnaturwissensch, 1879, 41: 1−56.

[8] JAMIESON J K, DOBSON J F. THE LYMPHATICS OF THE COLON. WITH SPECIAL REFERENCE TO THE OPERATIVE TREATMENT OF CANCER OF THE COLON [J]. Annals of Surgery, 1909, 50: 1077−1090.

[9] CULLIGAN K, COFFEY J C, KIRAN R P, et al. The mesocolon: a prospective observational study [J]. Colorectal Dis, 2012, 14: 421−428, 428−430.

[10] CULLIGAN K, SEHGAL R, MULLIGAN D, et al. A detailed appraisal of mesocolic lymphangiology—an immunohistochemical and stereological analysis [J]. J Anat, 2014, 225: 463−472.

[11] CULLIGAN K, WALSH S, DUNNE C, et al. The mesocolon: a histological and electron microscopic characterization of the mesenteric attachment of the colon prior to and after surgical mobilization [J]. Annals of Surgery, 2014, 260: 1048−1056.

[12] ZHENG M H, ZHANG S, FENG B. Complete mesocolic excision: Lessons from anatomy translating to better oncologic outcome [J]. World J Gastrointest Oncol, 2016, 8: 235−239.

[13] BYRNES K G, WALSH D, DOCKERY P, et al. Anatomy of the mesentery: Current understanding and mechanisms of attachment [J]. Semin Cell Dev Biol, 2019, 92: 12−17.

[14] COFFEY J C. Surgical anatomy and anatomic surgery − Clinical and scientific mutualism [J]. Surgeon, 2013, 11: 177−182.

[15] KUMAR A, FAIQ M A, KRISHNA H, et al. Development of a Novel Technique to Dissect the Mesentery That Preserves Mesenteric Continuity and Enables Characterization of the ex vivo Mesentery [J]. Front Surg, 2019, 6: 80.

[16] COFFEY J C, CULLIGAN K, WALSH L G, et al. An appraisal of the computed axial tomographic appearance of the human mesentery based on mesenteric contiguity from the duodenojejunal flexure to the mesorectal level [J]. European Radiology, 2016, 26: 714−721.

[17] DALLA PRIA H R F, TORRES U S, VELLONI F, et al. The Mesenteric Organ: New Anatomical Concepts and an Imaging−based Review on Its Diseases [J]. Semin Ultrasound CT MR, 2019, 40: 515−532.

[18] COFFEY C J, KIERNAN M G, SAHEBALLY S M, et al. Inclusion of the Mesentery in Ileocolic Resection for Crohn's Disease is Associated With Reduced Surgical Recurrence [J]. J Crohns Colitis, 2018, 12: 1139−1150.

[19] COFFEY J C, O'LEARY D P. Defining the mesentery as an organ and what this means for understanding its roles in digestive disorders [J]. Expert Rev Gastroenterol Hepatol, 2017, 11: 703−705.

[20] WHITE E, MCMAHON M, WALSH M, et al. 3D modelling of non−intestinal colorectal anatomy [J]. Int J Comput Assist Radiol Surg, 2019, 14: 73−82.

■ 1.2 结肠筋膜

完整结肠系膜切除术（CME）所涉及的筋膜解剖关系复杂，导致了 CME 手术涉及了多个手术平面[1]。这主要与结肠筋膜胚胎演变有关，几乎所有的消化道发育的重要事件都在结肠筋膜的最终形成过程中得到了体现，比如胃的顺时针旋转和中肠的逆时针旋转；胰腺的两个原基：背侧胰芽和腹侧胰芽，初始分别位于腹侧系膜和背侧系膜并最终融合于背侧系膜；十二指肠的发生涉及前肠和中肠；横结肠的发生涉及中肠和后肠。因此要理解 CME 的筋膜解剖需要对整个消化道的胚胎演变有所了解。

妊娠第 3 周，侧中胚层分为体壁中胚层和脏壁中胚层，两者逐步向腹侧中线靠拢，在第 4 周末，体壁中胚层与外胚层卷折在腹中线汇合，形成将来的体壁，而脏壁中胚层与内胚层向内卷折形成原肠。部分体壁中胚层和脏壁中胚层细胞形成浆膜层，衬有浆膜的体壁中胚层以后覆盖于腹腔表面称为壁腹膜，衬有浆膜的脏壁中胚层以后覆盖于腹腔脏器表面称为脏腹膜。包绕原肠的脏壁中胚层向中线靠拢、相贴形成双层膜状结构称原始系膜，因此原始的系膜是双层的腹膜结构。原始系膜可分为背侧系膜和腹侧系膜，其中腹侧系膜只存在于食管中下段、胃和十二指肠上段，而背侧系膜存在于从食管的末端到后肠的泄殖腔区域。

胃发生于前肠的末端，初始为圆柱形的管状，以后发生扩张，但扩张的程度后壁明显超过前壁，妊娠第 7~8 周，胃沿其纵轴顺时针旋转 90°，胃的左侧变为腹侧，胃的右侧变为背侧。胃的旋转把胃的背侧系膜推向左侧，逐步形成网膜囊，网膜囊进而发生横向及头侧的扩展，并位于胃与腹后壁之间。

妊娠第 4 周，十二指肠附近出现了胰腺的两个原基，背侧胰芽和腹侧胰芽，分别位于腹侧系膜和背侧系膜，胃的旋转使得十二指肠也向右侧旋转，使得腹侧胰芽沿着十二指肠旋转至背侧胰芽的下方，并与背侧胰芽融合，两者交界处存在

血管结缔组织，包含胃十二指肠动脉和胃网膜右血管[2]，腹侧胰芽形成钩突和部分胰头（图 1-1-3）。

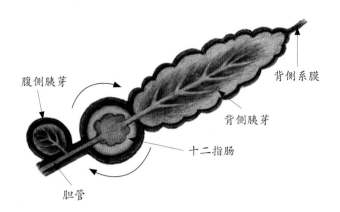

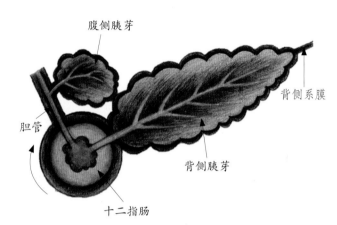

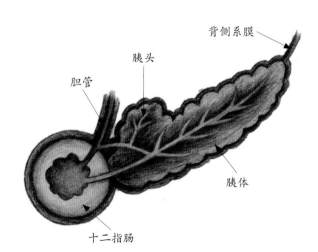

绘图：常乐

图 1-1-3 胰腺第 5~7 周的变化。侧胰芽沿着十二指肠旋转至背侧胰芽的下方，并与背侧胰芽融合

妊娠 7~11 周中肠围绕肠系膜上动脉发生了 270° 旋转，其中十二指肠下段和上段空肠参与了前 180° 的旋转，这个旋转使得肠系膜上动脉右侧的十二指肠系膜发生"麻花样"旋转而延续为上

段空肠系膜，这段系膜包含有重要的供应十二指肠、胰头和上段空肠的血管[2]。

中肠的演变主要有三个阶段，中肠进入脐索形成生理性疝、中肠回退至腹腔以及系膜与腹后壁的固定。Toldt's 最早研究了纵轴方向的胃、十二指肠系膜以及升、降结肠系膜与腹后壁的壁腹膜的固定[3]，这个固定同样可以发生在升结肠和十二指肠的腹侧以及横结肠腹侧与大网膜，固定阶段实际可以分为粘连（adhere）和融合（fuse）两个过程[3]。传统观点认为融合导致脏、壁腹膜两层间皮细胞层消失而产生融合筋膜[4]，这与 Hikspoors 的观点一致，他发现脏、壁腹膜在粘连过程中（妊娠 13 周）保持完整，而腹膜间皮细胞层消失标志着融合阶段的开始（妊娠 17~18 周），但也有观点认为即使发生融合，腹膜的间皮细胞层也得到了完整保留[3]。

对于右半结肠而言，融合主要发生在两个部位，一个是腹后壁，另一个是胰十二指肠区域。对于前者而言，升结肠脏腹膜与壁腹膜的融合后在解剖学上出现了三层筋膜，脏、壁腹膜的间皮细胞层消失形成融合筋膜。腹膜由间皮细胞和结缔组织形成，而筋膜仅由结缔组织组成，脏、壁腹膜融合后由于间皮细胞消失，而只能分别改称为而"脏筋膜"和"壁筋膜"。这三层筋膜的演变对 CME 手术极为重要。

传统观点认为脏、壁腹膜融合产生的融合筋膜，其内部是无法剥离的[4]，而 Coffey 通过尸体解剖和图像软件证实融合筋膜实际上更应被理解为一个潜在的间隙[5]。Coffey 把升结肠脏腹膜与壁腹膜融合产生的筋膜称之为 Toldt's 筋膜，并认为 Toldt's 筋膜依据部位而有形态变化，如在升结肠系膜处，Toldt's 筋膜由多层胶原纤维组成而显得较为致密，而在乙状结肠系膜和直肠系膜处则为细隙状如"天使的发丝"（angel hairs）[6]（图1-1-4）。由于系膜从十二指肠空肠曲到直肠的连

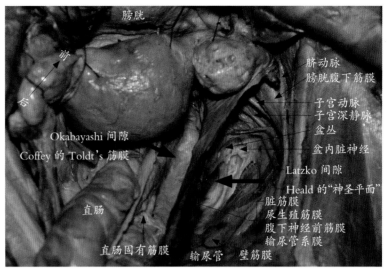

图 1-1-4 Toldt's 筋膜表现为直肠系膜与脏筋膜之间的间隙，如"天使的发丝"

续性，可以理解系膜和腹膜的融合产生的 Toldt's 筋膜也是连续的，只是在所谓的腹膜返折处被打断，这里的腹膜返折 Coffey 定义为位于腹后壁的壁腹膜和器官的脏腹膜之间的腹膜桥（bridge of peritoneum），比如右侧的腹膜返折（右侧结肠旁沟）阻碍了右侧结肠系膜与 Toldt's 筋膜这个平面的延伸，因此打开腹膜返折后可以进入融合筋膜或 Toldt's 筋膜[6]。

与人的直立行走相适应，Coffey 认为系膜与腹后壁的固定有中央型、中间型和周围型三个机制，中央型机制为血管的悬吊，比如肠系膜下动脉血管鞘周围的结缔组织是与 Toldt's 筋膜相连的；而中间型和周围型机制分别为 Toldt's 筋膜和腹膜返折[7]。因此系膜的游离也需要切断这三个解剖结构，从这个意义上讲，"膜手术"实际是就是采用分离等手术操作逆向还原胚胎发育的过程。

升、降结肠系膜与腹膜的融合后，Toldt 认为结肠系膜实际上仍然保留有"肠系膜固有层"（membrana mesenterii propria），"肠系膜固有层"包围系膜所有神经、血管、淋巴和脂肪组织[3]，这实际与现在认为的"结肠系膜"的解剖概念非常类似。而以 Treves 为代表的学者认为，左侧结肠和右侧结肠在发育过程中由于与腹后壁固定，因而其系膜逐步退化[8]。这个论断垄断了胚胎学、解剖学和外科学的各种经典教科书。我国 2013 年

高等学校教材《系统解剖学》第8版也认为："升、降结肠并无系膜，而是借助于结缔组织直接贴于腹后壁。"但近期的一系列的尸体解剖和组织学研究已经证实，即使发生胚胎期的脏腹膜和壁腹膜的融合，"脏、壁筋膜"仍保持着独立的结构[9-10]。这里应该注意，胚胎学上的"脏筋膜"定义与解剖学上的定义（包绕盆腔脏器的结缔组织膜）并不是同一概念。脏筋膜的解剖学定义实际是非常含糊的，三毛牧夫曾提出质疑：按照这个解剖学定义，Toldt's筋膜也可称为脏筋膜，那什么才是壁筋膜[11]？脏、壁腹膜融合后产生的"脏筋膜"实际就是Toldt称之为"肠系膜固有层"的组织结构，演变为消化道固有筋膜的一部分。正如前述，胚胎期腹膜是延续的，因此失去间皮细胞层的"脏筋膜"也应该是连续的，形成了右半结肠、左半结肠、乙状结肠系膜的固有筋膜（或者称为结肠系膜的背侧叶），至盆腔即为直肠固有筋膜。对于腹腔"脏筋膜"的这个演变，近年来获得了越来越多学者的认可。而脏、壁腹膜融合后产生的"壁筋膜"实际就是日本学者所命名的腹膜下筋膜深层。日本的Sato、Takahashi认为腹膜下筋膜可分为浅、深两层，深层延续到腹后壁改称为肾前筋膜，浅层延续到腹后壁改称为肾后筋膜[12]。欧美学者把这层筋膜称为腹膜前筋膜，分为深层的细隙层和浅层的膜层[13]，Asakage认为这两层实际上分别相当于腹膜下筋膜的深层和浅层[14]。

第二个融合的部位是在胰十二指肠区域。由于胚胎期背侧胰芽和腹侧胰芽分别来源于十二指肠背侧和腹侧表面的内胚层，因此被覆胰腺和十二指肠的实际是同一脏腹膜。胚胎期十二指肠第二段及其背系膜转向右侧胰腺、胰十二指肠脏腹膜与壁腹膜的融合同样也产生了融合筋膜，三毛牧夫称之为胰后筋膜[11]，在胰头部后方称为Treitz筋膜，而在胰体、尾部后方称为Toldt's筋膜[15]，肠系膜上动脉在主动脉起始部穿破这层融合筋膜。胰腺所有重要的动脉和静脉血管弓都位于这层膜和胰腺实质之间，这也就产生了"胰腺系膜"的解剖基础。"胰腺系膜"由

Gockel于2007年提出，Gockel把胰后这层融合筋膜称为胰十二指肠联合筋膜（pancreaticoduodenal coalescence fascia）[16]。而在胰腺前方，升结肠的脏腹膜与胰腺十二指肠的脏腹膜也发生融合，产生的融合筋膜称为Fredet筋膜[17]（图1-1-5）。Fredet筋膜由Rouviére于1924年首次描述，三毛牧夫称之为胰前筋膜。这样右侧Toldt's筋膜十二指肠水平部后方与Treitz筋膜（胰后筋膜）相延续，前方与Fredet筋膜（胰前筋膜）相连接。换句话说，在肝曲部Toldt's筋膜包绕胰头、十二指肠，可以分为背侧的Treitz筋膜和腹侧的胰前筋膜，这也就是Takahashi所认为的肝曲双重融合。

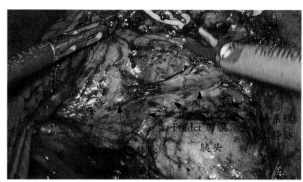

图1-1-5　Fredet筋膜表现为结肠系膜与胰十二指肠之间的融合间隙

理解上述的筋膜解剖，可以发现CME手术实际上涉及了不同的手术平面，以尾侧入路为例，首先进入的平面是Toldt's间隙，位于结肠系膜和腹膜下筋膜深层（肾前筋膜）之间。而在胰十二指肠区域，手术平面位于升结肠系膜和Fredet筋膜之间。García-Granero近期的解剖研究发现Fredet筋膜的内侧界限是肠系膜上静脉和胃结肠干（Henle's干）[17]。这一发现对临床有指导意义，CME的理论基础是"系膜信封"[18]，由于传统理论认为肿瘤的转移是无序和没有方向的，为了达到切缘的安全距离，"系膜信封"切除的范围也是人为规定的，比如德国的CME手术往往切除肿瘤以远10cm的肠段及其系膜，而日本的CME的手术标本多在10cm以内[19]。实际上，应该从系膜的胚胎学界限来决定系膜的切除范围，Coffey认为系膜与腹后壁固定的中央型机制，即系膜和

血管的连接点构成了系膜的"门"（hilum），系膜"门"的界限决定了清扫范围[6]。近期的研究发现 CME 的"神圣平面"，即结肠系膜与 Fredet 筋膜之间平面的内侧界是 Henle's 干和肠系膜上静脉的右侧，这个位置实际上就是系膜"门"的所在。这与近些年来日本学者对 D3 手术的观点转变是一致的：沿外科干分布的淋巴结才是右半结肠癌的主淋巴结，而非传统认识上的分支动脉根部淋巴结[11]。

（林谋斌）

参考文献

[1] ZHU D J, CHEN X W, OUYANG M Z, et al. Three surgical planes identified in laparoscopic complete mesocolic excision for right-sided colon cancer [J]. World J Surg Oncol, 2016, 14(1): 7. DOI: 10.1186/s12957-015-0758-4.

[2] HAGAI H. Configurational anatomy of the pancreas: its surgical relevance from ontogenetic and comparative-anatomical viewpoints [J]. J Hepatobiliary Pancreat Surg, 2003, 10(1): 48-56.

[3] HIKSPOORS J, KRUEPUNGA N, MOMMEN G M C, et al. The development of the dorsal mesentery in human embryos and fetuses [J]. Semin Cell Dev Biol, 2019, 92: 18-26. DOI: 10.1016/j.semcdb.2018.08.009

[4] HAYES M A. Abdominopelvic fasciae[J]. Am J Anat, 1950, 87(1): 119-161. DOI: 10.1002/aja.1000870105.

[5] COFFEY J C, O'LEARY D P. The mesentery: structure, function, and role in disease[J]. Lancet Gastroenterol Hepatol, 2016, 1(3): 238-247. doi: 10.1016/S2468-1253(16)30026-7.

[6] COFFEY J C, DILLON M, SEHGAL R, et al. Mesenteric-Based Surgery Exploits Gastrointestinal, Peritoneal, Mesenteric and Fascial Continuity from Duodenojejunal Flexure to the Anorectal Junction--A Review[J]. Dig Surg, 2015, 32(4): 291-300. DOI: 10.1159/000431365.

[7] BYRNES K G, WALSH D, DOCKERY P, et al. Anatomy of the mesentery: Current understanding and mechanisms of attachment[J]. Semin Cell Dev Biol, 2019, 92: 12-17. DOI: 10.1016/j.semcdb.2018.10.004.

[8] BYRNES K G, WALSH D, LEWTON-BRAIN P, et al. Anatomy of the mesentery: Historical development and recent advances[J]. Semin Cell Dev Biol, 2019, 92: 4-11. DOI: 10.1016/j.semcdb.2018.10.003.

[9] CULLIGAN K, COFFEY J C, KIRAN R P, et al. The mesocolon: a prospective observational study[J]. Colorectal Dis, 2012, 14(4): 421-428, 428-430. DOI: 10.1111/j.1463-1318.2012.02935.x.

[10] GAO Z, YE Y, ZHANG W, et al. An anatomical, histopathological, and molecular biological function study of the fascias posterior to the interperitoneal colon and its associated mesocolon: their relevance to colonic surgery[J]. J Anat, 2013, 223(2): 123-132. DOI: 10.1111/joa.12066.

[11] MIKE M, KANO N. Laparoscopic surgery for colon cancer: a review of the fascial composition of the abdominal cavity[J]. Surg Today, 2015, 45(2): 129-139. DOI: 10.1007/s00595-014-0857-9.

[12] TAKAHASHI T, UENO M, AZEKURA K, et al. Lateral ligament: its anatomy and clinical importance[J]. Semin Surg Oncol, 2000, 19(4): 386-395. doi: 10.1002/ssu.9.

[13] FOWLER R. The applied surgical anatomy of the peritoneal fascia of the groin and the "secondary" internal inguinal ring[J]. Aust N Z J Surg, 1975, 45(1): 8-14. DOI: 10.1111/j.1445-2197.1975.tb05714.x.

[14] ASAKAGE N. Paradigm shift regarding the transversalis fascia, preperitoneal space, and Retzius' space[J]. Hernia, 2018, 22(3): 499-506. DOI: 10.1007/s10029-018-1746-8.

[15] CHOWDAPPA R, CHALLA V R. Mesopancreas in pancreatic cancer: where do we stand — review of literature[J]. Indian J Surg Oncol, 2015, 6(1): 69-74. DOI: 10.1007/s13193-014-0294-7.

[16] GOCKEL I, DOMEYER M, WOLLOSCHECK T, et al. Resection of the mesopancreas (RMP): a new surgical classification of a known anatomical space[J]. World J Surg Oncol, 2007, 5: 44. DOI: 10.1186/1477-7819-5-44.

[17] GARCÍA-GRANERO A, PELLINO G, FRASSON M, et al. The fusion fascia of Fredet: an important embryological landmark for complete mesocolic excision and D3-lymphadenectomy in right colon cancer[J]. Surg Endosc, 2019, 33(11): 3842-3850. DOI: 10.1007/s00464-019-06869-w.

[18] HEALD R J. The "Holy Plane" of rectal surgery[J]. J R Soc Med, 1988, 81(9): 503-508.

[19] WEST N P, KOBAYASHI H, TAKAHASHI K, et al. Understanding optimal colonic cancer surgery: comparison of Japanese D3 resection and European complete mesocolic excision with central vascular ligation[J]. J Clin Oncol, 2012, 30(15): 1763-1769. DOI: 10.1200/JCO.2011.38.3992.

第二节

血管

■ 2.1 肠系膜上血管及分支

2.1.1 概述

结肠癌 CME 手术的基本要求是结肠系膜的完整切除和中央淋巴结清扫，这样可以达到最大范围的淋巴清扫，以延长并改善患者的生存预后。对于右半结肠而言，其系膜根部附着于肠系膜上血管、胰腺头部和胰腺颈部表面。如果完整切除系膜并行中央淋巴结清扫，势必要在术中暴露并裸化肠系膜上静脉，以及肠系膜上血管的各分支，并在根部结扎离断肿瘤的滋养血管。

由于肠系膜上血管的属支血管存在较多的变异情况，加之腹腔镜手术无法根据手的触感进行解剖游离，所以，腹腔镜下完成肠系膜上静脉全程的裸化操作一旦出现重要分支或主干血管的损伤将导致严重后果，甚至威胁患者生命。外科医师熟练的腹腔镜技术和扎实的血管解剖知识将是手术顺利完成的重要条件。熟知血管解剖结构和变异情况将明显提升手术速度和术者的自信心。

2.1.2 肠系膜上血管及分支

右半结肠的血管解剖比较复杂，存在较多变异，主要由肠系膜上动脉（SMA）分支供血，静

脉回流至肠系膜上静脉（SMV）系统。肠系膜上血管在十二指肠、胰腺头颈部这一区域的属支变异情况较多，而且缺乏统一的命名，同一属支在不同的文献中可能存在不同的名称。本章节所涉及各血管的定义及变异情况的判断参照解剖与组胚名词审定委员会于 2013 年公布的人体解剖学名词[1]。

SMA

SMA 供应结肠的分支包括经典的三支：回结肠动脉（ICA）、右结肠动脉（RCA）和结肠中动脉（MCA）。

I. ICA：是 SMA 供应回盲部和阑尾的分支。自 SMA 中下段的右侧壁发出，分布至阑尾、回盲部及升结肠（图 1-1-6）。术中将回盲部提起后，

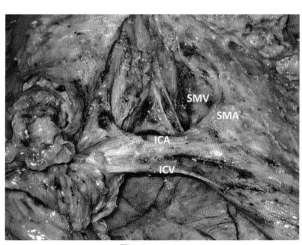

图 1-1-6　ICA

可牵拉起回结肠血管，沿其走向的下方剪开升结肠系膜的前后叶，较容易找到右侧 Toldt's 筋膜。ICA 位置比较恒定，易于识别，可作为右半结肠癌根治术的首要解剖标识。

既往研究显示 ICA 出现率达 100%，我们单中心观察研究发现在早期入组病例中 ICA 100% 存在。但随着研究样本的扩大，发现回结肠血管缺如这一少见变异也是存在的，ICA 总体的出现率约 97%[2,3]。

Ⅱ. RCA：源自 SMA，位于回结肠血管和结肠中血管之间，供应升结肠区域的血流（图 1-1-7）。SMA 各分支中 RCA 变异最多见，文献报道 RCA 出现率为 32%~42%[2,4-6]。

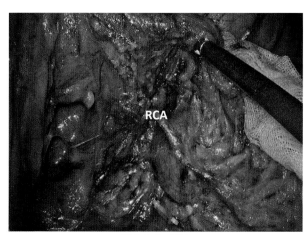

图 1-1-7　RCA

RCA 总体出现率不高，因为严格定义的 RCA 必须发自 SMA 主干，而发自其分支血管（如中 MCA、ICA 等）的情况视为 RCA 缺如。另外，部分 RCA 走行于 SMV 后方，术中解剖可能会被遗漏，导致 RCA 出现率被低估[7,8]。

Ⅲ. MCA：SMA 供应横结肠的分支。发自 SMA 的上段，经横结肠系膜分布至横结肠右 2/3（图 1-1-8）。非直接源自 SMA 者应视为 MCA 缺如。MCA 出现约 95%[2]，位置相对恒定，沿 SMA 表面可较容易解剖出 MCA。由于动脉外膜表面覆盖较厚的结缔组织，动脉解剖过程中不易被损伤。临床工作中，不同部位肿瘤的腹腔镜 CME 手术对于 MCA 的各分支离断部位有不同要求。显露 MCA 主干后可沿主干找到左右支分叉处，根据

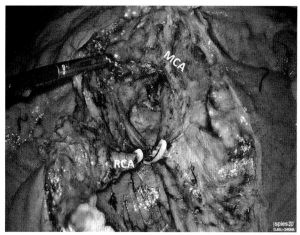

图 1-1-8　MCA

肿瘤位置选择根部离断 MCA 或精准离断其右支。

SMV

右半结肠相关的 SMV 属支组成复杂，变异较多，主要包括：回结肠静脉（ICV）、右结肠静脉（RCV）、胃结肠干（Henle's 干）、结肠中静脉（MCV）、副结肠中静脉（aMCV）、胰十二指肠上前静脉（saPDV）。

Ⅰ. ICV：由盲肠静脉和阑尾静脉汇合而成的静脉。与同名动脉伴行，向上延续于 SMV 主干。ICV 的出现率约 98%，85.6% 为动静脉伴行（图 1-1-6），14.4% 为动静脉分离[2]（图 1-1-9）。

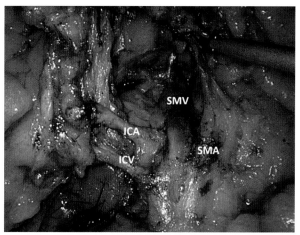

图 1-1-9　ICV

Ⅱ. RCV：收集升结肠区域血流，单独汇入 SMV（图 1-1-10）。通过其他属支再汇入 SMV 者视为 RCV 缺如。在 RCV 回流区域可能会出现多支结肠静脉属支，在不同位置汇入 SMV，其命

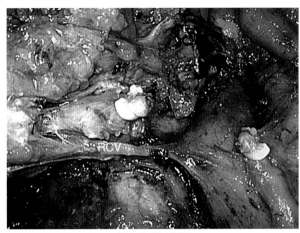

图 1-1-10　RCV

名规则如下。副右结肠静脉（aRCV）：RCV 存在时，收集升结肠区域血流，单独汇入 SMV；上右结肠静脉（sRCV）：收集升结肠区域或肝曲结肠区域血流，汇入 Henle's 干（该血管命名与 RCV 的存在与否无关）；副上右结肠静脉（asRCV）：在上右结肠静脉存在的情况下，同样收集肝曲结肠区域血流，汇入 Henle's 干。

如按功能定义，RCV 出现概率较高；如果严格按上述解剖结构定义，RCV 出现概率较低[1, 9]。我们单中心数据 RCV 出现率约 19%，而作为 Henle's 干的主要属支，sRCV 的出现概率较高，约 82%[2]。

Ⅲ. Henle's 干：胃网膜右静脉 (RGEV) 与 sRCV、MCV、saPDV 等汇合形成的静脉干，汇入 SMV。Henle's 干的组成变异较多，我们将在下一章节单独论述。

Ⅳ. MCV：收纳横结肠的静脉血，向左与左结肠静脉吻合，向右与 RCV 相连，注入 SMV 或胃结肠干（图 1-1-11），文献报道少数有汇入肠系膜下静脉、小肠静脉及脾静脉[10, 11]。MCV 出现率约 90%，其中 88% 汇入 SMV，12% 汇入 Henle's 干[2]。部分患者存在副结肠中静脉（aMCV），即结肠中静脉存在时，仍有较小属支收集横结肠区域血流，注入 SMV 或胃结肠干。结肠中动静脉多数情况下重叠伴行，MCV 位于 MCA 的后方，但也有约 30% 的患者动静脉在近心端分离走行。术中解剖时应注意这些变异情况，避免在根部处理血管时造成不必要的出血。

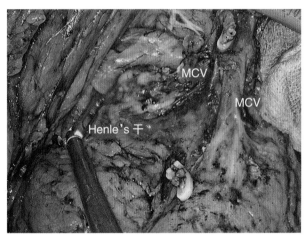

图 1-1-11　MCV

（陆君阳、肖毅）

参考文献

[1] 人体解剖学与组织胚胎学名词审定委员会. 人体解剖学名词 [M]. 2 版. 北京：科学出版社，2013.

[2] 肖毅，陆君阳，徐徕，等. 肠系膜上血管系统解剖特点的临床研究 [J]. 中华外科杂志，2019，57(9):673−680.

[3] NEGOI I, BEURAN M, HOSTIUC S, et al. Surgical anatomy of the superior mesenteric vessels related to colon and pancreatic surgery: a systematic review and meta−analysis [J]. Sci Rep, 2018, 8(1):4184.

[4] TAJIMA Y, ISHIDA H, OHSAWA T, et al. Three−dimensional vascular anatomy relevant to oncologic resection of right colon cancer [J]. Int Surg, 2011, 96(4):300−304.

[5] HIRAI K, YOSHINARI D, OGAWA H, et al. Three−dimensional computed tomography for analyzing the vascular anatomy in laparoscopic surgery for right−sided colon cancer [J]. Surg Laparosc Endosc Percutan Tech, 2013, 23(6):536−539.

[6] LEE S J, PARK S C, KIM M J, et al. Vascular anatomy in laparoscopic colectomy for right colon cancer [J]. Dis Colon Rectum, 2016, 59(8):718−724.

[7] GAMO E, JIMFNEZ C, PALLARES E, et al. The superior mesenteric artery and the variations of the colic patterns. A new anatomical and radiological classification of the colic arteries [J]. Surg Radiol Anat, 2016, 38(5):519−527.

[8] HAYWOOD M, MOLYNEUX C, MAHADEVAN V, et al. The right colic artery: An anatomical demonstration and its relevance in the laparoscopic era [J]. Ann R Coll Surg Engl, 2016, 98(8)：560−563.

[9] ALSABILAH J F, RAZVI S A, ALBANDAR M H, et al. Intraoperative archive of right colonic vascular variability aids central vascular ligation and redefines gastrocolic trunk of Henle variants [J]. Dis Colon Rectum, 2017, 60(1): 22−29.

[10] MAKI Y, MIZUTANI M, MORIMOTO M, et al. The variations of the middle colic vein tributaries: depiction by three−dimensional CT angiography [J]. Br J Radiol, 2016, 89(1063): 20150841.

[11] KUZU M A, ISMAIL E, CELIK S, et al. Variations in the vascular anatomy of the right colon and implications for right−sided colon surgery [J]. Dis Colon Rectum, 2017, 60(3): 290−298.

■ 2.2 Henle's 干属支及分型

2.2.1 概述

Henle's 干最早在 1868 年由 Henle 教授提出并加以描述，当时他将胃网膜右静脉与上右结肠静脉汇合而成的静脉干命名为 Henle's 干，并指出 Henle's 干在胰腺的下方汇入肠系膜上静脉[1]。随后在 20 世纪初，法国的 Descomps 教授发现胰十二指肠上前静脉也同样汇入并成为 Henle's 干的属支之一[2]。之后，随着结肠中静脉和右结肠静脉也被发现可以汇入形成 Henle's 干的属支，越来越多的相关研究开始出现并证实了 Henle's

干是一个解剖变异较复杂的血管结构，其属支主要有：胃网膜右静脉、胰十二指肠上前静脉、右结肠静脉、上右结肠静脉、结肠中静脉、副结肠中静脉还有回结肠静脉[3-4]。

近来也有一些基于尸检或影像学资料的研究中关于 Henle's 干的各属支的具体解剖情况（表 1-1-1）的报道，其分型主要分为两种：①关注 Henle's 干的胃胰支，这种分型方式更受到胆胰外科医生的认可；②以 Henle's 干的结肠属支为分型依据，这更得到胃肠外科医生的推崇[3-6]。虽然除了尸体解剖研究及影像学研究之外，也有一些

表 1-1-1　基于尸检及影像学资料分析 Henle's 干的分型研究

作者	年份	例数（n）	出现概率，n（%）	分型（%）
Yamaguchi et al.[6]	2002	40	40/58（69.0）	RGEV + ASPDV + RCV（25.0） RGEV + ASPDV + RCV + aMCV（2.5） RGEV + ASPDV + MCV（17.5） RGEV + ASPDV + aMCV（55.0）
Ignjatovic et al.[10]	2004	10	10/10（100.0）	RGEV + ASPDV + aMCV（90.0） RGEV + ASPDV + MCV（10.0）
Jin et al.[11]	2006	8	8/9（88.9）	RGEV + ASPDV + SRCV（37.5） RGEV + ASPDV + SRCV + RCV（50.0） RGEV + ASPDV + SRCV + RCV + MCV（12.5）
Ignjatovic et al.[12]	2010	34	34/42（81.0）	RGEV + SRCV（26.5） RGEV + SRCV + ASPDV or AIPDV（73.5）

腹腔镜手术及开放手术中直接观察 Henle's 干的研究（表 1-1-2），但这些研究的样本量少，而且也是单中心研究，并不能代表人群特征[7-9]。

正确认识 Henle's 干是减少右半结肠癌根治术并发症的重要保证。因此，掌握 Henle's 干精确的解剖分型对于手术医生十分必要。本中心开展了针对于 Henle's 干解剖特征及分型的多中心临床研究，在大样本数据下研究 Henle's 干具体解剖分型比例情况。

表 1-1-2　基于腹腔镜术中观察 Henle's 干的分型研究

作者	年份	例数（n）	出现概率，n（%）	分型（%）
Lange et al.[8]	2000	17	17/37（45.9）	RGEV + ASPDV + SRCV（82.4） RGEV + SRCV（17.6）
Lee et al.[9]	2016	92	92/116（79.3）	RGEV + ASPDV + SRCV + MCV（68.5） RGEV + ASPDV + SRCV（31.5）
Alsabilah et al.[7]	2017	62	62/70（88.6）	RGEV + ASPDV（58.1） RGEV + ASPDV + RCV（16.1） RGEV + ASPDV + RCV + aMCV（8.1） RGEV + ASPDV + RCV + MCV（3.2） RGEV + ASPDV + MCV（3.2）

2.2.2 结果

入组病例

我们收集了全国 25 个中心从 2018 年 1 月至 2019 年 3 月间的 371 例病例入组，各中心如下：上海交通大学医学院附属瑞金医院、福建医科大学附属第二医院、南京医科大学附属第一医院、福建医科大学附属漳州市医院、吉林大学第一医院、广东省人民医院、广东省中医院、福建省肿瘤医院、空军医科大学附属唐都医院、首都医科大学附属北京宣武医院、陆军军医大学附属大坪医院、中山大学附属肿瘤医院、北京协和医院、苏州大学第一附属医院、浙江大学医学院附属邵逸夫医院、青海大学附属医院、首都医科大学附属北京友谊医院、四川大学华西医院、同济大学上海市第十人民医院、哈尔滨医科大学附属第一医院、青岛大学附属医院、海军军医大学附属长海医院、复旦大学附属华山医院、复旦大学附属肿瘤医院，以及中山大学附属第六医院。

所有病例中，共有 363 例患者存在 Henle's 干（97.8%），另有 8 例患者不存在 Henle's 干，也就是说，这 8 例患者的胃网膜右静脉、胰十二指肠上前静脉以及结肠支都是单独汇入肠系膜上静脉的。

各分型属支情况

除了右结肠静脉、上右结肠静脉、结肠中静脉和副结肠中静脉以外，研究还发现了回结肠静脉直接汇入 Henle's 干的情况。根据结肠属支的数量一共可以分为 4 型：

0 型：Henle's 干由胃网膜右静脉及胰十二指肠上前静脉会合形成（图 1-1-12）。

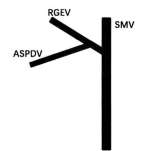

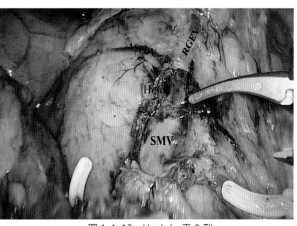

图 1-1-12　Henle's 干 0 型

Ⅰ型：共有一支结肠属支汇入，与胃网膜右静脉及胰十二指肠上前静脉会合形成 Henle's 干，属支可以是右结肠静脉、上右结肠静脉、结肠中静脉和副结肠中静脉中的任意一支（图 1-1-13）。

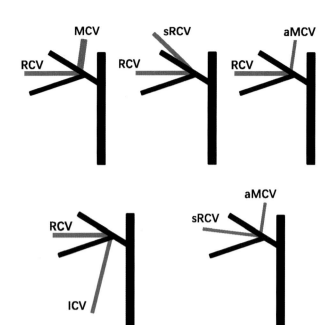

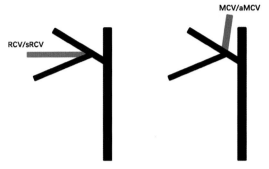

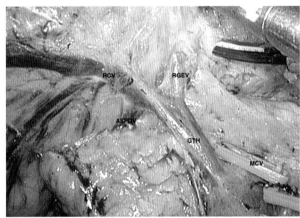

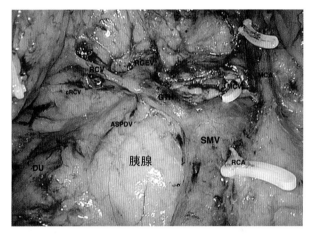

图 1-1-13 Henle's 干Ⅰ型

Ⅱ型：共有两支结肠属支汇入，与胃网膜右静脉及胰十二指肠上前静脉会合形成 Henle's 干，其组合有：右结肠静脉与结肠中静脉，右结肠静脉与上右结肠静脉，右结肠静脉与副结肠中静脉，右结肠静脉与回结肠静脉，上右结肠静脉与副结肠中静脉（图 1-1-14）。

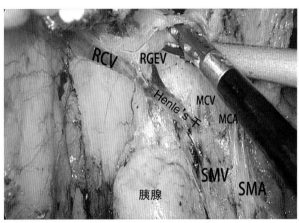

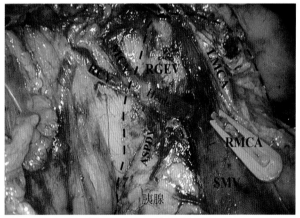

图 1-1-14 Henle's 干Ⅱ型

Ⅲ型：共有三支结肠属支汇入，与胃网膜右静脉及胰十二指肠上前静脉会合形成 Henle's 干，其组合有：右结肠静脉、上右结肠静脉与结肠中静脉，右结肠静脉、副结肠中静脉与上右结肠静脉，右结肠静脉、结肠中静脉与副结肠中静脉（图 1-1-15）。

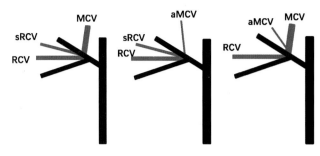

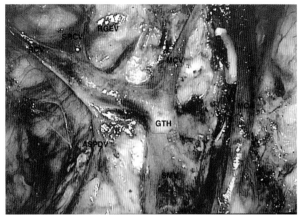

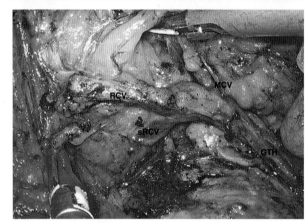

图 1-1-15 Henle's 干Ⅲ型

各分型比例

在所有存在 Henle's 干的 363 例病例中，0 型共有 55 例，出现概率为 15.2%；Ⅰ型共有 199 例，出现概率为 54.8%；Ⅱ型共有 92 例，出现概率为 25.3%；Ⅲ型共有 17 例，出现概率为 4.7%（图 1-1-16）。

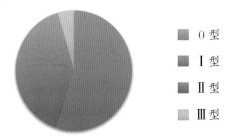

图 1-1-16 各型出现比例

在 199 例Ⅰ型病例中，共有 172 例由右结肠静脉汇入，出现概率最高，为 86.4%，余下依次是：16 例上右结肠静脉，出现概率为 8.0%；9 例结肠中静脉，出现概率为 4.5%；2 例副结肠中静脉，出现概率为 1.0%（图 1-1-17）。

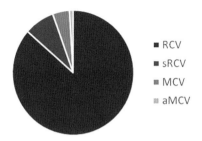

图 1-1-17 Ⅰ型各属支出现概率

在 92 例Ⅱ型病例中，出现概率最高的属支组合是右结肠静脉+上右结肠静脉，共有 42 例，出现概率为 45.7%；其次是右结肠静脉+结肠中静脉，共有 26 例，出现概率为 28.3%；右结肠静脉+副结肠中静脉共有 22 例，出现概率为 23.9%；剩下的上右结肠静脉+副结肠中静脉，右结肠静脉+回结肠静脉组合各有 1 例，出现概率各为 1.1%（图 1-1-18）。

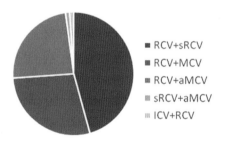

图 1-1-18 Ⅱ型各属支出现概率

17 例Ⅲ型病例中，最常见的是右结肠静脉+上右结肠静脉+结肠中静脉组合，共有 9 例，出现概率为 52.9%；右结肠静脉+上右结肠静脉+副结肠中静脉组合共有 7 例，出现概率为 41.2%；最少的是右结肠静脉+结肠中静脉+副结肠中静脉组合，只有 1 例，出现概率为 5.9%（图 1-1-19）。

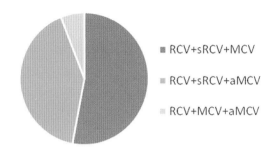

图 1-1-19　Ⅲ型各属支出现概率

所有的 Henle's 干除了结肠支之外，都由胰十二指肠上前静脉及胃网膜右静脉共同汇入形成。在所有汇入 Henle's 干的结肠属支中，右结肠静脉的出现概率最高，达到了 77.1%（280/363），其他属支的出现率分别为：上右结肠静脉 20.7%（75/363），结肠中静脉 12.4%（45/363），副结肠中静脉 9.1%（33/363），以及回结肠静脉 0.3%（1/363）。本研究中，Henle's 干的平均长度为 8.5mm（2~30mm）。

2.2.3 讨论

Henle's 干在结直肠外科和胰腺外科中都是非常重要的血管结构，在相关手术中也是出血的主要因素[11, 13]。由于 Henle's 干解剖的变异性，即使是 CT 血管影像重建，也很难在术前进行相关属支变异情况的预测[14]。由于术前 CT 血管影像重建是一个无创检查，而且相对简单易行，所以相关研究的样本数量一般较大。尸体解剖或者血管填充剂标本是研究 Henle's 干较为可靠的方式，但是相关研究的标本量相对较小[12]。总之，

上述研究方式都无法保证血管的成像是最佳的状态，也可能会丢失部分的解剖学信息。

在基于尸体解剖、影像学资料的研究中，Henle's 干的出现率分别为 69%、81%、83%、89%[4, 6, 7, 12]，而在我们的研究中，Henle's 干出现率为 97.8%（363/371），明显高于其他研究，我们认为这一出现率的升高，主要归功于腹腔镜视野下对血管辨识的清晰度和直观性。在别的研究中，胰十二指肠上前静脉汇入 Henle's 干的比例分别为 59% 和 82%[8, 12]，而在我们的研究中，所有病例都有胰十二指肠上前静脉汇入 Henle's 干。在没有观察到 Henle's 干的病例中，胰十二指肠上前静脉、胃网膜右静脉以及结肠静脉属支都分别独立汇入肠系膜上静脉。

在 2015 年，日本的 Miyazawa 教授应用 CT 血管影像重建技术研究了 100 例 Henle's 干并根据汇入的结肠静脉属支数量进行分型：0 型 Henle's 干没有任何结肠静脉属支汇入，Ⅰ型有一支结肠静脉属支，Ⅱ型有两支，Ⅲ型有三支[4]。在所有 Henle's 干分型中，我们认为 Miyazawa 教授的分型方式最为简洁实用。我们的研究显示，0 型 Henle's 干出现概率为 15.2%（55/363），Ⅰ型 Henle's 干出现概率为 54.8%（199/363），Ⅱ型出现概率为 25.3%（92/363），Ⅲ型出现概率为 4.7%（17/363）（表 1-1-3）。而别的研究中分别为 0 型 7%，Ⅰ型 71%，Ⅱ型 20%，Ⅲ型 2%；和 0 型 11%，Ⅰ型 33%，Ⅱ型 40%，Ⅲ型 11%[4, 15]。

表 1-1-3　各分型出现比例及不同属支情况出现概率

分型	亚型	数量	出现概率
0		55	15.2%（55/363）
Ⅰ		199	54.8%（199/363）
	RCV	172	86.4%（172/199）
	sRCV	16	8.0%（16/199）
	MCV	9	4.5%（9/199）
	aMCV	2	1.0%（2/199）

分型	亚型	数量	出现概率
II		92	25.3%（92/363）
	RCV+sRCV	42	45.7%（42/92）
	RCV+MCV	26	28.3%（26/92）
	RCV+aMCV	22	23.9%（22/92）
	ICV+RCV	1	1.1%（1/92）
	sRCV+aMCV	1	1.1%（1/92）
III		17	4.7%（17/363）
	RCV+sRCV+MCV	9	52.9%（9/17）
	RCV+sRCV+aMCV	7	41.2%（7/17）
	RCV+MCV+aMCV	1	5.9%（1/17）

上右结肠静脉的定义一直比较模糊，在我们的研究中，右结肠静脉及上右结肠静脉定义为接受来自右半结肠及肝区部分的静脉，如果有一支已经直接汇入到肠系膜上静脉，那么另一支汇入到 Henle's 干的就命名为上右结肠静脉。同理，对于结肠中静脉和副结肠中静脉的命名也是如此，如果已有结肠中静脉直接汇入肠系膜上静脉，则另一支来自横结肠中段汇入 Henle's 干的静脉命名为副结肠中静脉。也就是说，右结肠静脉、上右结肠静脉、结肠中静脉和副结肠中静脉中的任意一支与胰十二指肠上前静脉和胃网膜右静脉会合形成的 Henle's 干即为 I 型。

在所有汇入到 Henle's 干的结肠静脉属支中，右结肠静脉是最常见的，在本研究中共有 280 例存在，出现概率为 77.1%，而别的研究中，RCV 的出现概率为 10.7%~63.3%[16-18]，这一差异可能是腹腔镜手术下的图像放大和视野清晰有关。在一些尸体解剖研究中，结肠中静脉的出现概率为 83%~100%，并有 6% 汇入 Henle's 干，94% 汇入肠系膜上静脉[5-6]。在我们的研究中，有 45 支结肠中静脉直接汇入 Henle's 干，出现概率为

12.4%；有 33 支副结肠中静脉汇入 Henle's 干，出现概率为 9.1%。我们研究中还发现了一支回结肠静脉直接汇入 Henle's 干的情况，这一现象也被 Ogino 记载在其 2014 年的文章中[3]。

在本研究中，Henle's 干的长度被定义为 Henle's 干汇入到肠系膜上静脉根部的位置到 Henle's 干分出第一支属支的距离。本研究中，Henle's 干的平均长度为 8.5mm（2~30mm）。一项尸体解剖研究中，Henle's 干的平均长度为 16.1mm（10~21mm），但样本量仅有 10 例[10]。在行腹腔镜右半结肠癌根治术时，对于结肠系膜不经意的牵拉，会造成 Henle's 干的牵拉，并造成可能危及生命的出血[19]，而此时 Henle's 干长度过短会导致其出血时难以找到出血部位并妨碍止血效果。

2.2.4 结论

Henle's 干的变异可以根据结肠属支的数量分为 4 型（0~ III 型）；在所有结肠属支中，右结肠静脉的出现概率最高。

（何子锐、冯波）

参考文献

[1] HENLE J. Handbuch der systematischen Anatomie des Menschen [M]. v. 3. Vieweg, 1876.

[2] DESCOMPS P. Les veines mésentériques [J]. J de l'Anat et physiol norm et path de l'homme et des animaux, 1912, 48:337-376.

[3] OGINO T, TAKEMASA I, HORITSUGI G, et al. Preoperative evaluation of venous anatomy in laparoscopic complete mesocolic excision for right colon cancer [J]. Annals of Surgical Oncology, 2014, 21(3):429-435.

[4] MIYAZAWA M, KAWAI M, HIRONO S, et al. Preoperative evaluation of the confluent drainage veins to the gastrocolic trunk of Henle: understanding the surgical vascular anatomy during pancreaticoduodenectomy [J]. Journal of Hepato-Biliary-Pancreatic Sciences, 2015, 22(5):386-391.

[5] ACAR H I, CÖMERT A, AVSAR A, et al. Dynamic article: surgical anatomical planes for complete mesocolic excision and applied vascular anatomy of the right colon [J]. Diseases of the Colon & Rectum, 2014, 57(10):1169-1175.

[6] YAMAGUCHI S, KUROYANAGI H, MILSOM J W, et al. venous Anatomy of the Right Colon: precise Structure of the Major Veins and Gastrocolic Trunk in 58 Cadavers [J]. Diseases of the Colon & Rectum, 2002, 45(10):1337-1340.

[7] ALSABILAH J F, RAZVI S A, ALBANDAR M H, et al. Intraoperative Archive of Right Colonic Vascular Variability Aids Central Vascular Ligation and Redefines Gastrocolic Trunk of Henle Variants [J]. Diseases of the Colon & Rectum, 2017, 60(1):22-29.

[8] LANGE J F, KOPPERT S, VAN EYCK C H, et al. The gastrocolic trunk of Henle in pancreatic surgery: an anatomo—clinical study [J]. Journal of Hepato-biliary-pancreatic Surgery, 2000, 7(4):401-403.

[9] LEE S J, PARK S C, KIM M J, et al. Vascular Anatomy in Laparoscopic Colectomy for Right Colon Cancer [J]. Diseases of the Colon & Rectum, 2016, 59(8):718-724.

[10] IGNJATOVIC D, STIMEC B, FINJORD T, et al. Venous anatomy of the right colon: three-dimensional topographic mapping of the gastrocolic trunk of Henle [J]. Techniques in coloproctology, 2004, 8(1):19-22.

[11] JIN G, TUO H, SUGIYAMA M, et al. Anatomic study of the superior right colic vein: its relevance to pancreatic and colonic surgery [J]. The American Journal of Surgery, 2006, 191(1):100-103. DOI: 10.1016/j.amjsurg.2005.10.009.

[12] IGNJATOVIC D, SPASOJEVIC M, STIMEC B. Can the gastrocolic trunk of Henle serve as an anatomical landmark in laparoscopic right colectomy? A postmortem anatomical study [J]. Am J Surg, 2010, 199(2):249-254. DOI: 10.1016/j.amjsurg.2009.03.010 [published Online First: 2009/11/07].

[13] KIMURA W. Surgical anatomy of the pancreas for limited resection [J]. Journal of Hepato-Biliary-Pancreatic Surgery, 2000, 7(5):473-479. doi: 10.1007/s005340070017.

[14] SAKAGUCHI T, SUZUKI S, MORITA Y, et al. Analysis of anatomic variants of mesenteric veins by 3-dimensional portography using multidetector-row computed tomography [J]. The American Journal of Surgery, 2010, 200(1):15-22. DOI: 10.1016/j.amjsurg.2009.05.017.

[15] GILLOT C, HUREAU J, AARON C, et al. THE SUPERIOR MESENTERIC VEIN, AN ANATOMIC AND SURGICAL STUDY OF EIGHTY-ONE SUBJECTS [J]. The Journal of the International College

of Surgeons, 1964, 41:339.

[16] NESGAARD J M, STIMEC B V, BAKKA A O, et al. Navigating the mesentery: a comparative pre- and per-operative visualization of the vascular anatomy [J]. Colorectal Disease, 2015, 17(9):810-818. DOI: 10.1111/codi.13003.

[17] IGNJATOVIC D, SUND S, STIMEC B, et al. Vascular relationships in right colectomy for cancer: clinical implications [J]. Techniques in Coloproctology, 2007, 11(3):247.

[18] GARCÍA-RUIZ A, MILSOM J W, LUDWIG K A, et al. Right colonic arterial anatomy [J]. Diseases of the colon & rectum, 1996, 39(8):906-911.

[19] FREUND M, EDDEN Y, REISSMAN P, et al. Iatrogenic superior mesenteric vein injury: the perils of high ligation [J]. International journal of colorectal disease, 2016, 31(9):1649-1651.

■ 2.3 腹腔镜下右半结肠血管解剖的辨识

早在 2009 年 Hohenberger 等人就提出了完整结肠系膜切除术（complete mesocolic excision, CME）的理念，它具有减少局部复发和改善长期生存的优势。随着微创外科技术的发展和应用，腹腔镜手术也越来越多地应用于结肠癌的治疗。与传统的开腹手术相比，其具有更低的手术并发症发生率，但远期疗效并无明显差异。在腹腔镜下对右半结肠血管的认知，以及发生血管变异时的正确辨识，是保证腹腔镜右半结肠手术安全及根治效果的重中之重。本文回顾性分析 2019 年 1 月至 2020 年 8 月期间 100 例完整右半结肠手术视频资料，就右半结肠血管的解剖进行梳理，介绍如下。

2.3.1 肠系膜上静脉（SMV）

肠系膜上静脉是右半结肠手术过程中最重要的解剖标志，位置较为表浅，在腹腔镜下易于辨认。最为常见的是单支型 SMV（图 1-1-20），本组资料中有 7 例患者存在有两支 SMV（图 1-1-21）。

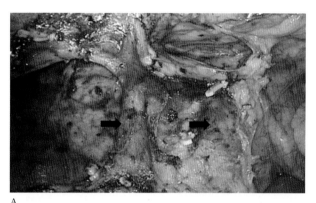

A

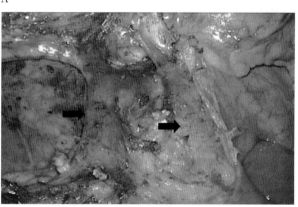

B

图 1-1-21　两支型 SMV

2.3.2 肠系膜上动脉（SMA）

从胚胎发育及正常解剖位置来看，SMA 位于 SMV 左侧（图 1-1-22），本组中 2 例患者 SMA 位于 SMV 右侧（图 1-1-23），9 例患者 SMA 与 SMV 是交叉关系（图 1-1-24）。当 SMA 与 SMV 交叉关系时，一定要准确识别动静脉的走行，避免主干血管的结扎。

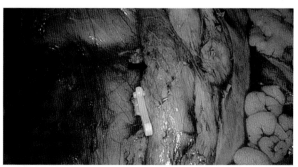

图 1-1-20　单支型 SMV

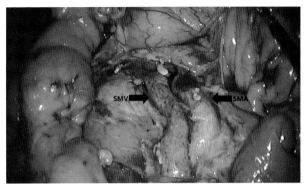

图 1-1-22　SMA 位于 SMV 左侧

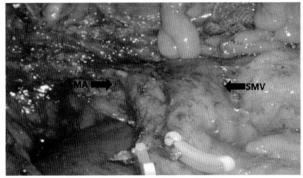

图 1-1-23　SMA 位于 SMV 右侧

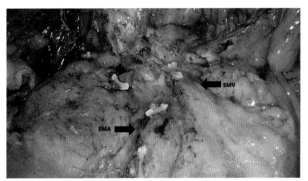

图 1-1-24　SMA 与 SMV 交叉

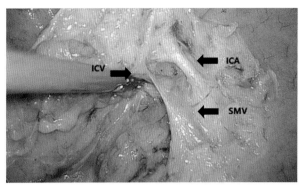

图 1-1-25　ICA 位于 ICV 前方

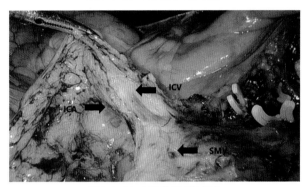

图 1-1-26　ICA 位于 ICV 后方

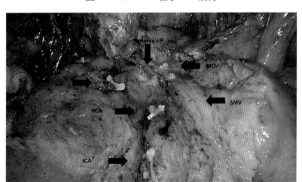

图 1-1-27　ICV 汇入 Henle's 干

2.3.3 回结肠动脉（ICA）与回结肠静脉（ICV）

文献报道回结肠血管几乎全部存在，所以是手术操作的重要标志。约 43% 的 ICA 位于 ICV 的前方，约 57% 的 ICA 位于 ICV 的后方。术中沿 SMV 左侧进行清扫的过程中，要注意 ICA 是否从 SMV 前方走行，避免损伤造成术中的出血。沿 SMV 右侧进行清扫时，当 ICA 从 SMV 后方走行，注意避免损伤，血管结扎时要确切，防止血管回缩造成止血困难。本组中，19% 的病例 ICA 位于前方（图 1-1-25），81% 的病例 ICA 位于后方（图 1-1-26）。其中 98% 的 ICV 汇入 SMV，2% 汇入 Henle's 干（图 1-1-27）。

2.3.4 右结肠动脉（RCA）

RCA 的存在，文献报道差异较大，10% 至 63% 不等，约 70% 起源于 SMA。90% 的 RCA 从前方跨越 SMV，10% 的 RCA 从后方跨越。沿着 SMV 左侧、右侧进行清扫的过程中，要注意识别是否存在 RCA，以及 RCA 与 SMV 的前后关系，避免损伤。本组中，RCA 存在概率为 17%（图 1-1-28），其中 2 例从 SMV 后方跨越（图 1-1-29）。

2.3.5 右结肠静脉（RCV）

文献记载约 60% 的人存在 RCV，汇入 Henle's 干、SMV 及 MCV 的概率分别约为 50%、49%、1%。其中上右结肠静脉（superior right colic vein，sRCV）或副右结肠静脉（accessory right

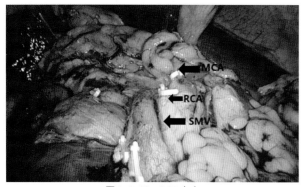

图 1-1-28　RCA 存在

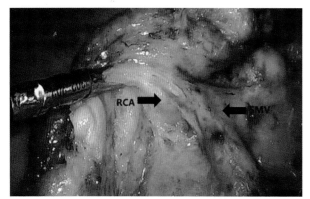

图 1-1-29　RCA 从 SMV 后方跨越

colic vein，aRCV）存在的概率约为 74%。本组中 75% 的 RCV 汇入 Henle's 干（图 1-1-30），24% 汇入 SMV（图 1-1-31），1% 缺如。

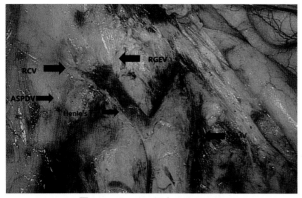

图 1-1-30　RCV 汇入 Henle's 干

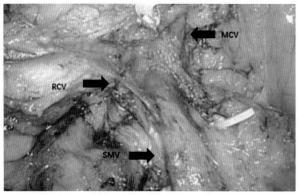

图 1-1-31　RCV 汇入 SMV

2.3.6　中结肠动脉（MCA）

大约 95% 的患者存在 MCA，其中约 89% 的患者是一支型 MVA，约 10% 为两支型，约 1% 为三支型，少数存在缺如情况。约 80% 源于 SMA，其他有源于 RCA、ICA 及左结肠动脉等。MCA 的变异情况相对较少，术中仍需注意识别并警惕变异情况的发生。本组中 92% 为单支型 MCA，6% 为双支型 MCA，有 2% 的患者 MCA 缺如（图 1-1-32）。

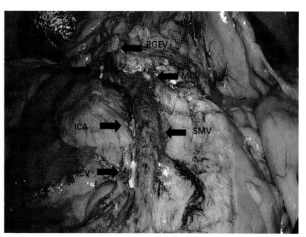

图 1-1-32　MCA 缺如

2.3.7　中结肠静脉（MCV）

约 97% 的患者存在 MCV，一支型、两支型、三支型的概率分别约为 70%、26%、4%。约 83% 的患者 MCV 汇入 SMV，12% 汇入 Henle's 干，其他还有汇入肠系膜下静脉、空肠静脉、脾静脉等。本组中两支型 MCV 有 43%（图 1-1-33），三支型 MCV 为 2%。6% 的 MCV 汇入空肠静脉（图 1-1-34），11% 汇入 Henle's 干（图 1-1-35）。

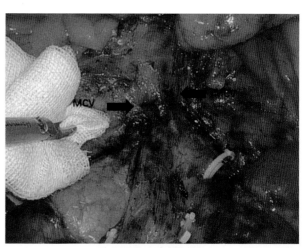

图 1-1-33　两支型 MCV

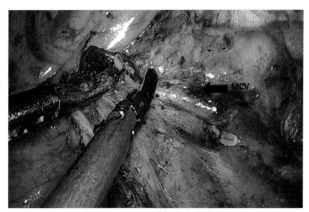

图 1-1-34 MCV 汇入空肠静脉

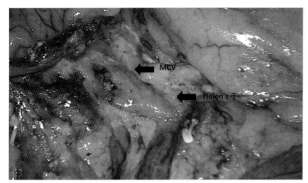

图 1-1-35 MCV 汇入 Henle's 干

2.3.8 Henle's 干

胃网膜右静脉（right gastroepiploic vein，RGEV）与一支或多支结肠静脉汇合，并伴或不伴胰腺静脉定义为 Henle's 干，其出现率约为 90%。Henle's 干根据其构成属支的不同，也分为不同的类型。其中由 RGEV 和结肠静脉汇合而成的称之为胃 - 结肠干（gastro-colic trunk，GCT）；由 RGEV、结肠静脉和胰十二指肠上前静脉（antero-superior pancreaticoduodenal vein，ASPDV）汇合而成的称之为胃 - 胰腺 - 结肠干（gastro-pancreato-colic trunk，GPCT）；由 RGEV 和 ASPDV 汇合而成的称之为胃 - 胰腺干（gastro-pancreatic trunk，GPT）；由结肠静脉和 ASPDV 汇合而成的称之为结肠 - 胰腺干（colo-pancreatic trunk，CPT）。据文献报道，它们出现的概率分别约为 4.5%、60.5%、33.7%、1.3%。Henle's 干的变异情况比较常见，主要是构成它的属支的变异，了解 Henle's 干的分型，术中准确找到它的位置，游离出各个属支并识别各个属支的走行，为术中进行正确的血管结扎，避免术中出血提供了理论支持。本组中 Henle's 干为 GPCT 型出现的概率为 87%（图

1-1-36），CPT 型为 2%（图 1-1-37），GPT 型为 1%（图 1-1-38），GCT 型为 7%（图 1-1-39），3% 缺如（图 1-1-40）。

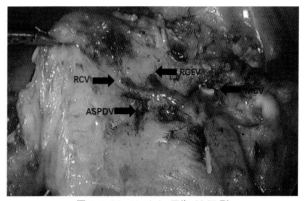

图 1-1-36 Henle's 干为 GPCT 型

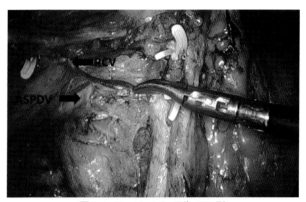

图 1-1-37 Henle's 干为 CPT 型

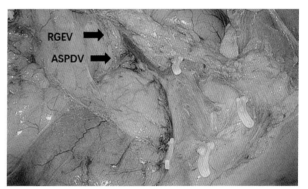

图 1-1-38 Henle's 干为 GPT 型

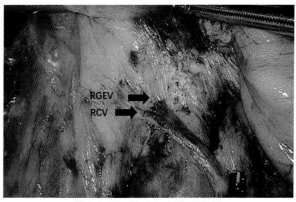

图 1-1-39 Henle's 干为 GCT 型

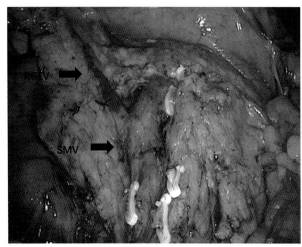

图 1-1-40 Henle's 干缺如

2.3.9 小结

综上所述，右半结肠血管解剖结构的变异情况，远比解剖书本上描述的变异情况要复杂得多，了解血管解剖结构变异的种类及变异的发生率，对于外科手术过程中，尤其是对于腹腔镜手术，正确识别血管走行及属支，避免术中不必要的出血发生，起到警示和指引作用。

（刘彦伯、张宏）

第三节

淋巴结

■ 3.1 D3 淋巴结及边界

3.1.1 右半结肠的淋巴引流规律

淋巴结多沿供血动脉排列，右半结肠的供血动脉主要为肠系膜上动脉（SMA）发出的回结肠

动脉（ICA）、右结肠动脉（RCA）及中结肠动脉（MCA）。根据日本结直肠癌协会（Japanese Society for Cancer of Colon and Rectum, JSCCR）定义，将右半结肠区域淋巴结分为肠周、中间及中央淋巴结[1]（见表 1-1-4 和图 1-1-41）。

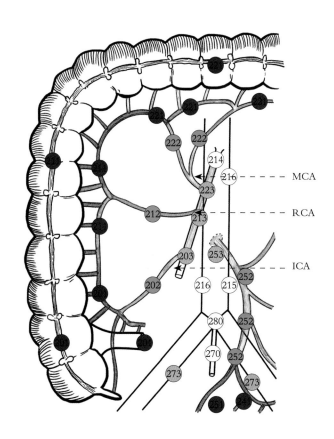

图 1-1-41 右半结肠淋巴结分布

表 1-1-4 右半结肠淋巴结分布 [1]

肠周淋巴结 （pericolic lymph nodes）	沿边缘动脉和肠壁附近的淋巴结 > 回结肠旁淋巴结（201） > 右结肠旁淋巴结（211） > 横结肠旁淋巴结（221）
中间淋巴结 （intermediate lymph nodes）	沿 ICA、RCA 和 MCA 的淋巴结。 > 回结肠淋巴结（202） > 右结肠淋巴结（212） > 中结肠淋巴结（222-rt，222-lt）
中央淋巴结 （main lymph nodes）	ICA、RCA、MCA 根部淋巴结 > 回结肠根部淋巴结（203） > 右结肠根部淋巴结（213） > 中结肠根部淋巴结（223）

3.1.2　D3 淋巴结清扫及其边界

JSCCR 指南根据结肠淋巴结回流为解剖基础确立了淋巴结分站标准，并规定清扫至肠周淋巴结为 D1 根治术，清扫至中间淋巴为 D2 根治术，清扫至中央组淋巴结为 D3 根治术。淋巴结清扫范围是根据术前的临床发现以及术中观察到的肿瘤淋巴结转移程度和肿瘤浸润深度来确定（图 1-1-42）[2]。而传统结肠癌手术淋巴结清扫仅限于肠周及中间组淋巴结，不涉及中央组淋巴结及肠系膜上血管的操作。

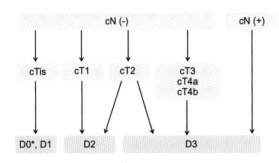

图 1-1-42　Ⅰ－Ⅲ期结肠癌淋巴结清扫范围选择 [2]

2009 年德国 Hohenberger 等在全直肠系膜切除术（TME）的基础上提出完整结肠系膜切除术（CME），认为结肠周围脏层筋膜、壁层筋膜之间亦存在一无血管的疏松组织间隙，而脏层筋膜像"信封"一样包绕整个结肠及其血管淋巴组织 [3]。CME 手术原则主要包括两个要素：一是锐性分离脏层筋膜和壁层筋膜之间的间隙，确保切除结肠及其系膜的完整；二是高位结扎供血动脉并清扫血管根部淋巴结 [3]。

无论是 D3 淋巴结清扫还是 CME，除系膜完整性之外都强调了血管根部淋巴结的清扫。然而对于右半结肠手术，因其血管变异多见、毗邻脏器众多，使血管根部淋巴结的清扫变得更具挑战性，因此针对右半结肠 D3 淋巴结清扫的范围存在众多的争议，尤其是淋巴结清扫的内侧界。

现阶段主流的观点是将肠系膜上静脉（SMV）左侧作为右半结肠 D3 淋巴结清扫的内侧界（图 1-1-43 中的 A 点）。有研究发现右半结肠的淋巴引流很少跨越 SMV 前方向左引流，故术中无需裸化 SMA，只需围绕外科干进行淋巴结清扫，并裸化 SMV，沿 SMV 左侧缘切断起自 SMA 主干的各结肠供血动脉即可达到 D3 淋巴结清扫的要求。

然而根据 JSCCR 对于中央组淋巴结的定义，中央组淋巴结分布于各结肠动脉起点周围 [3]。右半结肠各供血动脉（ICA、RCA、MCA）发自 SMA，根据上述定义中央组淋巴结分布应位于 SMA 上各结肠动脉起点处。以 SMV 左侧为内侧界则不能有效地清扫上述淋巴结从而导致无法满足 D3 淋巴结清扫的要求。因此有学者提出应以 SMA 左侧作为 D3 淋巴结清扫的内侧界可充分清扫结肠动脉根部淋巴结（图 1-1-43 中的 C 点）。Hohenberger 的研究中指出右半结肠癌的 CME 手术，术中需充分暴露 SMV 和 SMA 以高位结扎各结肠供血动脉，尽管未明确指出将 SMA 作为内侧界 [3]。在一项解剖学研究中发现 SMA 主干表面存在淋巴结，并且建议行 D3 淋巴结清扫时也应包括此区域的淋巴结 [4]。在 Nesgaard 等人的研究中报导了右半结肠的淋巴引流管在动脉束之间向左穿过 SMV 直至 SMA，并认为应将 SMA 左侧作为右半结肠 D3 淋巴结清扫的内侧界 [5]。

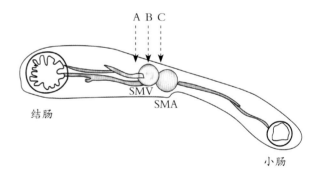

图 1-1-43　右半结肠癌 D3 淋巴结清扫内侧界争议

3.1.3　临床研究

研究设计

针对上述问题，本中心开展了一项回顾性队列研究，分析了 2015 年 6 月至 2017 年 3 月上海交通大学医学院附属瑞金医院胃肠外科收治的行腹腔镜右半结肠癌 D3 根治术的 134 例患者，其中 57 例以 SMA 左侧为淋巴结清扫内侧界（SMA 组），77 例以 SMV 左侧为淋巴结清扫内侧界（SMV 组）。排除标准为：①行急诊手术者；②术前或术中发现远处转移者；③合并肠梗阻或肠穿孔，或术前置入支架者；④既往腹部重大手术者；⑤术前行放化疗者；⑥术中发现 SMA、SMV 解剖位置异常如重叠、交叉或者难以辨认者。所有患者及家属均知情同意。

手术方法

SMA 组：采用完全中间入路，手术步骤如下：以回结肠动脉（ICA）和回结肠静脉（ICV）的解剖投影点为起始点，打开浆膜，解剖裸化 SMA 至胰腺下缘，清扫 SMA 表面的脂肪淋巴结缔组织。继续向右解剖显露 SMV。自 ICA、ICV 下方进入 Toldt 筋膜与肾前筋膜间的天然外科平面，解剖暴露胰头并游离十二指肠，侧方至结肠侧腹膜返折，上方至横结肠系膜根部，并根部离断以上区域相应结肠供血血管，完整切除结肠系膜（图 1-1-44）。

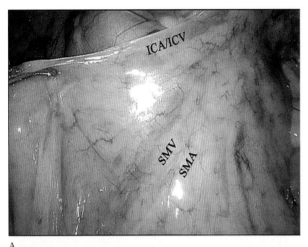

A

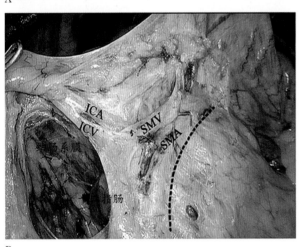

B

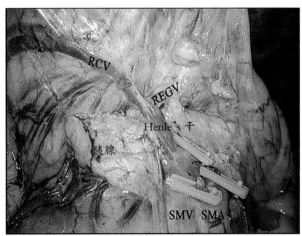

C

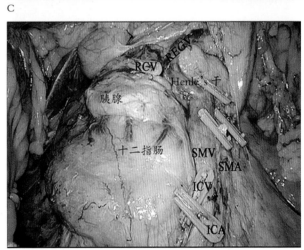

D

图 1-1-44　SMA 组：以 SMA 左侧为 D3 淋巴结清扫内侧界

SMV 组：采用完全中间入路，手术方法参照文献[6]。与 SMA 组的区别在于不解剖显露 SMA（图 1-1-45）。

研究结果

患者基线数据特征：SMA 组共 57 例患者，其中男性 30 例，女性 27 例。SMV 组共 77 例患者，男性 42 例，女性 35 例。两组患者的基线数据比较差异均无统计学意义（$P > 0.05$）。（表 1-1-5）

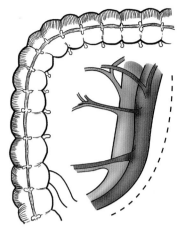

A

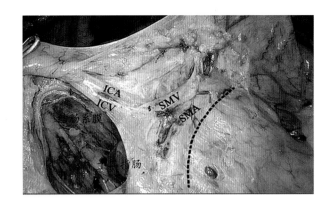

B

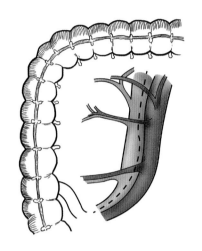

C

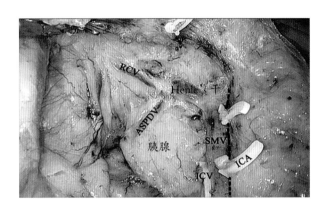

D

图 1-1-45 手术方式差异示意图

表 1-1-5 两组患者的基线资料比较

	性别（男/女,例）	年龄（岁）	BMI（kg/m²）	肿瘤部位			肿瘤分期	
				回盲部	升结肠	肝区	Ⅱ期	Ⅲ期
SMA 组（n=57）	30/27	60（37~85）	24（16~33）	14	27	16	23	34
SMV 组（n=77）	42/35	63（35~84）	23（17~34）	22	38	17	32	45
P 值	0.826	0.479	0.381	0.705			0.888	

围手术期情况：134 例患者均成功实施右半结肠癌 D3 根治术，其中 3 例中转开腹。SMA 组 2 例患者因术中血管损伤导致出血而中转开腹，SMV 组 1 例患者因肿瘤侵犯周围组织，腹腔镜下无法完全切除而中转开腹。SMA 组 1 例患者因术中损伤淋巴管导致乳糜漏，予以可吸收夹夹闭后无后续并发症发生，其余病例无术中并发症发生。SMA 组与 SMV 组围手术期比较见表 1-1-6，两组在手术时间、术中出血量、术后排气时间、恢复饮水时间、术后住院天数方面的差异均无统计学意义（P > 0.05），而 SMA 组在术后引流量和引流管放置时间上高于 SMV 组（P < 0.05）。

表 1-1-6   两组患者围手术期情况比较

	手术时间（min）	术中出血量（ml）	术中血管相关并发症（例）	术后排气时间（天）	恢复饮水时间（天）	术后住院天数（天）	术后引流量（ml）	术后引流管放置时间（天）
SMA 组（n=57）	146.0 ± 37.7	53.3 ± 24.3	6	3.0 ± 1.2	3.8 ± 1.1	7.9 ± 4.8	471.4 ± 285.6	7.0 ± 4.9
SMV 组（n=77）	137.2 ± 43.2	60.7 ± 28.2	3	2.9 ± 1.4	3.69 ± 1.7	7.2 ± 5.2	352.2 ± 305.7	5.7 ± 2.0
P 值	0.221	0.112	0.169	0.519	0.641	0.463	0.023	0.037

术后病理学情况：两组患者术后病理学检查中，除清扫淋巴结总数差异具有统计学意义外，其余指标差异均无统计学意义（表 1-1-7）。

表 1-1-7   两组患者术后病理情况比较

	标本长度（cm）	肿瘤直径（mm）	清扫淋巴结总数（枚）	阳性淋巴结数目（stage Ⅲ，枚）	分化程度（例）		
					低	中	高
SMA 组（n=57）	23.7 ± 4.8	53.6 ± 23.2	26.5 ± 6.7	2.3 ± 1.6	7	41	9
SMV 组（n=77）	22.3 ± 6.4	52.2 ± 27.5	21.3 ± 7.8	2.6 ± 1.8	11	52	14
P 值	0.171	0.750	< 0.0001	0.261	0.861		

术后并发症情况：SMA 组的总体术后并发症发生率高于对照组，且差异具有统计学意义（表 1-1-8）。

表 1-1-8   两组患者术后并发症情况比较〔例（%）〕

	术后并发症	吻合口漏	乳糜漏	出血	腹泻	切口感染	肺部感染	尿路感染
SMA 组（n=57）	16（28.1%）	1（1.8%）	5（8.8%）	2（3.5%）	5（8.8%）	1（1.8%）	1（1.8%）	1（1.8%）
SMV 组（n=77）	10（13.0%）	1（1.3%）	1（1.3%）	2（2.6%）	2（2.6%）	2（2.6%）	1（1.3%）	1（1.3%）
P 值	0.045	1.000	0.083	1.000	0.135	1.000	1.000	1.000

讨论

D3 淋巴结清扫和完整结肠系膜切除（CME）的提出及应用显著改善了结肠癌患者的预后，并且已被广泛接受为右半结肠癌手术的标准术式。目前，关于右半结肠癌 D3 淋巴结清扫的手术边界尚存在争议，其争议主要集中于内侧界。美国国家综合癌症网络（national comprehensive cancer network，NCCN）及 JSCCR 的指南中亦并未对此做明确说明。现阶段的临床实践中，根据清扫范围内侧界的不同，存在如沿 SMV 右侧、SMV 左侧、SMA 中线等几种不同的清扫方式。目前，应用最广泛的是以 SMV 左侧作为淋巴结清扫的内侧界。但是，根据肠系膜淋巴引流规律，肠系膜的

淋巴结与相应的供血动脉相伴行，右半结肠的第 3 站淋巴结位于结肠动脉的根部，而以 SMV 左侧为内侧界不能满足 D3 淋巴结清扫的要求。且根据 CME 的原则，右半结肠癌手术必须完整地切除结肠系膜，而根据胚胎发育和解剖学研究，肠系膜的根部位于 SMA 与主动脉的附着处，因此本中心将 SMA 左侧作为 D3 淋巴结清扫的内侧界，其手术的难点在于解剖裸化 SMA 及其属支。研究结果显示，不同淋巴结清扫内侧界的两组患者在清扫淋巴结总数目上差异具有统计学意义，其余观察指标如术中出血量、手术时间等均无明显差异，而 SMA 组患者术后引流量及引流管放置时间均高于 SMV 组。值得注意的是，SMA 组患者术后并发

症发生率高于 SMV 组。

此外孙跃明教授团队提出了以 SMA 为导向的右半结肠全结肠系膜切除术，将 SMA 左侧作为淋巴结清扫的内侧界。结果显示，与常规 SMV 左侧作为内侧界相比，以 SMA 左侧为 D3 淋巴结清扫内侧界在手术时间、术中出血量明显减少，清扫淋巴结总数明显增加，术后住院时间更少，术后并发症无明显差异，但是术后乳糜漏的发生率明显升高。两组患者的 5 年总体生存率和 5 年无瘤生存率无明显差异。此研究中手术时间、术中出血量、术后住院时间明显减少可能与手术团队、术者手术经验等相关[7]。

SMA 表面覆盖丰富的淋巴组织及神经，以 SMA 左侧为 D3 淋巴结清扫内侧界术中解剖 SMA 主干时可能损伤上述淋巴及神经组织，导致术后胃肠功能紊乱、乳糜漏、腹泻等。Thorsen 等的研究显示 D3 淋巴结清扫会导致术后排便次数的增加[8]。基于上述问题，有学者提出以 SMA 中线作为 D3 淋巴结清扫的内侧界（图 1-1-43 中的 B 点）。刁德昌教授团队研究了 SMA 中线为 D3 淋巴结清扫的内侧界，同时保留 SMA 表面的植物神经的手术可行性和临床价值，结果显示此手术方式可有效预防因神经损伤导致的术后胃肠道功能紊乱及术后乳糜漏的发生[9]。此外苏向前教授团队亦采取以 SMA 中线作为清扫的中线，裸化 SMA 右侧，并清扫 203、213、223 淋巴结，结果术后并发症并无明显增多[10]。

目前临床上对于 D3 淋巴结清扫内侧界尚无统一的定论，主流的观点仍是以 SMV 左侧作为内侧界进行 D3 淋巴结清扫。以 SMA 左侧或中线作为内侧界，有其解剖学依据及临床价值。但目前尚无大型前瞻性的多中心临床研究证实上述手术方式可提高右半结肠癌患者的生存率。

（周乐其、冯波）

参考文献

[1] Japanese Society for Cancer of the Colon and Rectum. Japanese Classification of Colorectal, Appendiceal, and Anal Carcinoma: the 3d English Edition [Secondary Publication] [J]. J Anus, Rectum and Colon, 2019, 3(4):175-195.

[2] HASHIGUCHI Y, MURO K, SAITO Y, et al. Japanese Society for Cancer of the Colon and Rectum （JSCCR） guidelines 2019 for the treatment of colorectal cancer [J]. Int J Clin Oncol, 2020, 25(1):1-42.

[3] HOHENBERGER W, WEBER K, MATZEL K, et al. Standardized surgery for colonic cancer: complete mesocolic excision and central ligation—technical notes and outcome [J]. Colorectal Dis, 2009, 11(4):354-364; discussion 364-355.

[4] SPASOJEVIC M, STIMEC B V, DYRBEKK A P, et al. Lymph node distribution in the D3 area of the right mesocolon: implications for an anatomically correct cancer resection. A postmortem study [J]. Dis Colon Rectum, 2013, 56(12):1381-1387.

[5] NESGAARD J M, STIMEC B V, SOULIE P, et al. Defining minimal clearances for adequate lymphatic resection relevant to right colectomy for cancer: a post-mortem study [J]. Surg Endosc, 2018, 32(9):3806-3812.

[6] 冯波，陆爱国，王明亮，等. 中间入路腹腔镜下行完整结肠系膜切除根治右半结肠癌 35 例可行性与技术要点分析 [J]. 中国实用外科杂志，2012，32(4):323-326.

[7] 孙跃明，封益飞，张冬生，等. 以肠系膜上动脉为导向的右半结肠全结肠系膜切除术治疗右半结肠癌的应用价值 [J]. 中华消化外科杂志,2019,18(8):753-760.

[8] THORSEN Y, STIMEC B, ANDERSEN S N, et al. Bowel function and quality of life after superior

mesenteric nerve plexus transection in right colectomy with D3 extended mesenterectomy [J]. Tech Coloproctol, 2016, 20(7):445-453.

[9] 刁德昌，万进，易小江，等.腹腔镜下保留植物神经右半结肠癌D3根治术的可行性及应用价值[J].中华胃肠外科杂志，2018, 8(21): 908-912.

[10] 苏向前，张成海.腹腔镜右半结肠癌CME根治术与策略.中华普外科手术学杂志（电子版）[J].2017,11(2):95-98.

■ 3.2 胃结肠韧带淋巴结

3.2.1 概述

胃结肠韧带为连接胃大弯与横结肠之间的韧带，由两层腹膜构成，向下延伸为大网膜（图 1-1-46）。胃结肠韧带淋巴结（gastrocolic ligament lymph nodes，GCLN）主要包括胃网膜淋巴结（gastroepiploic lymph node，No. 204）、幽门下淋巴结（infrapyloric lymph node，No. 206，即胃癌 No. 6 组淋巴结）及胰头浅部淋巴结（superficial pancreatic head lymph node, No. 14v）（图 1-1-47）。其中，日本最新版《胃癌处理规约》又将幽门下淋巴结进一步细分为 3 个亚组：胃网膜由动脉根部至胃大弯第一支间的淋巴结（No. 6a）、幽门下动脉淋巴结（No. 6i）、胃网膜右静脉与胰十二指肠上前静脉汇合部淋巴结（No. 6v）[1, 2]。

就胚胎学理论而言，在胚胎发育 5~6 周时，幽门下淋巴结位于胰腺右侧，主要引流来自胃大弯侧的淋巴液。第 6 周起，胃沿纵轴呈 90° 旋转，背侧逐渐发育为胃大弯，幽门下淋巴结也逐渐前移，并最终归于十二指肠系膜，并不在结肠系膜

内（图 1-1-48）[3]。第 12 周起，横结肠及其系膜开始向头侧翻转，左侧 2/3~3/4 横结肠系膜与大网膜接触、融合并逐渐发育为结肠系膜前叶；右侧 1/4~1/3 系膜与胰腺钩突前面及十二指肠水平部的

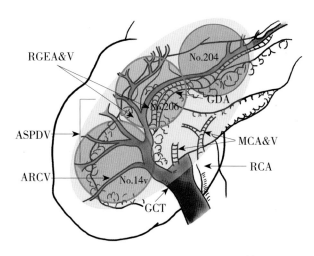

图 1-1-47　GCLN 解剖位置示意图 [6]

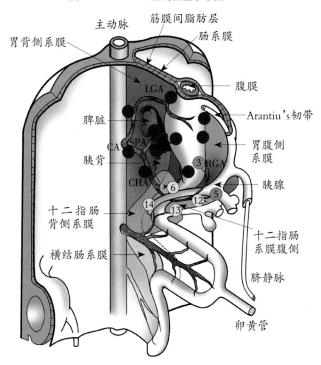

图 1-1-48　胚胎发育 5~6 周时幽门下淋巴结位置变化示意图 [3]

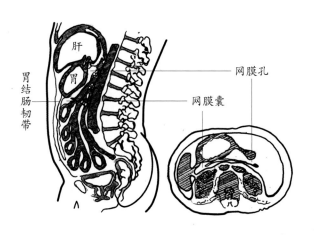

图 1-1-46　胃结肠韧带解剖示意图

腹膜接触、融合。胚胎发育期各系膜接触、融合等过程使得彼此之间可能存在潜在的淋巴、血管回流路径[4, 5]。因此，GCLN 与结肠系膜淋巴结系统在胚胎学上虽分属"两个信封"，但 GCLN 往往被视为结肠肿瘤潜在的结肠系膜外淋巴结转移点。在右半结肠癌切除术中，肿瘤位置靠近肝曲和横结肠的病例尤其需留意 GCLN 的转移风险。

3.2.2 GCLN 转移规律

　　结肠的淋巴引流主要沿结肠供血动脉走行，考虑到回结肠动脉（ICA）及肠系膜下动脉（IMA）及其分支的解剖变异，与之相伴的淋巴引流路径亦非一成不变。通常认为，右半结肠淋巴引流汇集到 ICA 和 IMA 的根部，并按照结肠旁 / 肠壁淋巴结（paracolic/epicolic nodes）、中间淋巴结（intermediate nodes）以及主淋巴结（principal nodes）的顺序进行引流。右半结肠的淋巴引流还可沿肠系膜上静脉至 Henle's 干，并随后与胃部和胰腺的淋巴合流，从而形成右半结肠肿瘤至 GCLN 转移的淋巴引流途径。

　　结肠肝曲主要由右结肠动脉升支、中结肠动脉右支或回结肠动脉结肠支及少量来自胃网膜右动脉分支供应。结肠肝曲的静脉和淋巴回流分别经与其动脉伴行的静脉及淋巴管，最后注入肠系膜上静脉及肠系膜上动脉周围的淋巴结，动静脉及淋巴吻合较丰富。基于结肠肝曲的上述解剖特点，有学者认为结肠肝曲肿瘤多伴有幽门下淋巴结转移[7]。我们团队的临床研究发现，约有 9% 的 II ～ III 期结肠肝曲肿瘤的患者出现了 GCLN 阳性[8, 9]。目前研究表明，对于结肠肿瘤，GCLN 的转移率为 3.45%~17.78% 不等（详见表 1-1-9），且肿瘤的结肠系膜转移与周围神经侵犯是其转移的危险因素[10, 11]。具有结肠系膜淋巴结转移的患者 GCLN 的阳性率可高达 12%。此外，Perrakis 等在未检出阳性肠旁淋巴结的病例中也发现了 GCLN 转移[12]，提示其存在一定的跳跃转移可能性。

表 1-1-9　GCLN 转移情况[6, 8-12]

研究者	研究年份	样本例数	肿瘤分期	纳入病例肿瘤位置	GCLN 阳性例数（%）	GCLN+ 病例肿瘤位置
冯波 等[9]	2012	35	II - III	右半结肠	3（8.57%）	结肠肝曲
冯波 等[8]	2014	99	I - III	右半结肠	9（9.10%）	结肠肝曲
Perrakis 等[12]	2014	45	I - IV	横结肠 + 结肠肝 / 脾曲	8（17.78%）	结肠肝曲、横结肠
Bertelsen 等[10]	2014	87	I - IV	升结肠远端至降结肠近端	3（3.45%）	结肠肝 / 脾曲、横结肠、升结肠
Uematsu 等[6]	2017	35	III - IV	近结肠肝曲	3（8.57%）	横结肠

注：GCLN：gastrocolic liga-ment lymph nodes，胃结肠韧带淋巴结

3.2.3 GCLN 清扫策略及对患者预后的影响

　　早在 2009 年，Hohenberger 提出 CME 时就指出，应根据肿瘤原发灶位置沿远离原发灶的方向适当离断胃网膜血管弓，以降低胃网膜及胰头附近区域淋巴结的转移风险[13, 14]。然而，根据第 7 版结肠癌 TNM 分期标准，GCLN 并不属于结肠区域淋巴结，应属于远处转移。除辅助治疗外，清扫 GCLN 是否能有效改善结肠癌，患者远期临床预后，亦有待更高级别临床研究证实。

　　虽然目前对于右半结肠癌是否需要常规清扫 GCLN 或幽门下淋巴结尚存在争议[15]，但大多数学者认为，对于原发灶位于结肠肝曲或靠近结肠肝曲的病例，需进行 GCLN 清扫。陆爱国教授主张对进展期和结肠肝曲肿瘤可以行扩大右半结肠癌 D3 根治术。术中在腹腔镜下打开胃结肠韧带后沿胃网膜血管弓分离和清扫幽门下淋巴结，随后

进一步扩大胃结肠韧带分离及大网膜的切除范围，使之达到距离肿瘤 10~15cm，以确保根治[16]。有研究报道，右半结肠肿瘤的区域淋巴结转移主要发生在距离肿瘤 10 cm 以内的淋巴结[17]。基于此，Bertelse 等建议根据肿瘤原发灶与胃结肠韧带之间的距离确定 GCLN 的清扫方案，并推荐当二者距离＜10cm 时（不论左或右半结肠癌）行 GCLN 清扫（图 1-1-49）[10]。我们中心的研究表明，在腹腔镜右半结肠癌手术中行 GCLN 或幽门下淋巴清扫并不会显著增加患者术后并发症，提示该操作在腹腔镜下亦具备较强的安全性[8]。

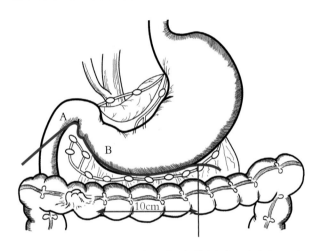

图 1-1-49　根据肿瘤原发灶与胃结肠韧带之间的距离确定是否行 GCLN 清扫[10]

注：A：幽门下淋巴结；B：胃网膜淋巴结；黑色圆形：肿瘤原发灶；黑线：手术切线

目前大多数研究报道的 GCLN 转移灶均较小，直径多在 1cm 以下（3~15mm）[6, 10]。同时，Uematsu 等所报道的 GCLN 阳性病例均未出现血浆癌胚抗原（CEA）的升高[6]。这些研究结果表明，常规的术前影像学诊断及肿瘤标志物检测很可能难以判断 GCLN 的转移情况。因此，外科医生往往需要通过肿瘤的位置、分期、GCLN 转移的危险因素等信息进行综合判断，并在必要时借助术中淋巴结示踪等技术，从而确定淋巴结清扫范围。

3.2.4　小结

总体而言，目前主流观点将 GCLN 视为结肠癌的远处转移淋巴结，且尚缺乏清扫 GCLN 能改善结肠癌患者远期预后的高级别循证医学证据。就胚胎学角度而言，GCLN 与结肠系膜淋巴结虽分属于两个不同系统，但彼此可能存在潜在的引流路径。此外，腹腔镜下清扫 GCLN 并不会显著增加术后并发症风险，也不会在根本上增加右半结肠切除术的手术难度。因此，我们认为，若右半结肠癌患者（尤其是进展期肿瘤、横结肠或结肠肝曲肿瘤患者），术前评估或术中探查发现高度怀疑有 GCLN 转移，仍应考虑予以积极清扫，以期达到根治性切除的目的。对此类患者，亦可行保留胃网膜动、静脉的幽门下淋巴结清扫，以保留胃大弯侧的血供。

（严夏霖、冯波）

参考文献

[1] 李浙民，王胤奎，李双喜，等．第 15 版日本《胃癌处理规约》及第 5 版《胃癌治疗指南》更新内容择要 [J]．肿瘤综合治疗电子杂志，2018, 4(02): 48-51.

[2] Association JGC. Japanese gastric cancer treatment guidelines 2018 (5th edition) [J]. Gastric cancer : official journal of the International Gastric Cancer Association and the Japanese Gastric Cancer Association, 2020.

[3] SHINOHARA H, KURAHASHI Y, KANAYA S, et al. Topographic anatomy and laparoscopic technique for dissection of No. 6 infrapyloric lymph nodes in gastric cancer surgery [J]. Gastric cancer : official journal of the International Gastric Cancer Association and the Japanese Gastric Cancer Association, 2013, 16(4): 615-620.

[4] STELZNER S, HOHENBERGER W, WEBER K, et al. Anatomy of the transverse colon revisited with respect to complete mesocolic excision and possible pathways of aberrant lymphatic tumor spread [J].

International journal of colorectal disease, 2016, 31(2): 377−384.

[5] BERTELSEN C A. Complete mesocolic excision an assessment of feasibility and outcome [J]. Danish medical journal, 2017, 64(2).

[6] UEMATSU D, AKIYAMA G, SUGIHARA T, et al. Laparoscopic radical lymph node dissection for advanced colon cancer close to the hepatic flexure [J]. Asian journal of endoscopic surgery, 2017, 10(1): 23−27.

[7] 池畔, 林惠铭, 陈燕昌, 等. 手助腹腔镜扩大右半结肠切除血管骨骼化淋巴清扫术 [J]. 中华胃肠外科杂志 2005(05): 410−412.

[8] FENG B, LING T L, LU A G, et al. Completely medial versus hybrid medial approach for laparoscopic complete mesocolic excision in right hemicolon cancer [J]. Surgical endoscopy, 2014, 28(2): 477−483.

[9] FENG B, SUN J, LING T L, et al. Laparoscopic complete mesocolic excision (CME) with medial access for right−hemi colon cancer: feasibility and technical strategies [J]. Surgical endoscopy, 2012, 26(12): 3669−3675.

[10] BERTELSEN C A, BOLS B, INGEHOLM P, et al. Lymph node metastases in the gastrocolic ligament in patients with colon cancer [J]. Diseases of the colon and rectum, 2014, 57(7): 839−845.

[11] BERTELSEN C A, KIRKEGAARD−KLITBO A, NIELSEN M, et al. Pattern of Colon Cancer Lymph Node Metastases in Patients Undergoing Central Mesocolic Lymph Node Excision: A Systematic Review [J]. Diseases of the colon and rectum, 2016, 59(12): 1209−1221.

[12] PERRAKIS A, WEBER K, MERKEL S, et al. Lymph node metastasis of carcinomas of transverse colon including flexures. Consideration of the extramesocolic lymph node stations [J]. International journal of colorectal disease, 2014, 29(10): 1223−1229.

[13] HOHENBERGER W, WEBER K, MATZEL K, et al. Standardized surgery for colonic cancer: complete mesocolic excision and central ligation—technical notes and outcome [J]. Colorectal disease : the official journal of the Association of Coloproctology of Great Britain and Ireland, 2009, 11(4): 354−364; discussion 364−355.

[14] WEST N P, HOHENBERGER W, WEBER K, et al. Complete mesocolic excision with central vascular ligation produces an oncologically superior specimen compared with standard surgery for carcinoma of the colon [J]. Journal of clinical oncology : official journal of the American Society of Clinical Oncology, 2010, 28(2): 272−278.

[15] 郑民华, 马君俊. 腹腔镜右半结肠癌根治术的难点与争议 [J]. 中华普外科手术学杂志 (电子版) 2018, 12(03): 181−184.

[16] 陆爱国, 宗雅萍. 腹腔镜右半结肠癌D3根治术 [J]. 外科理论与实践, 2014, 19(02): 104−107.

[17] TOYOTA S, OHTA H, ANAZAWA S. Rationale for extent of lymph node dissection for right colon cancer[J]. Diseases of the colon and rectum, 1995, 38(7): 705−711.

第四节

外科层面

■ 4.1 右结肠后间隙

4.1.1 概述

右结肠后间隙的概念

右结肠后间隙（right retro-colic space, RRCS）是常规右半结肠全系膜切除术（CME）手术所涉及的解剖间隙之一（图1-1-50）[1]，是存在于升结肠系膜脏层筋膜和后腹壁壁层筋膜（后腹膜）之间的一个各向交通的少血管间隙，其内填充疏松结缔。术中维持于该间隙内进行拓展，可确保右半结肠系膜的系膜完整性。

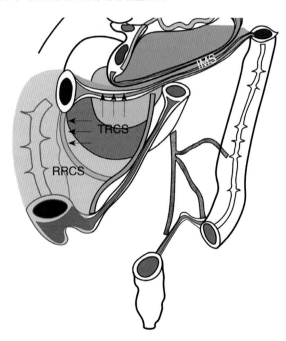

图1-1-50　右半结肠CME的主要手术间隙

注：RRCS：右结肠后间隙；TRCS：横结肠后间隙；IMS：系膜间间隙

远端十二指肠、空肠、回肠、盲肠、阑尾、升结肠和近段横结肠及其系膜均由胚胎时期中肠（midgut）及其背侧系膜（dorsal mesentery）发育而来。中肠胚胎发育可大致分为三个阶段[2]：①肠管快速发育，长度超过其系膜，进而生成肠袢，进入脐带腔形成生理性疝；②随着腹腔空间增大、肠管发育速度减慢，肠袢逐渐旋转返回腹腔；③肠系膜随肠袢旋转、转位最终附着、固定于后腹壁。

传统解剖学观点认为，升结肠及其系膜在发育过程中固定于后腹壁，系膜脏层筋膜和腹壁壁层筋膜相融合，筋膜间隙消失。因此升结肠被归于"间位结肠"。1879年，澳大利亚解剖学家Carl Toldt发现在腹壁壁层筋膜和结肠系膜的脏层筋膜之间存在一层疏松结缔组织间隙（图1-1-51）[3]，此间隙被后人广泛引述为"Toldt's间隙"。20世纪80年代，欧洲、日本有学者提出"间位结肠"亦有系膜。脏层筋膜呈"信封样"包绕升降结肠、结肠系膜及其内血管、淋巴管和脂肪组织[4]。RRCS即位于升结肠及其系膜后方的Toldt's间隙，沿此间隙分离可将升结肠系膜从后腹壁完整游离，可视作胚胎发育的逆过程[4,5]。

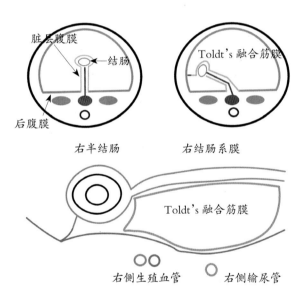

图1-1-51　右半结肠Toldt's筋膜胚胎发育过程

注：结肠系膜的脏层筋膜和后腹壁的壁层筋膜之间的间隙为Toldt's间隙

RRCS的范围

RRCS即右侧Toldt's间隙，其上界为十二指肠环的下缘（向上被胰十二指肠分为胰十二指肠前Fredet间隙和后Treitz间隙）；内侧界为肠系膜上动脉（SMV）右缘；外侧界为回盲部、升结肠和结肠肝区与后腹膜的附着缘（即右结肠旁沟）；尾侧界为肠系膜根部下缘。前方为升结肠系膜，后方为后壁层腹膜[6]。

RRCS 的结构

随着 CME 理念的推广普及，右半结肠 CME 手术标本的质量成为患者预后的独立影响因素，进而推动了结肠系膜解剖结构的进一步研究进展。Culligan[7] 发现，右半结肠系膜横断面结构为：上层间皮细胞（surface mesothelium），构成腹侧面的系膜前筋膜；下层间皮细胞层（deep mesothelium），构成背侧面的系膜后筋膜，又称为"系膜脏层筋膜"。完整的右半结肠系膜脏层筋膜有一定的屏障作用[8]。两层筋膜间为脂肪层，由纤维结缔组织分割为脂肪小叶。

系膜背侧面为一层结缔组织（即 Toldt's 间隙），该间隙下方为间皮细胞层（retroperitoneal mesothelium），构成壁层腹膜（图 1-1-52）[7]。

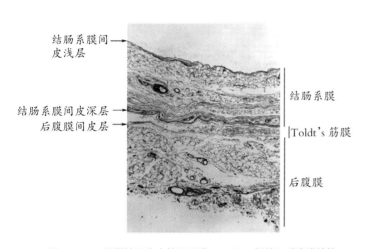

图 1-1-52 显微镜下右半结肠系膜、Toldt's 间隙和后腹膜结构（横断面）

注：从上到下为从腹侧到背侧

Toldt's 间隙前后径为 2~5mm[9]。BMI > 24 kg/m² 的患者，其 Toldt's 间隙较疏松，易于解剖；而 BMI < 18kg/m² 的患者中，Toldt's 间隙薄且致密，结肠系膜紧密附着于后腹膜，术中解剖相对困难[10]。电镜下，肠系膜下方的 Toldt's 间隙呈现为多层紧密叠加的结缔组织薄板，夹于结肠系膜脏层筋膜和后壁层筋膜之间（图 1-1-53）[7]。

值得注意的是，Toldt's 间隙内存在一定数量的淋巴管，但目前尚无证据表明这些淋巴管和结肠系膜内的淋巴管相交通[11]。综上所述，Toldt's 间隙为结肠系膜和后腹膜之间的、具有一定厚度

的、内含淋巴管的一层疏松结缔组织结构。一些文献将该解剖结构引述为"Toldt's 筋膜"或"融合筋膜"是有待商榷的[9,12]。

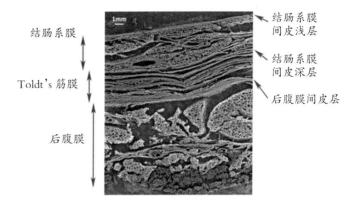

图 1-1-53 电镜下右半结肠系膜、Toldt's 间隙和后腹膜结构（横断面）

4.1.2 RRCS 的临床意义

RRCS 手术入路与手术层面

右半结肠 CME 手术入路主要分尾侧入路和中间入路。

尾侧入路时，在右侧结肠旁沟可见 Toldt's 线。该线为结肠系膜（系膜内脂肪呈黄色）和壁层腹膜（呈白色）的分界线，又常被引述为"黄白线"[9]。沿此线切开，可顺利进入 Toldt's 间隙（图 1-1-54）；中间入路时，切开回结肠系膜后，见其背侧疏松组织即进入 Toldt's 间隙，即 RRSC。

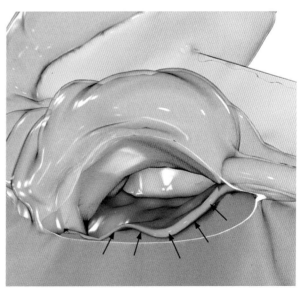

图 1-1-54 右结肠旁沟腹膜反折侧面示意图

注：打开 Toldt's 线，即可进入 Toldt's 间隙（箭头所指绿色层面）

对于 T1/T2 期肿瘤，癌组织尚未侵犯肠壁，则可在右 Toldt's 间隙内游离，该层面清晰，易于拓展；若肿瘤浸润较深，达到 T3/T4，则可在黄白线外侧切开后腹膜，进入后壁层腹膜和肾前筋膜（Gerota 筋膜）之间的间隙。后壁层腹膜是抵御结肠癌侵犯的又一屏障。若 T4 肿瘤侵犯后腹膜，则需要打开肾前筋膜，切除部分肾周脂肪[6]。

部分学者对 RRCS 手术层面的选择仍有争议。Siani 认为[11,13] 可以通过系膜筋膜交界（meso-fascial interface）或后腹膜筋膜交界（retro-fascial interface）游结肠系膜（图 1-1-55），而 Liang[10] 认为这在手术实践中是不可行的，解剖间隙应该位于 Toldt's 间隙内。Toldt's 间隙内的淋巴管和结肠系膜内的淋巴管是否相通有待进一步研究证实，其研究结果直接影响 CME 手术层面的选择。

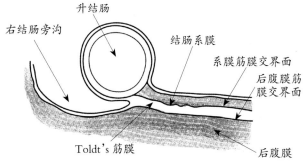

图 1-1-55　右半结肠系膜后间隙即手术层面

注：Meso-fascial Interface：系膜筋膜交界面；Retro-fascial Interface：后腹膜筋膜交界面。此处 Toldt's 筋膜（Toldt's fascial）即 Toldt's 间隙。

RRCS 解剖与维持要领

术中保证在筋膜间间隙内解剖是 CME 手术成功的关键。为顺利进入并维持解剖间隙，术中应仔细辨别组织间颜色差异（肠系膜和后壁层腹膜颜色不同），注意解剖间隙是否为疏松结缔组织（腹腔镜下呈白色发丝样，有学者称之为"天使之发"），观察层面上下微血管走行（RRCS 内少血管，肠系膜内和后腹膜内血管走行不同），时刻注意筋膜表面是否完整光滑，有无脂肪组织突出等[12]。

4.1.3 小结

RRCS 是胚胎发育过程中升结肠系膜和后壁层腹膜之间形成的愈着间隙，由于其各向交通、少血管、内充填疏松结缔组织等特性，是右半结肠 CME 手术的理想解剖间隙及手术平面。实践证明，沿此间隙轻柔分离，能够将右半结肠系膜从后壁层腹膜上完整游离，既保证了结肠系膜脏层筋膜的完整性，符合肿瘤学原则，又保持了后壁层腹膜的完整性，避免了其后方肾脏、输尿管、性腺血管等重要结构的损伤，符合微创理念。正确进入并维持该手术平面，是右半结肠 CME 成功的关键。

（苏浩、冯波）

参考文献

[1] FENG B, ZHANG S, YAN X, et al. Operational approaches for laparoscopic complete mesocolic excision in right hemicolon cancer[J]. Annals of Laparoscopic and Endoscopic Surgery, 2016, 1: 26.

[2] HIKSPOORS J P J M, KRUEPUNGA N, MOMMEN G, et al. The development of the dorsal mesentery in human embryos and fetuses[J]. Seminars in Cell & Developmental Biology, 2019, 92: 18-26.

[3] GARCIA-GRANERO A, PELLINO G, FRASSON M, et al. The fusion fascia of Fredet: an important embryological landmark for complete mesocolic excision and D3-lymphadenectomy in right colon cancer[J]. Surg Endosc, 2019, 33(11): 3842-3850.

[4] HOHENBERGER W, WEBER K, MATZEL K, et al. Standardized surgery for colonic cancer: complete mesocolic excision and central ligation—technical notes and outcome[J]. Colorectal Dis, 2009, 11(4): 354-364; discussion 364-365.

[5] 高志冬，叶颖江. 完整结肠系膜切除术的相关解剖标志——系膜、筋膜和间隙[J]. 中华胃肠外科杂志，2016, 19(10): 1084-1087.

[6] 王旭，苏军龙，马延生，等 . 右半结肠毗邻层面的应用解剖学观察及其临床意义 [J]. 中华结直肠疾病电子杂志，2020, 9(01): 68-75.

[7] CULLIGAN K, WALSH S, DUNNE C, et al. The mesocolon: a histological and electron microscopic characterization of the mesenteric attachment of the colon prior to and after surgical mobilization[J]. Ann Surg, 2014, 260(6): 1048-1056.

[8] 汪栋，张景辉，董捷，等 . 右半结肠全结肠系膜切除术的局部解剖学特点研究 [J]. 中华消化外科杂志，2018, 17(01): 98-103.

[9] 隋文哲，陈军 . CME 理念在腹腔镜右半结肠癌根治术中的应用 [J]. 医学综述，2018, 24(20): 3999-4003.

[10] LIANG J T, HUANG J, CHEN T C, et al. The Toldt fascia: A historic review and surgical implications in complete mesocolic excision for colon cancer[J]. Asian J Surg, 2019, 42(1): 1-5.

[11] SIANI L M, GARULLI G. The importance of the mesofascial interface in complete mesocolic excision[J]. Surgeon, 2017, 15(4): 240-249.

[12] 韩方海，钟广宇 . 对右半结肠癌根治手术外科膜间隙平面的认识 [J]. 中华胃肠外科杂志，2019, 22(5): 436-440.

[13] SIANI L M, GARULLI G. Laparoscopic complete mesocolic excision with central vascular ligation in right colon cancer: A comprehensive review[J]. World J Gastrointest Surg, 2016, 8(2): 106-114.

■ 4.2 横结肠后间隙——右半结肠 CME 手术的指纹

4.2.1 横结肠后间隙的概念及范围

腹腔镜右半结肠 CME 术已成为右半结肠恶性肿瘤手术的首选方式，而结肠系膜的完整性与患者术后长期生存与预后直接相关[1]。结肠系膜脏层筋膜将结肠系膜内的脂肪组织、血管及淋巴结如同信封般包裹起来，在手术过程中，结肠系膜脏层筋膜的腹侧面相对容易保证其完整性，而其背侧面由于通过 Toldt's 间隙与右半结肠后的后腹膜相附着，头侧则紧贴在胰腺前方，在分离时容易对系膜完整性造成破坏，所以对结肠后方间隙的认识是保证右半结肠 CME 手术质量的前提。

这两个间隙根据部位不同可以命名为右结肠后间隙（right retrocolic space, RRCS）及横结肠后间隙（transverse retrocolic space, TRCS），其中 TRCS 的具体边界如下：内侧边界为肠系膜上血管，外侧边界为十二指肠降段，头侧界为横结肠系膜根部，尾侧界为十二指肠水平部，其腹侧面为横结肠系膜的背侧，背侧面为胰十二指肠前筋膜[2]（图 1-1-56）。

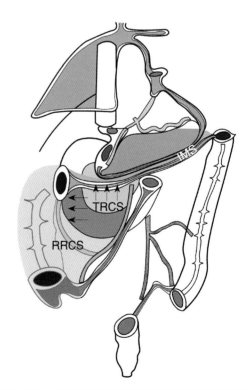

图 1-1-56　横结肠后间隙与右结肠后间隙的范围及关系

4.2.2 TRCS 的临床意义

在右半结肠尾侧入路及中间入路中，右结肠后间隙是首先要拓展的层面，其内相关组织及血管较少，操作相对简单。而横结肠后间隙内的解剖较为复杂，每个病例都有其特殊性，这一区域内涉及的主要血管有：肠系膜上动静脉、结肠中动静脉，Henle's 干及其属支包括胃网膜右静脉、胰十二指肠上前静脉、右结肠静脉、上右结肠静脉等（图 1-1-57）。由于血管变异多元化，横结肠后间隙类似于人的指纹，从某种意义上是右半结肠 CME 手术的"指纹与印章"，具有解剖特异性[3]。在拓展横结肠后间隙时如不能辨清血管走行及位置，容易造成血管损伤、出血等血管相关并发症，同时，出血时的钳夹、凝闭等操作也容易造成横结肠后间隙深部组织如胰腺、十二指肠等的损伤。

精细，操作时要注意轻柔，建议将 Henle's 干的各属支都分离辨清后再进行分支离断。Henle's 干的出血通常比较难处理，切忌盲目钳夹，如果不能立即止血，可以尝试先用小纱布填塞止血，在彻底游离周围组织后，再进行止血操作。Henle's 干有时比较难找，而大部分患者的右结肠静脉比较固定，这时可以通过 Henle's 干外侧结肠系膜内的右结肠静脉，逆行找到 Henle's 干所在部位（图 1-1-58）。

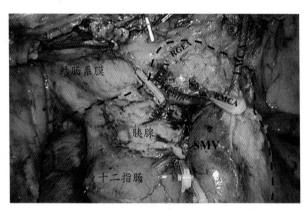

图 1-1-57　横结肠后间隙及该范围内的主要血管及组织
（虚线标记范围）

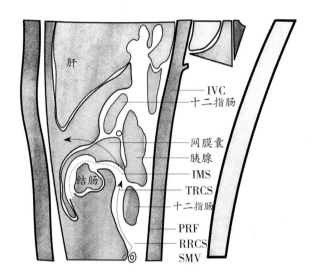

图 1-1-58　横结肠后间隙进入途径的失状位观

在腹腔镜右半结肠 CME 术中，横结肠后间隙通常是从尾侧向头侧分离的，在进入该间隙时，首先会在肠系膜上静脉的左下方遇到结肠中动脉，在根部离断结肠中动脉后，其背侧常常会有结肠中静脉或其分支走行，故在解剖血管时要多加留意。向外侧继续游离，可以看到 Henle's 干在胰腺表面走行并汇入肠系膜上静脉。该部位血管较

如果从尾侧向头侧拓展横结肠后间隙遇到困难，则可以尝试从头侧经系膜间间隙（intermesenteric space, IMS）向尾侧拓展横结肠后间隙，其具体方式可参考下文的"头侧入路"。通过上下结合的游离方式，可以较为安全地完成横结肠后间隙的拓展和游离。

（何子锐、冯波）

参考文献

[1] WEST N P Hohenberger W, WEBER K, et al. (2009). Complete mesocolic excision with central vascular ligation produces an oncologically superior specimen compared with standard surgery for carcinoma of the colon [J].Journal of Clinical Oncology, 28(2), 272-278.

[2] ZHANG C E, DING Z H, HAI-TAO Y U, et al. Retrocolic spaces: anatomy of the surgical planes in laparoscopic right hemicolectomy for cancer [J]. American Surgeon, 2011, 77(11), 1546-1552.

[3] 冯波，严夏霖，张森，等. 腹腔镜右半结肠癌根治术 Henle's 干的解剖技巧. 中华胃肠外科杂志,020(6), 635-638.

第二章
右半结肠肿瘤部位与切除范围

概述

结直肠癌的具体位置是按照大肠的解剖划分来记录的，右半结肠包括盲肠、升结肠和横结肠近肝曲部分，而我们习惯将上述位置的肿瘤统称为右半结肠癌。右半结肠癌约占据结直肠癌总病例40%[1]，按照肿瘤原发位置以及区域淋巴引流规律，目前手术方式主要是右半结肠癌根治术和扩大右半结肠癌根治术，这就涉及对右半结肠区域淋巴的认识以及手术范围的界定。

近年来，手术方式的改进成为结直肠癌治疗的热点领域，由于右半结肠解剖结构的复杂性和多样性，在右半结肠癌的手术理念上产生了很多不同的观点：淋巴清扫内侧界、幽门下淋巴结处理方式、D3和CME的选择等，但多数问题暂时缺乏前瞻性随机对照研究论证。随着高级别证据的探索和问世，手术的同质性和规范性将会在争议中逐渐向个体精准化发展。本章节将着重介绍基于肿瘤位置的手术方式选择、淋巴清扫以及肠管切除范围。

第二节

手术选择

按照中国结直肠癌诊疗规范的要求，结肠癌根治术基本原则包括完整切除区域淋巴结（建议常规清扫两站以上）、切除足够的肠管。因此根据肿瘤原发位置的不同，右半结肠癌根治性切除的手术范围亦随着改变。目前国内外的主要手术方式是右半结肠癌切除术和扩大右半结肠癌切除术，在对于结扎血管、手术切除范围的共识相对较为一致。随着内镜设备的发展和高级别证据

的产生，内镜治疗的适用范围越来越明确，逐成为外科医生不可忽略的重要策略。阑尾癌由于位置和组织学类型具有自身特殊性，在本节中单独讨论。

■ 2.1 右半结肠癌切除术

肿瘤位置：阑尾、盲肠、升结肠。

离断动脉：回结肠动脉（ICA）、右结肠动脉（RCA）、中结肠动脉右支。

手术切除范围：10~15cm回肠、盲肠、阑尾、升结肠、结肠肝曲连同右侧三分之一横结肠（图1-2-1）。

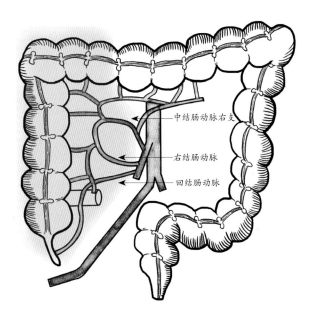

中结肠动脉右支

右结肠动脉

回结肠动脉

图1-2-1　右半结肠癌切除术范围

■ 2.2 扩大右半结肠癌切除术

肿瘤位置：结肠肝曲、横结肠近肝曲部位。

离断动脉：回结肠动脉（ICA）、右结肠动脉（RCA）、中结肠动脉（MCA）（图1-2-2）。

手术切除范围：10cm回肠、盲肠、阑尾、升结肠、结肠肝曲连同右侧三分之二横结肠。

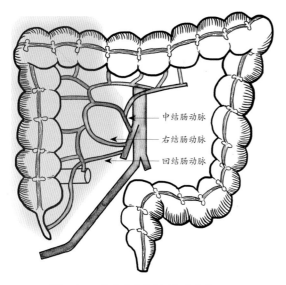

图 1-2-2 扩大右半结肠癌切除术范围

中结肠动脉
右结肠动脉
回结肠动脉

2.3 内镜治疗

目前认为，对于经验丰富、设备达标的手术团队来说，内镜下切除组织学特征良好的浅表黏膜下结直肠癌，患者预后可与根治性切除相媲美。虽然黏膜下结肠癌发生远处转移概率很小，但有报道指出其区域淋巴结转移率可达到 6.6%~14.4%[2]。因此，术前明确肿瘤浸润深度以及分化程度，对于内镜治疗的决策至关重要。日本《大肠癌处理规约》指出，腺瘤、cTis、cT1a（黏膜下浸润深度＜1000μm）是内镜治疗的良好适应证，而对肿瘤大小没有明确的上限要求。术者可根据实际情况选择内镜下黏膜切除术（endoscopic

mucosal resection，EMR）、内镜黏膜下剥离术（endoscopic submucosal dissection，ESD）等技术。需要意识到，黏膜下浸润深度≥1000μm、脉管神经浸润、肿瘤出芽、病理低分化是早期结肠癌淋巴结转移的高危因素，此类患者若采取内镜下治疗，应综合考虑是否追加肠管切除和淋巴结清扫治疗[3]。

2.4 阑尾癌的治疗

阑尾癌在临床上较为罕见（约 1.2 例/10 万人），且相当一部分病例在阑尾切除术后病理检查确诊，近 40 年来，阑尾癌的发病率增加了 76.7%[4]。事实上，阑尾癌并不属于右半结肠癌范畴，而且其组织类型极其多样化，主要包括结肠型腺癌、黏液腺癌、杯状细胞腺癌和神经内分泌癌。单纯阑尾切除术的适用范围相对较窄，目前右半结肠切除术是治疗阑尾癌的主要方法[5]。由于阑尾癌症状不典型，误诊率高，且容易散播到网膜、腹膜、卵巢等部位，一旦确诊往往已经发展至中晚期，因此腹部 CT、结肠镜检查在此类患者中尤为重要。部分阑尾切除术后病理检查确诊的病例，应考虑追加右半结肠切除术。

按照美国癌症联合会（American joint commitree on cancer，AJCC）内容，对于手术可切除的早中期阑尾癌，各组织学类型推荐术式整理如表 1-2-1。

表 1-2-1 早中期阑尾癌手术决策

组织学类型 / 手术方式	单纯阑尾切除术	右半结肠切除术
结肠型腺癌	T1 期低级别、无脉管浸润、切缘阴性	T1 期高级别、脉管浸润、切缘阳性、T2 期
黏液腺癌	囊肿未破裂 + 低级别	囊肿未破裂 + 高级别
杯状细胞腺癌	–	均建议
神经内分泌癌	G1 期（低级别：每 10 个高倍视野少于 2 个癌细胞处于有丝分裂期，Ki67 < 3%）	肿瘤 > 2cm/ 肿瘤 < 2cm 但具有高风险因素：G2/G3 期、切缘阳性、脉管浸润、侵犯系膜 > 3mm

第三节
淋巴清扫

3.1 右半结肠癌淋巴引流规律

右半结肠癌的淋巴转移主要遵循肠壁旁淋巴结（N1）-肠系膜（N2）-系膜血管根部及肠系膜上血管（N3）的途径向中枢方向转移（图1-2-3），即癌细胞的转移首先发生在边缘动脉弓的淋巴结，然后向主要供血动脉的根部周围进展[6]。胚胎学和解剖学认为，脏器引流淋巴管道随着滋养血管一起发育，右半结肠的系膜内淋巴结均是围绕肠管滋养动脉分布，故来自右半结肠的淋巴液可以引流至 SMA 周围[7,8]。临床病理学研究则指出，右半结肠癌的淋巴引流主要沿着肠系膜上静脉（SMV）外科干，到达胰腺下缘之后再引流至肠系膜上动脉（SMA）周围淋巴结[9]。进展期右半结肠癌，N3 站淋巴结转移率为 0~5.8%，在个别中心可达到 11%[6]。0.8%~2% 结肠癌病例中甚至可以发生跳跃性转移[10,11]。因此，日本《大肠癌处理规约》将右半结肠癌主淋巴结定义为 No.203（回结肠动脉根部淋巴结）、No.213（右结肠动脉根部淋巴结）、No.223（中结肠动脉根部淋巴结）三组淋巴结。

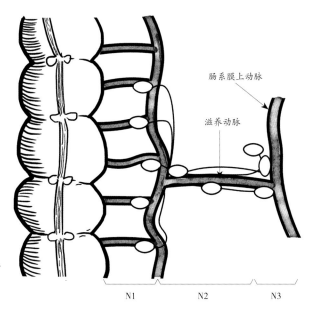

图 1-2-3　右半结肠癌区域淋巴结

3.2 淋巴结清扫范围

对于右半结肠癌淋巴结清扫的内侧界的认定尚未达成共识，目前主流观点是清扫至 SMV 左侧并离断滋养动脉即可满足 CME 和 D3 原则的要求。有学者认为，右半结肠淋巴引流很少会跨越 SMA 向左引流，而且术中裸化 SMA 除了增大手术难度和手术风险，术后肠道自主神经紊乱、严重腹泻、乳糜漏等并发症发生率也会随着升高[12,13]。然而通过前述内容可知，右半结肠癌具有向 SMA 旁淋巴结转移的潜能。目前，针对 SMA 水平淋巴清扫的研究数据陆续问世。我国学者冯波团队、孙跃明团队、苏向前团队等在手术方式、肿瘤根治性、术后并发症等方面的探索，证明了清扫至 SMA 是安全可行的[14-16]。笔者团队亦在 2016 年提出"动脉优先"腹腔镜右半结肠癌根治术的手术概念，将 SMA 中线作为清扫内侧界，其核心理念是清扫 SMA 旁淋巴结，同时强调保护 SMA 血管鞘，可显著减少过度裸化 SMA 的弊端[17-20]。

不可否认，由于 SMA 旁淋巴清扫手术风险以及并发症等劣势存在，现阶段不适合在所有右半结肠癌病例中推广使用。日本结直肠癌治疗指南（2019 年）推荐使用 T 分期指导淋巴结清扫范围（图 1-2-4）。cTis 期可选择 D0（局部切除）或者 D1（肠段切除）手术，cT1 期推荐 D2 手术，cT2 期可选择 D2 或者 D3 手术。cT3 期以上，或者任何 T 分期术前检查发现区域淋巴结转移，都推荐行 D3 手术（图 1-2-5、图 1-2-6）。

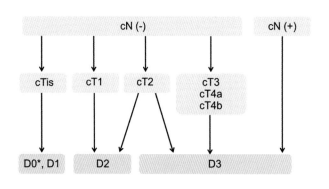

图 1-2-4　右半结肠癌手术策略[21]

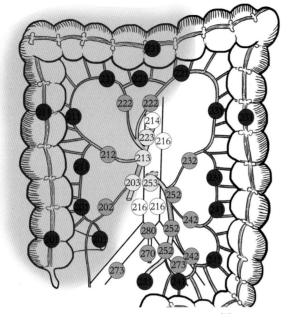

图 1-2-5　右半结肠癌切除术淋巴清扫[22]

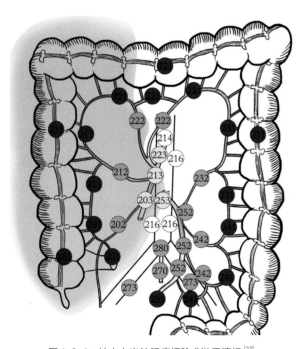

图 1-2-6　扩大右半结肠癌切除术淋巴清扫[22]

中国结直肠癌诊疗规范（2017 年）则指出，T1N0M0 期伴有直径＜3cm、高 - 中分化、术前检查未见淋巴结转移、无脉管浸润，可选择内镜下治疗；如有切缘阳性、标本不完整、脉管浸润、怀疑淋巴结转移等不良预后指征，则需行根治性切除。对于 T2-4N0-2M0 期可切除肿瘤，则推荐行相应肠段切除和区域淋巴结清扫。这就要求术者除了保证结肠系膜及筋膜的完整切除，还需清扫至系膜根部淋巴结（N3 站）。

■ 3.3　幽门下淋巴结清扫

幽门下淋巴结属于右半结肠系膜外淋巴结，日本《胃癌处理规约（2015 年）》对幽门下淋巴结定义如下：No.6a（胃网膜右动脉根部至其胃大弯第一支分支间的淋巴结）、No.6i（幽门下动脉淋巴结）、No.6v（胃网膜右静脉与胰十二指肠上前静脉汇合部淋巴结）。来自结肠肝曲周围的淋巴引流到中结肠动脉根部，可继续沿着 Henle's 干淋巴管道到达 No.6 组淋巴结。据报道，4% 结肠肝区癌患者可发生幽门下淋巴结转移，若此类患者出现系膜内淋巴结转移，幽门下淋巴结转移率可升高至 12%[23, 24]。幽门下淋巴结不属于右半结肠区域淋巴结，理论上只有癌细胞突破肠系膜或者浆膜层时才可以到达此处，因此幽门下淋巴结清扫应该视为超系膜淋巴结清扫。

结肠肝曲癌是否需要清扫幽门下淋巴结尚无定论，常规清扫可能带来 Henle's 干、胃网膜血管损伤以及术后胃蠕动不良等并发症的增多。目前大多数学者认为局部进展期结肠肝曲癌、术前检查或术中发现幽门下异常肿大淋巴结时，建议行幽门下淋巴结清扫。清扫范围包括距离肿瘤 10cm 内的网膜弓淋巴结、胰腺下缘淋巴结以及区域内的大网膜（图 1-2-7）。术中是否需要根部离断胃网膜右静脉、胃网膜右动脉以及幽门下血管，暂无研究证据支持。

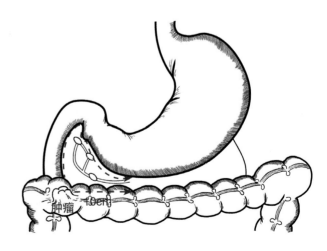

图 1-2-7　幽门下淋巴结清扫范围

3.4 肠管切除

对于术中切除的肠段,目前欧美国家大多采用"10cm-Rule",以肿瘤外周缘算起,远近两端各切除10cm正常肠管,而不考虑灌注血管位置因素。《黄家驷外科学》则要求右半结肠切除术需要切除10~15cm末端回肠、盲肠、阑尾、升结肠以及右半横结肠。由于局部淋巴液朝着最靠近的滋养动脉方向引流,因此日本《大肠癌处理规约》推荐应用"10+5"原则,根据肿瘤与滋养动脉的解剖位置关系决定切除肠管长度和淋巴结清扫范围,这也是目前临床应用最广泛的指导原则。

"10+5"原则

Ⅰ.若滋养动脉位于肿瘤正上方,则建议切除距离肿瘤外周缘两侧各10cm的正常肠管和肠旁淋巴结(图1-2-8)。

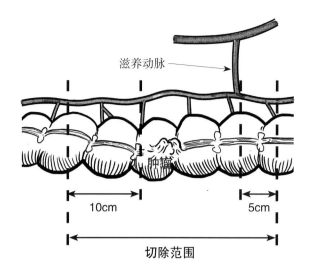

图 1-2-9 滋养动脉不在肿瘤正上方时的切除范围

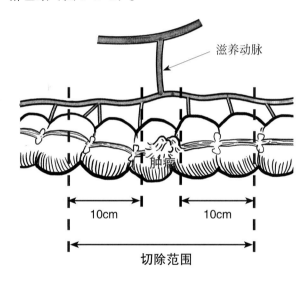

图 1-2-8 滋养动脉位于肿瘤正上方时的切除范围

Ⅱ.若滋养动脉不在肿瘤正上方,但距离肿瘤小于10cm,则动脉侧切除距滋养动脉5cm、另一侧切除距肿瘤10cm的肠管和肠旁淋巴结(图1-2-9)。

Ⅲ.若距离肿瘤10cm的两侧范围内有两支滋养动脉,则分别切除距滋养动脉5cm的肠管和肠旁淋巴结(图1-2-10)。

Ⅳ.若肿瘤两侧的动脉距离都大于10cm,则较近的那一支视为滋养动脉,切除原则同Ⅱ点(图1-2-11)。

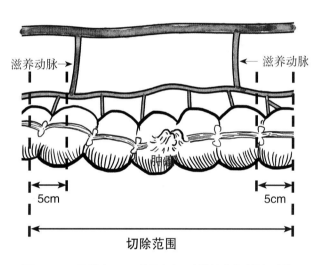

图 1-2-10 距肿瘤 10cm 范围内有 2 支滋养动脉时的切除范围

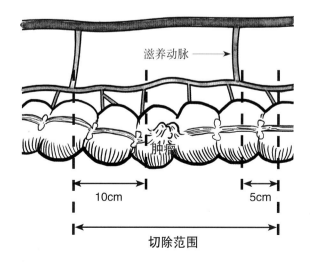

图 1-2-11 滋养动脉距肿瘤两侧均大于 10cm 时的切除范围

第四节

小结

右半结肠癌的治疗需要建立在对系膜解剖结构和淋巴引流规律深刻理解的基础上，各种治疗理念的衍生和发展都不能脱离肿瘤根治的基本原则。目前右半结肠癌手术逐步规范，但在淋巴结清扫边界、手术范围等关键问题仍存在较大争议。因此在保证患者安全和肿瘤根治性的基础上，开展科学的临床研究，补充治疗指南的模糊空白之处，以期为患者带来最佳的治疗效果，仍是现阶段外科学者的重要任务。

（刁德昌、冯晓创）

参考文献

[1] ISHIHARA S, MURONO K, SASAKI K, et al. Impact of Primary Tumor Location on Postoperative Recurrence and Subsequent Prognosis in Nonmetastatic Colon Cancers[J]. Annals of Surgery,2018,267(5):917−921. DOI:10.1097/SLA.0000000000002206.

[2] KIM J, LEE H S, LEE H J, et al. Long−Term Outcomes of Endoscopic Versus Surgical Resection of Superficial Submucosal Colorectal Cancer[J]. Digestive Diseases and Sciences,2015,60(9):2785−2792. DOI:10.1007/s10620−015−3530−2.

[3] HAN J, HUR H, MIN B S, et al. Predictive Factors for Lymph Node Metastasis in Submucosal Invasive Colorectal Carcinoma: A New Proposal of Depth of Invasion for Radical Surgery[J]. World Journal of Surgery,2018,42(8):2635−2641. DOI:10.1007/s00268−018−4482−4.

[4] KLOS D, RISKO J, LOVECEK M, et al. Trends in peritoneal surface malignancies: evidence from a Czech nationwide population−based study[J]. World J Surg Oncol,2019,17(1):182. DOI:10.1186/s12957−019−1731−4.

[5] MO S, ZHOU Z, YING Z, et al. Epidemiology of and prognostic factors for appendiceal carcinomas: a retrospective, population−based study[J]. International Journal of Colorectal Disease,2019,34(11):1915−1924. DOI:10.1007/s00384−019−03387−y.

[6] PARK I J, CHOI G, KANG B M, et al. Lymph Node Metastasis Patterns in Right−Sided Colon Cancers: Is Segmental Resection of These Tumors Oncologically Safe?[J]. Annals of Surgical Oncology,2009,16(6):1501−1506. DOI:10.1245/s10434−009−0368−x.

[7] SOBIN LGM W C. International Union Against Cancer TNM Classification of Malignant Tumours, 7th edn [J]. Wiley−Blackwell, Hoboken,2009.

[8] NESGAARD J M, STIMEC B V, SOULIE P, et al. Defining minimal clearances for adequate lymphatic resection relevant to right colectomy for cancer: a post−mortem study[J]. Surgical Endoscopy,2018,32(9):3806−3812. DOI:10.1007/s00464−018−6106−3.

[9] 高桥孝 . 大肠癌根治手术 [M] . 韩方海，译 . 第 1 版 . 北京：人民卫生出版社 ,2003:96−98.

[10] MERRIE A E H, PHILLIPS L V, YUN K, et al. Skip metastases in colon cancer: Assessment by lymph node mapping using molecular detection[J]. Surgery,2001,129(6):684−691. DOI:10.1067/msy.2001.113887.

[11] TAN K Y, KAWAMURA Y J, MIZOKAMI K, et al. Distribution of the first metastatic lymph node in colon cancer and its clinical significance[J]. Colorectal Disease,2010,12(1):44−47. DOI:10.1111/j.1463−1318.2009.01924.x.

[12] BENZ S, TAM Y, TANNAPFEL A, et al. The uncinate process first approach: a novel technique for laparoscopic right hemicolectomy with complete mesocolic excision[J]. Surgical Endoscopy,2016,30(5):1930-1937. DOI:10.1007/s00464-015-4417-1.

[13] KANEMITSU Y, KOMORI K, KIMURA K, et al. D3 Lymph Node Dissection in Right Hemicolectomy with a No-touch Isolation Technique in Patients With Colon Cancer[J]. Diseases of the Colon & Rectum,2013,56(7):815-824. DOI:10.1097/DCR.0b013e3182919093.

[14] 周乐其，冯波，苏浩. 腹腔镜右半结肠癌D3根治术淋巴结清扫内侧界队列研究（附 134 例报告）[J]. 中国实用外科杂志,2019,39(7):712-715.

[15] 孙跃明，封益飞，张冬生，等. 以肠系膜上动脉为导向的右半结肠全结肠系膜切除术治疗右半结肠癌的应用价值 [J]. 中华消化外科杂志,2019,18(8):753-760.

[16] 苏向前，张成海. 腹腔镜右半结肠癌ＣＭＥ根治术与策略 [J]. 中华普外科手术学杂志（电子版）,2017,11(2):95-98.

[17] 刁德昌，卢新泉，何耀彬，等. 动脉优先入路法腹腔镜右半结肠癌根治术的可行性及应用价值 [J]. 中华胃肠外科杂志,2017,2(09):42-44.

[18] 刁德昌，万进，易小江，等. 腹腔镜下保留植物神经右半结肠癌D3根治术的可行性及应用价值 [J]. 中华胃肠外科杂志,2018(8):908-912.

[19] YI X, LU X, LI H, et al. Feasibility and efficacy of laparoscopic radical right hemicolectomy with complete mesocolic excision using an 'artery-first' approach[J]. Gastroenterology Report,2019,7(3):199-204. DOI:10.1093/gastro/goy047.

[20] YI X, LI H, LU X, et al. "Caudal-to-cranial" plus "artery first" technique with beyond D3 lymph node dissection on the right midline of the superior mesenteric artery for the treatment of right colon cancer: is it more in line with the principle of oncology?[J]. Surgical Endoscopy,2019. DOI:10.1007/s00464-019-07171-5.

[21] HASHIGUCHI Y, MURO K, SAITO Y, et al. Japanese Society for Cancer of the Colon and Rectum (JSCCR) guidelines 2019 for the treatment of colorectal cancer[J]. International Journal of Clinical Oncology,2020,25(1):1-42. DOI:10.1007/s10147-015-0801-z.

[22] Japanese Society for Cancer of the Colon and Rectum. Japanese Classification of Colorectal, Appendiceal, and Anal Carcinoma: the 3d English Edition [Secondary Publication][J]. Journal of the Anus, Rectum and Colon,2019,3(4):175-195. DOI:10.1111/ases.12311.

[23] UEMATSU D, AKIYAMA G, SUGIHARA T, et al. Laparoscopic radical lymph node dissection for advanced colon cancer close to the hepatic flexure[J]. Asian Journal of Endoscopic Surgery,2017,10(1):23-27.

[24] 孙跃明，封益飞，唐俊伟，等. 腹腔镜右半结肠癌根治术的争议和手术技巧 [J]. 中华消化外科杂志,2019,18(5):426-429.

第三章
右半结肠的膜解剖与质量控制标准

第一节
概述

目前右半结肠癌的手术理念主要有两种，分别是日本学者提出的 D3 根治原则和德国学者提出的 CME 原则。两者虽然都取得了很好的肿瘤治疗效果，但在具体的侧重点以及操作细节方面两者之间还是有所区别。D3+CME 原则是在膜解剖理论指导下的一种新的手术方式，它在结合了 D3 和 CME 手术优点的同时，弥补了两者的不足之处。目前已逐渐被国内外的学者所接受。本文拟对 D3+CME 的手术原则及其具体操作过程中的注意事项进行梳理，结合相关文献，论述右半结肠手术的评价标准。

第二节
膜解剖理论的提出

右半结肠癌是一种较为常见的消化系统恶性肿瘤，在我国随着生活环境以及饮食习惯的改变，右半结肠癌的发病率有逐年增高的趋势[1]。尽管结直肠癌的综合治疗效果在过去的十余年里得到了大幅度的提高，术后 5 年死亡率明显下降，但由于右半结肠癌对放化疗的敏感性弱于左半结肠癌和直肠癌，预后也更差一些[2]。

20 世纪 80 年代，Heald 教授提出"全直肠系膜切除术（total mesorectal excision，TME）"[3]带来了直肠癌外科治疗的进步和理念改变。2009 年，德国 Hohenberger 教授将 TME 的手术理念应用于结肠，他的研究证实完整结肠系膜切除（complete mesocolic excision，CME）[4]可以降低结肠癌的局部复发率，提高患者生存率。2016 年，爱尔兰的 Coffey 教授提出"肠系膜是一个器官"的理论[5]，认为肠系膜自小肠系膜开始，至直肠系膜为止，

是一个完整且连续的整体结构。三位学者分别从由解剖到手术、由基础理论到实际应用上极大地拓展和加深了外科医师们对肠系膜概念的理解。加之近年来腹腔镜技术的广泛开展，在放大的视野下，外科医师们可以观察到在传统开放手术中无法肉眼识别或者被忽略的细微膜间隙和膜结构，人们开始尝试着沿着膜的表面进行手术分离，以减少术中出血。外科手术也由从前的以血管为中心的根治性器官切除阶段逐渐过渡到基于膜解剖的功能性、根治性器官切除阶段。

1994 年，日本外科医师篠原尚的"从膜的解剖解读术式要点"从胚胎学起源角度对膜解剖理论进行了系统化阐述[6]。2012 年，另一位日本外科医师三毛牧夫于《腹腔镜下大肠癌手术》一书中，强调"以筋膜解剖和组织胚胎学为基础的手术技巧"，特别强调了基于膜解剖的腹腔镜下手术剥离[7]。龚建平教授自 2013 年起，在前人思辨的基础上，对外科膜解剖系统深入地进行了科学研究[8]，形成了完整的理论体系，并在此基础上提出了消化道肿瘤的 D+C 根治手术方式[9]。

膜解剖是研究广义的系膜与系膜床的解剖。广义的系膜是指那些筋膜和 / 或浆膜，信封样包绕着器官及其血管，悬挂于体后壁的结构[10]。膜解剖有以下三个基本要点：①膜是广泛存在的，形态多变，消化道的表面都有膜的覆盖，它包绕着器官、组织及其血管、淋巴网络，悬挂于体后壁，形成千姿百态的系膜，躺卧并融合于系膜床；②在系膜内有"第五转移"结节潜行[11]，它是一种独立于淋巴与血管之外的癌巢，具有种植和转移的特性；③若系膜打破，不仅会使手术中出血增多，更可能导致"癌泄露"，即"第五转移"结节从系膜内散落到手术野，引起术后局部复发。

第三节

膜解剖指导下的 D3+CME 手术

目前右半结肠癌的手术理念有两种，分别是亚洲推崇的 D3 根治原则和欧美所推崇的 CME 原则。两者虽然都取得了很好的肿瘤学效果，但在具体的侧重点以及操作细节方面两者之间还是有所区别。

D3 根治原则是由日本大肠癌研究会于 1977 年首先提出，它将结直肠淋巴结分为三站，分别为肠旁淋巴结、中间淋巴结和中央淋巴结，规定结直肠肿瘤切除清扫肠旁淋巴结为 D1 根治术，清扫至中间淋巴结为 D2 根治术，清扫至血管根部淋巴结则为 D3 根治术。强调肿瘤的复发和转移与淋巴结清扫程度相关，但限于当时的认知水平，未提及结肠系膜及其系膜床完整性的问题。

CME 手术原则是直肠 TME 理论的延伸，由德国 Hohenberger 教授于 2009 年率先提出。以系膜的膜解剖为基础，强调在融合筋膜之间进行解剖分离，信封状完整切除结肠及其系膜。它侧重于保证系膜切除的完整性，但并没有对淋巴结清扫范围进行详细阐述。

D3 和 CME 作为两种手术原则，虽然有一些交叉重叠，但并不能混为一谈。龚建平教授提出的右半结肠癌根治性 D3+CME 手术原则，综合了两种手术原则的优点，同时弥补了两者的不足之处，是对两种手术原则的进一步完善和升华[12]（图 1-3-1）。它的手术要点包括以下三个方面：①在膜解剖理念下，保证右半结肠系膜及其系膜床完整；②起始部结扎切断相应的供血血管；③整块切除肠系膜上血管前方的系膜前叶组织直至 SMA 的左侧。只有这样才能最大限度地保护系膜的完整性，减少癌泄露，降低术后局部复发的可能性。在具体操作上有以下问题值得注意。

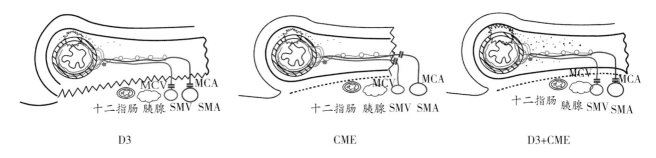

D3　　　　　　　　　　　CME　　　　　　　　　D3+CME

图 1-3-1　右半结肠手术示意图

■ 3.1 关于操作平面

要同时保证天花板（系膜）和地板（系膜床）的干净（完整）。系膜的完整能保证"第五转移"结节不会散落到手术野，而保证系膜床的完整则可以进一步减少出血、避免副损伤，达到真正意义上的微创。我们的研究发现，系膜与系膜床之间，多为浆膜与浆膜的融合。浆膜表面有间皮细胞分布，它会分泌玻尿酸等细胞外基质，起到润滑保护的作用，因此最理想的层面是在两层间皮细胞之间的疏松间隙进行分离。

手术过程中如何准确地寻找膜间隙至关重要，我们总结归纳了如下要领：（1）从"三三交汇"（即横结肠系膜与胃系膜之间形成的区域）处进入；（2）轻柔对抗性牵拉，形成膜桥（图 1-3-2）；（3）通过颜色和性状区分系膜与系膜床，它们在脂肪结缔组织在颜色和颗粒性状上会有一些细微的差别；（4）观察毛细血管走行方向，系膜与系膜床内的毛细血管走行是不同的，中间为乏血管区；（5）观察分离面是否光滑，如见到有脂肪组织凸出，说明膜已经被打破了，需要重新寻找正确层面才能继续分离。

如果肿瘤侵透了右半结肠系膜，累及了其后方的系膜床，是否应切除更深一层系膜床？依照膜解剖的理论，按肿瘤局部浸润深度的不同，可

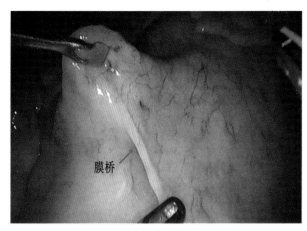

图 1-3-2　膜桥

以分为系膜内癌、系膜边癌和系膜外癌三种情况。根治性手术主要是针对系膜内癌。如果已经累及后方的系膜床，说明肿瘤已经进展到系膜外癌阶段，已经出现了癌泄露的情况，也就是肿瘤局部的远处转移。此时即使扩大手术范围，仍很难达到 R0 切除。如果没有梗阻、出血情况，更好的选择也许是转化治疗。

3.2　血管的分离与结扎

只有沿着"信封"向上分离至开口的位置，也就是血管的起始部，结扎才能最大程度上保证"信封"的完整，并尽可能地清扫中央部的淋巴结。不建议过多的裸化血管，因为这样的操作会增加血管损伤，有术后血管迟发性出血的可能性；更为重要的是血管和淋巴管都是伴行于系膜内的，过多的血管裸化，必然会打破系膜，损伤周围的淋巴网络，与膜解剖的理念相违背。一般来说在血管起始部上方裸化 1.0~1.5cm，就有足够的空间夹闭和切断血管了（图 1-3-3）。

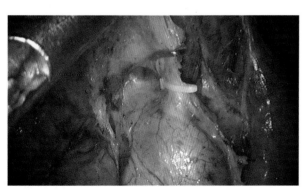

图 1-3-3　血管起始部上方裸化 1.0~1.5cm，夹闭血管

约 45.7% 的 ICA 和 3.5%RCA 自 SMA 发出后，在 SMV 的后方延伸[13]，对于这部分的病人在 SMV 的右侧缘结扎 ICA 就可以了。根据文献和我们自己的数据，MCA 自 SMA 发出后都是在 SMV 的前方跨过。

3.3　系膜的清扫范围

对于右半结肠癌根治术，如果只在 SMV 右侧断离右半结肠的供应血管，仅清扫了 N1、N2，只能称为 D2 根治术；如果系膜只分离到 SMV 的左侧，虽然做到了 SMV 外科干的全程显露，但仍然可能会有一部分分布在 SMA 前方中央淋巴结的残留，因此对于 D3+CME 手术要求完整游离 SMV/SMA 前方的系膜直至 SMA 的左侧缘，无须打开动脉血管鞘（图 1-3-4）。

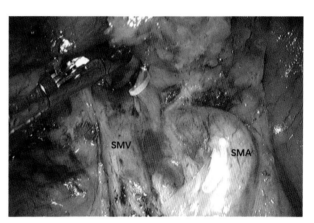

图 1-3-4　分离肠系膜上血管至 SMA 左侧缘

对于 SMV/SMA 区域的系膜，我们强调只切除系膜的前叶，无须清扫 SMA 侧方和后方淋巴结。系膜后叶与大的神经、血管和淋巴管相邻，位置深，操作困难。因此在此部位目前尚不能做到"完全"的系膜切除，而只能是尽可能"完整"地切除系膜。

3.4　肠段切除的范围

日本《大肠癌诊疗规范》中对结肠癌肠段切除范围有详细的规定[14]：①肿瘤由一支动脉供血且肿瘤位于供血动脉下方，应切除肿瘤边缘近、远端各 10cm 肠管；②肿瘤由一支动脉供血且该动脉距肿瘤边缘距离 < 10cm，应切除供应动脉及动脉以远 5cm、对侧距肿瘤 10cm 肠管；③距肿瘤

边缘＜10cm 有 2 支滋养动脉时，应切除两侧滋养动脉及以远 5cm 肠管；④距肿瘤边缘＜10cm 无滋养动脉时，应切除距肿瘤边缘最近的动脉以远 5cm 肠管和对侧距肿瘤边缘 10cm 肠管。D3+CME 手术的肠段切除也遵从这一规范，我们将其简称为"10+5"法则。欧美的 CME 文献中，并没有对肠段的切除做具体的界定，只是笼统地说距离肿瘤 10~15cm 以上即可。

第四节

D3+CME 手术的质量控制

■ 4.1 右半结肠系膜的分区

传统解剖的认知往往是在离体固定的局部标本上获取的，无论在具体形态结构、毗邻关系还是感知认识方面与正常的生理状态都存在着一定的差异。3D 腹腔镜技术以及腔镜机器人的使用，使我们能立体直观地观察器官和组织的立体形态及毗邻结构，有助于加深我们对膜解剖的理解，更精细地开展手术。对结肠系膜的认识就是一个很好的例子，在传统的教科书中，升结肠和降结肠的系膜曾一度被认为在胚胎发育过程中会退化消失，从而使升结肠和降结肠被固定于后腹壁[16]。在腔镜下，我们可以看到结肠系膜是客观存在的，而且在体内有其独特的立体结构，呈现出一种中央低、四周高的"盆状"结构，各个平面之间由"间膜"相分隔。由于腹腔镜视野和操作器械有不能拐弯的局限性，决定了右半结肠系膜的游离不可能只通过某一个平面来完成。根据其系膜所在平面的不同我们将右半结肠系膜分为中央区（central part）、上部区（upper part）、和侧方区（lateral part）三个区域，每个区域对应一个手术操作平面（图 1-3-5）。熟悉这三个区域的解剖边界和毗邻关系，有助于更好地规范 D3+CME 手术。

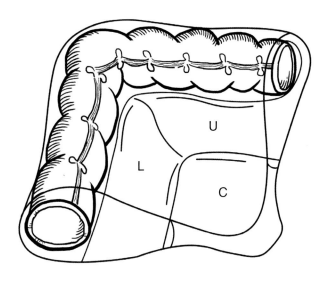

图 1-3-5　右半结肠系膜的分区

4.1.1 中央区

中央区：为右半结肠系膜最深的部位，也是 D3+CME 手术的重点和难点。其下方为回结肠血管；内侧越过肠系膜上血管，直至 SMA 的左侧；外侧以十二指肠降部外侧缘为界并向下延伸；结肠中血管根部与 Henle's 干的连线构成其上缘。其后方的系膜床包括后腹膜、十二指肠前筋膜以及 SMV 血管及动脉血管鞘。此处系膜床组成复杂，稍有不慎容易损伤重要脏器，甚至可能引起大出血，因此进入到正确的分离平面尤其重要。首先找到 SMV 与回结肠血管的夹角，在其下方 2~3cm 处助手将回结肠血管提起，主刀对抗性牵拉回结肠系膜形成膜桥结构，切开膜桥后轻柔钝性向上分离，能清楚看到十二指肠水平部下缘即为正确分离平面（图 1-3-6）。沿此平面向内侧拓展至 SMV 右侧缘，半弧形向上沿肠系膜血管表面完整

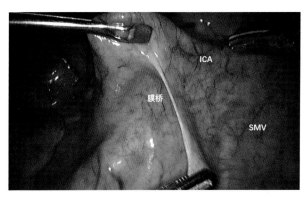

图 1-3-6　结肠系膜在两点之间形成线样的结构，称之为"膜桥"

分离系膜前叶（图 1-3-7），直至到达 SMA 左侧缘，此时中央区下缘的分离完成。以 SMV 为导向，自下而上分离外科干的同时向两侧拓展间隙即可完成中央区的分离（图 1-3-8）。中央区的分离应注意一下几点：①中央部系膜较薄，尤其是胰十二指肠系膜窗呈透明结构，应注意不要过分牵拉，以免破坏其完整性；②系膜床与系膜床之间都有间膜分隔，间膜质地韧，宜锐性切开，以保证系膜床的完整；③右半结肠的血管变异较多，但除回结肠静脉外，发自肠系膜下静脉右侧缘的分支较少，在解剖外科干的过程中，可沿着肠系膜下静脉的右侧缘自下而上分离，然后再半弧形分离血管的前方，可减少术中出血的可能性。

织，分界并不明显。若不理解膜解剖，在分离过程中极易破坏系膜，造成术中出血和癌泄露。横结肠系膜右侧附着于肝脏下缘与升结肠系膜相延续，形成结肠肝曲；左侧附着在胰腺体尾部下缘与降结肠系膜相延续，形成结肠脾曲。横结肠系膜起着悬挂固定的作用，因而较肥厚。附着于胰十二指肠前方的中央部分相对较薄，且血管单一，适合分离。我们的经验是在分离完横结肠系膜与胃后壁的粘连后，沿胰腺下缘的外侧仔细辨认，可见到横结肠系膜与胃系膜之间形成的"三三交汇"区，此时不需要锐性切割，只需轻柔推剥即可达到分离目的（图 1-3-10）。沿此分离平面向右分离，直至结肠肝曲自后腹膜完整游离。

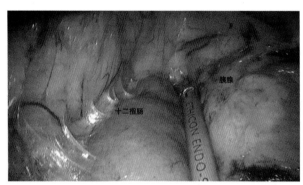

图 1-3-7　钝性分离结肠系膜至十二指肠右侧缘，显露胰头

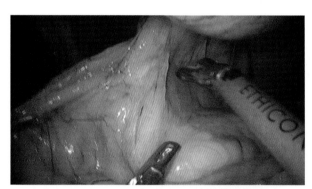

图 1-3-9　横结肠系膜与胃网膜右系膜的交汇处

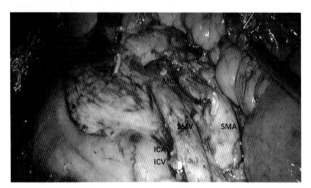

图 1-3-8　在血管根部结扎回结肠动静脉（ICA/ICV），结肠中动静脉（MCA/MCV），副右结肠静脉（aRCV）

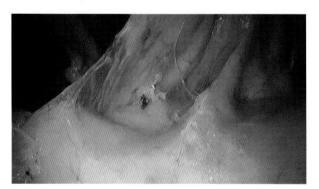

图 1-3-10　轻柔钝性分离胃网膜右系膜与横结肠系膜

4.1.2　上部区

　　呈三角形结构，底边为结肠中动脉与结肠肝曲的连线，顶点位于横结肠系膜与胃网膜右系膜的"三三交汇"处（图 1-3-9）。此处的系膜与系膜床主要表现为横结肠系膜前叶与胃网膜右系膜之间的疏松融合。由于两者都属于疏松结缔组

4.1.3　侧方区

　　内侧界为十二指肠降部，尾侧为回结肠血管，外侧为右侧结肠旁沟，头侧为结肠肝曲与十二指肠球部下方的连线。此处的系膜床主要由肾周的 Gerota 筋膜和后腹膜构成。分离过程中应注意以下几点：①应从小肠系膜与后腹膜愈着形成的"黄

白交界线"切开腹膜，会比较容易找到正确的手术平面（图 1-3-11）；② 此平面非常疏松，很容易分离，到达十二指肠降部外侧时，会感觉间隙变得较为致密，其实质是侧方区与中央区交界形成的间膜样结构。间膜向上至十二指肠球部下方后，转而走向结肠肝曲形成侧方区与上部区的分界，将此间膜结构切开后，右半结肠系膜后叶可完整游离；③ 此部分的分离容易走深，引起系膜床损伤。因此要紧贴着升结肠系膜进行分离，尤其是在其外侧缘，由于升结肠前方的浆膜与侧腹壁的壁层腹膜相延续，如不注意容易游离到侧腹壁的后方。

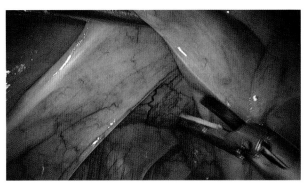

图 1-3-11　从小肠系膜与后腹膜愈着形成的"黄白交界线"切开腹膜

■ 4.2 术后标本系膜完整性评估

Leeds 大学的 West 教授研究了结肠系膜的病理特征与病人预后的关系，按照结肠系膜完整程度将结肠癌标本分为固有肌层暴露组、系膜不完整组和系膜完整组。这种分级标准简便、易于掌握，但指标过于单一[15]。Benz 教授在此基础上增加了针对系膜切除范围的评估[17]，分为四个等级：

0 型（真正的 CME 标本），回结肠血管和结肠中血管根部通过外科干表面的组织（覆盖 SMV 的淋巴组织）连接，结肠系膜窗具有完整的内侧结肠系膜框架；Ⅰ 型，回结肠血管和结肠中血管完整可见，但中间无组织相连，结肠系膜窗内侧框架不完整；Ⅱ 型，回结肠血管可见，长度大于预期长度 50% 以上，结肠中血管不可见，结肠系膜窗内侧及周边框架缺失；Ⅲ 型，回结肠血管长度小于预期长度的 50%，结肠系膜窗缺失。该评价标准兼顾了系膜完整性及系膜切除范围的评估，但仍忽略了对手术区域系膜床的评估以及血管结扎部位的评估。

目前我们结合膜解剖的理念，评估标准包括四个方面：① 系膜完整性的评价；② 系膜床完整性的评价；③ 是否在 SMA 左侧离断系膜；④ 是否在血管起始部夹闭切断。

要建立一个全面的评估体系须包括：① 完整的影像数据库，包括手术的完整录像以及手术清扫结束后手术野及肠系膜上血管的照片，同时还应保留离体标本展平后正反面照片；② 肿瘤相关数据的测量，包括肿瘤的大小、所在部位、距近切缘和远切缘距离，系膜的长度、面积；③ 完整的病理及免疫组化检查结果，尤其要注意淋巴结的取材和分站要规范，淋巴结的转移情况以及环周切缘是否阴性；④ 如条件许可，留取清扫前后的冲洗液，通过 RT-PCR 检测对比，了解有无肉眼无法察觉的癌泄露情况。通过这个评估体系，我们期待能提供更客观的临床数据，规范腹腔镜右半结肠根治术的手术方式和手术细节。

（童宜欣、龚建平）

参考文献

[1] BRAY F, et al. Global cancer statistics 2018: GLOBOCAN estimates of incidence and mortality worldwide for 36 cancers in 185 countries [J]. CA Cancer J Clin, 2018, 68(6): 394-424.

[2] VENOOK A P. Right-sided vs. left-sided colorectal cancer[J]. Clin Adv Hematol Oncol, 2017, 15(1): 22-24.

[3] HEALD R J, RYALL R D. Recurrence and survival after total mesorectal excision for rectal cancer [J]. Lancet, 1986, 1(8496): 1479−1482.

[4] HOHENBERGER W, et al. Standardized surgery for colonic cancer: complete mesocolic excision and central ligation−technical notes and outcome[J]. Colorectal Dis, 2009, 11(4): 354−364; discussion 364−365.

[5]COFFEY J C, O'LEARY D P. The mesentery: structure, function, and role in disease [J]. Lancet Gastroenterol Hepatol, 2016, 1(3): 238−247.

[6] 篠原尚, 等. 图解外科手术：从膜的解剖解读术式要点 [M]. 2013.

[7] 三毛牧夫, 张宏, 刘金钢. 腹腔镜下大肠癌手术 [M]. 2015.

[8] 龚建平. 胃癌第五转移与第三根治原则 [J]. 中华胃肠外科杂志, 2013, 16(2): 109−110.

[9] 龚建平. 外科膜解剖——新的外科学基础 [J]. 中华实验外科杂志, 2015, 32(2): 225−226.

[10] 龚建平. 膜解剖的兴起与混淆 [J]. 中华胃肠外科杂志, 2019, 22(5): 401−405.

[11] XIE D, et al. Mesogastrium: a fifth route of metastasis in gastric cancer? [J]. Med Hypotheses, 2013, 80(4): p. 498−500.

[12] XIE D, et al. An Optimal Approach for Laparoscopic D3 Lymphadenectomy Plus Complete Mesocolic Excision (D3+CME) for Right−Sided Colon Cancer [J]. Ann Surg Oncol, 2016.

[13] MURONO K, et al. Evaluation of the vascular anatomy of the right−sided colon using three−dimensional computed tomography angiography: a single−center study of 536 patients and a review of the literature[J]. Int J Colorectal Dis, 2016, 31(9): 1633−1638.

[14] WATANABE T, et al. Japanese Society for Cancer of the Colon and Rectum (JSCCR) guidelines 2016 for the treatment of colorectal cancer[J]. Int J Clin Oncol, 2017.

[15] WEST N P, et al. Understanding optimal colonic cancer surgery: comparison of Japanese D3 resection and European complete mesocolic excision with central vascular ligation[J]. J Clin Oncol, 2012, 30(15): 1763−1769.

[16] TREVES F. Lectures on the Anatomy of the Intestinal Canal and Peritoneum in Man [J]. Br Med J, 1885, 1(1264): 580−583.

[17] BENZ S, et al. Proposal of a new classification system for complete mesocolic excison in right−sided colon cancer [J]. Tech Coloproctol, 2019, 23(3): 251−257.

第四章
右半结肠 D3 淋巴清扫与完整结肠系膜切除术

第一节
D3 淋巴结清扫

2010 年卫生部《结直肠癌诊疗规范》指出，区域淋巴结包括肠旁、中间和系膜根部淋巴结三站，其中系膜根部淋巴结含义等同于中央淋巴结。对于这三站区域淋巴结的范围，日本《大肠癌处理规约》中有明确的描述，对于右半结肠肿瘤，因其属于肠系膜上动脉供血区域所属结肠，因此实施区域淋巴结清扫的范围应包括以下三站：① 肠旁淋巴结清扫（第一站），根据实际肿瘤血管供血情况不同，切除两端相应长度的肠管；② 中间淋巴结清扫（第二站），清扫沿肿瘤供血有关的主要和次要动脉分布的淋巴结；③ 中央淋巴结清扫（第三站），清扫肠系膜上动脉发出与肿瘤供血有关的结肠动脉起始部分布的淋巴结。

对于清扫范围须达到第三站淋巴结的情况，即 D3 淋巴结清扫的适应证，日本《大肠癌诊疗规范》中有明确规定：以术前评估或术中探查的淋巴结转移情况或肿瘤浸润肠壁深度为依据。术前评估或术中探查发现可疑淋巴结转移者，须行 D3 淋巴结清扫。术前评估或术中探查未发现淋巴结转移者，依据肿瘤浸润肠壁深度决定淋巴结清扫范围：对 cT2 期结直肠癌（浸润至固有肌层者），至少须行 D2 淋巴结清扫，亦可选择行 D3 淋巴结清扫；对 cT3、cT4a、cT4b 期结直肠癌，须行 D3 淋巴结清扫。其中，对肠系膜上动脉系统供血的结肠癌区域的 D3 淋巴结清扫的具体范围包括：第 1 站，结肠旁淋巴结（N1，包括 No.201，No.211，No.221）；第 2 站，中间淋巴结（N2，包括 No.202，No.212，No.222）；第 3 站，中央淋巴结（N3，包括 No.203，No.213，No.223）（图 1-4-1）。其中第 3 站特指为肠系膜上动脉发出与肿瘤供血相关的结肠动脉（回结肠动脉、右结肠动脉或结肠中动脉）起始部淋巴结。我国 2010 年卫生部《结直肠癌诊疗规范》中亦明确指出 T2-4 N0-2 M0 结肠癌需行 D3 淋巴清扫。

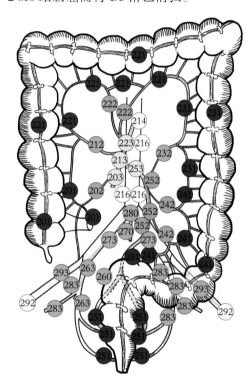

图 1-4-1　结直肠的淋巴引流

对于肠管的切除范围，则包含有对第 1 站淋巴结清扫的考量，需根据肿瘤实际供血动脉情况不同，切除肿瘤边缘近、远端相应长度的肠管，即所谓的"10+5 原则"，主要包括如下 4 种情况：① 肿瘤由 1 支动脉供血且肿瘤位于供血动脉下方，应切除肿瘤边缘远、近端各 10cm 肠管（图 1-4-2 中的 A）；② 肿瘤由 1 支动脉供血且该动脉距肿瘤边缘距离＜ 10cm，应切除供血动脉侧肿瘤边缘远端 5cm、肿瘤另一侧 10cm 肠管（图 1-4-2 中的 B）；③ 肿瘤由 2 支动脉供血且 2 支动脉距肿瘤边缘距离均＜ 10cm，应切除 2 支供血动脉侧肿瘤边缘远端各 5cm 肠管（图 1-4-2 中的 C）；④ 肿瘤由 2 支动脉供血，供血动脉距肿瘤边缘距离＜ 10cm 一侧，应于该侧肿瘤边缘远端 5cm 处离断肠管；

供血动脉距肿瘤边缘距离＞10cm一侧，应于该侧肿瘤边缘远端10cm处离断肠管(图1-4-2中的D)。

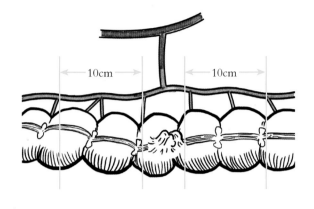

A

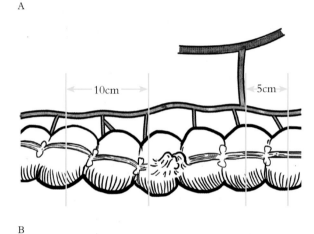

B

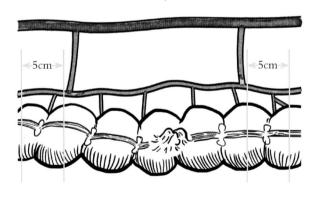

C

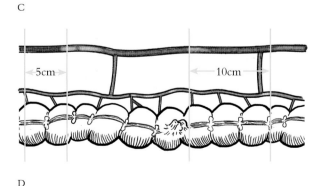

D

图1-4-2　由肠系膜上动脉系统供血的结肠癌行D1淋巴结清扫时肠管切除范围

需要指出的是，D3淋巴结主张的清扫范围，并不包括No.6组淋巴结即幽门下区淋巴结的清扫。

第二节
完整结肠系膜切除（CME）

2009年德国Hohenburger等提出完整结肠系膜切除（CME）作为结肠癌规范化手术的理念。他对1438例结肠癌患者进行研究发现，CME切除标本更符合肿瘤学特点，使结肠癌的5年复发率由6.5%降低至3.6%，5年生存率由82.1%提升至89.1%。因此认为CME与TME是一脉相承、相互补充的，CME是TME的延伸与发展。完整系膜切除是经典解剖学、胚胎学与外科手术学、肿瘤学理论与实践相结合的产物，其原则包括：①壁层筋膜与脏层筋膜间的锐性分离，避免任何可能导致肿瘤播散的脏层筋膜破损；②结肠血管的起始部必须被完整地暴露并于根部结扎，以达到最大的淋巴结清扫范围。

■ 2.1 系膜完整性

CME的核心任务是保持系膜的完整性。要点即在于脏层筋膜与壁层筋膜间的锐性分离。对于右半结肠，其后方的"神圣平面"间隙由右结肠后间隙（RRCS）与横结肠后间隙（TRCS）组成。RRCS是由前方的结肠系膜间皮细胞层凭借Toldt's筋膜附着于后腹膜上，因此解剖分离操作相对简单，较易进入正确的间隙。而TRCS的解剖学构成较RRCS复杂，上界为横结肠系膜根部，下界为十二指肠水平部，内侧界为SMV，外侧界为十二指肠降部，前壁为横结肠系膜，后壁为胰头部和十二指肠，其间含有Henle's干及其属支，解剖变异较多，堪称右半结肠手术相关解剖结构中的"指纹"，也是"解锁"右半结肠手术难度的"密码"，操作中需要尤为注意。

对于系膜完整性，应当对手术标本有规范的评估标准。CME评级采用由West等人提出的方法，通过评估手术标本，评估手术行走的层面。根据术后标本系膜的质量，将其分为：A级，结肠系膜层面（mesocolic plane），即结肠系膜浆膜完整光滑，并且血管结扎靠近血管根部；B 级，结肠系膜内层面（intramesocolic plane），即结肠系膜有部分破损，但破损未达到结肠固有肌层；C 级，固有肌层层面（muscularis propria plane），即结肠系膜有破损，且破损深达结肠固有肌层。CME评级与患者预后相关。在 West 等人的报道中，对于结肠癌根治术后患者，CME 评级为 A 级的，其5 年生存率较 B 级及 C 级提高 15%，而在 Ⅲ 期患者中，这一改善更为显著（图 1-4-3）。

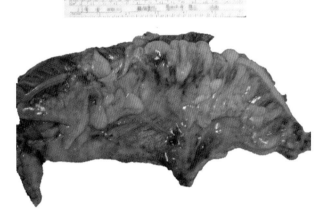

A　右半结肠 CME 标本的正面观

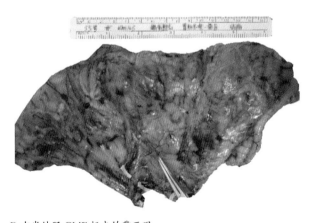

B　右半结肠 CME 标本的背面观

图 1-4-3　右半结肠 CME 标本的完整性评估

■ 2.2 血管的高位结扎和充分的淋巴清扫

对于右半结肠肿瘤，需高位结扎离断起源于肠系膜上动脉处的回结肠动脉，右结肠动脉，对位于盲肠和升结肠的肿瘤，可在结肠中动脉的右支根部离断，此时肠管的离断可选择在结肠中血管水平。对位于横结肠肝曲的肿瘤，淋巴转移可达到结肠中动脉水平，此时，需于根部结扎结肠中动静脉，并注意其变异情况，考虑到其淋巴转移的路径，也可同时处理胃网膜右血管。这类病例肠管的离断应选择在横结肠左侧近脾曲处。

右半结肠的 CME 手术时须彻底清扫回结肠、右结肠及结肠中血管根部淋巴结。但对于肝曲的肿瘤，有研究显示结肠肝曲癌被发现在胰头及胃大弯侧的淋巴结阳性率分别为 5% 和 4%，因此还须清扫 No.6 组淋巴结。对于肿瘤位于横结肠者，还应沿胃网膜血管弓内切除距肿瘤以远 10~15cm的胃大弯侧胃网膜。

第三节
CME 与 D3 根治术的异同

CME 与 D3 根治术各有侧重，从各自不同角度阐述了对结肠肿瘤根治的理解。

如前所述，在手术适应证上，日本《大肠癌处理规约》提出：术前、术中疑有淋巴结转移，或术前术中评估肿瘤浸润达固有肌层及以上者，应当行 D3 淋巴结清扫。我国 2010 年卫生部《结直肠癌诊疗规范》中亦明确指出分期为 T2-4 N0-2 M0 的结肠癌需行 D3 淋巴清扫，而 CME 则要求实施于所有病例。

在清扫范围上，CME 虽然更强调完整系膜的切除，但除此之外，也对供应血管的高位结扎提出了要求。这些由肠系膜上动脉发出与肿瘤供血相关的结肠动脉（回结肠动脉、右结肠动脉或结肠中动脉）起始部的淋巴结，正是处于 D3 淋巴清扫要求范围内的"中央淋巴结"。但仔细分析其内涵，二者仍有不同之处，具体表现为：①由于 CME 更强调系膜的完整性，因此，其对血管的处理更倾向于高位结扎，而对于 D3 淋巴清扫而言，是可以允许既保留血管进行低位结扎，同时又进行支配动脉的中央组淋巴结清扫的，但这种操作，往往会不可避免地打开那些需保留下来的血管表面的系膜脂肪组织，造成该处系膜完整性受损；② West 等的研究表明，CME 的切除标本肠管长度亦大于 D3 手术，其可能的原因在于 CME 更强调支配血管的高位结扎，因此，往往需要切除更多肠管以保障剩余肠管具有充分血供；③ CME 对位于肝曲或横结肠的右半结肠癌，还有额外的淋巴清扫要求，包括更多的网膜乃至更多的区域淋巴清扫要求，如 No.6 组淋巴结等。而日本的 D3 淋巴清扫范围却并不包含这些区域的淋巴清扫要求。因此，从系膜、肠管和网膜等多个角度来观察 CME 和 D3 的差别后，我们不难发现，从最终切除标本的结果来看，CME 可能有着比 D3 更大更彻底的切除范围，理论上讲更接近肿瘤根治原则的要求，但已有的临床研究均尚未见两种手术远期疗效的差异。可能还需随机对照研究加以验证。

就目前我们已有认知而言，不论 D3 淋巴结清扫还是 CME，其本质都是对结直肠癌手术根治的规范和质量提出的要求。同时我们也应当注意到，正是由于东西方观察角度与理念的不同，近年来又衍生出一系列学术界热点探讨问题，如右半结肠癌根治术清扫的内侧界问题，肝曲肿瘤 No.6 组淋巴结清扫必要性的问题等，均值得我们通过设计良好的临床研究加以证实，并做出解答。

■ 3.1 淋巴清扫内侧界的争议

目前，结肠癌根治术中 D3 淋巴结清扫或 CME，均要求血管根部淋巴清扫，以切除更多的淋巴结，提高患者预后。但是，对于清扫范围的内侧界仍无定论。有研究显示右半结肠的淋巴引流很少跨越 SMV 前方向左引流，因此不论 SMA 在 SMV 的后方还是 SMV 的左侧，均无须裸化 SMA，基于此，当前绝大部分学者仍然将 SMV 作为右半结肠癌切除淋巴清扫的内侧界。而根据胚胎解剖学理论，中肠的根部对于小肠和右半结肠的血液供给及淋巴引流十分重要，因此，D3 淋巴清扫的内界位于 SMA 的左侧。但是如果裸化 SMA，可能会导致乳糜漏、损伤腹下神经丛以及 IMA，继而引起性功能及泌尿系统功能障碍等相关并发症。另外，目前对于血管根部淋巴清扫的关注主要集中于静脉表面或结肠血管根部，很少清扫血管的后方。有研究团队通过对尸体解剖，分析 D3 区域淋巴结的分布，发现：SMV/SMA 后

侧存在引流右半结肠的淋巴结，该区域的淋巴结分布与 ICA 与 SMV 的解剖位置十分相关，当 ICA 从 SMV 后方经过时，建议清扫 SMV 后侧的淋巴结，但是临床疗效仍需进一步研究。国内刁德昌教授团队对于右半结肠癌根治术采用动脉优先的手术入路，以 SMA 中线作为清扫的中线，裸化其右侧，并整块清扫 No.203、No.213、No.223 组淋巴结，该研究术后并发症并无明显增多。笔者团队通过临床实践，将 SMA 左侧作为右半结肠癌 D3 淋巴结清扫的内侧界，并进行了相关临床研究，结果显示此手术入路与传统手术入路相比，在手术时间、术中出血量等方面并无劣势，具有可行性，且能清扫更多的淋巴结，但是术后腹泻和乳糜漏的发生率具有上升的趋势。此外在孙跃明教授团队的研究中，同样以 SMA 左侧作为淋巴结清扫的内侧界，动脉导向组的术后短期疗效并不劣于静脉导向组，并且长期疗效与静脉导向组无显著差异。综上所述，以 SMA 左侧为淋巴结清扫的内侧界，手术安全可行且能更大程度地清扫淋巴结，但是可能有增加术后并发症如腹泻、乳糜漏的可能性。

因此，未来对于右半结肠癌根治手术清扫内侧界问题的相关临床研究将是一个重要方向，可针对手术安全性、术后乳糜漏、术后肠道功能、淋巴清扫效率、术后生存等多方面开展相关研究。

■ 3.2 No.6 淋巴结清扫的争议

有研究报道，右半结肠肿瘤距肝曲 10cm 以内，幽门下淋巴结 No.6 组淋巴结转移率将明显增高，病人复发率亦高于其他肿瘤位置的患者，对于该部位手术常实施右半结肠癌扩大根治术，以彻底清扫 No.6 组淋巴结。但是对于该手术的意义仍存在争论。从胚胎学理论而言，在胚胎发育 5~6 周时，No.6 组淋巴结位于胰腺的右侧，引流来自胃大弯侧的淋巴液；随着胃在发育过程中 90° 的旋转，No.6 组淋巴结逐渐向前移动，最终定位于十二指肠系膜内，并不在结肠系膜内。根据最新的第 15 版日本《胃癌处理规约》，对 No.6 组淋巴结进行了细分：No.6a（胃网膜右动脉根部至胃大弯第 1 支间的淋巴结）、No.6i（幽门下动脉淋巴结）、

No.6v（胃网膜右静脉与 ASPDV 汇合部的淋巴结，后者的下缘即以 ASPDV 的汇合部为界，在横结肠系膜附着处折叠）。研究报道胃结肠韧带淋巴结 GCLN 转移率为 4.1%~8.6%，而发生 GLCN 转移的患者往往预后较差。根据第 7 版结肠癌 TNM 分期标准，No.6 组淋巴结并不属于结肠区域淋巴结，应归为远处转移。除了化疗外，切除 GLCN 是否会影响局部复发率及长期预后仍需临床研究证实。

笔者认为，形成这种差异的一个主要原因在于目前对肝曲及右半横结肠癌幽门下淋巴结（No.206）和胃大弯淋巴结（No.204）转移的认识存在很大的不足，主要体现在以下几个方面：①淋巴结转移率莫衷一是，幽门下淋巴结 2%~12.5% 不等，胃大弯淋巴结 4.1%~9% 不等，且结果均来源于小样本回顾性研究；②对该部位淋巴结转移的临床意义存在争议，部分学者认为其转移与肿瘤的直接浸润有关，与 T4b 期肿瘤的预后价值相当，有学者仍将其视为区域淋巴结，与 N+ 期肿瘤的预后价值相当，也有学者考虑为远处转移，即与 M1 肿瘤的预后价值相当；③对于该部位淋巴结清扫的手术安全性存在争议，日本学者 Hasegawa 等研究发现清扫幽门下淋巴结导致胃网膜右血管出血的概率较高，我国学者认为在行幽门下淋巴结清扫时，胃网膜右动脉的定位缺乏直接的解剖标志，也是术中出血延长手术时间的重要原因之一。因此，针对这些方面的临床研究值得作为我们今后临床实践和探讨的一个重要方向。

（马君俊）

参考文献

[1] ZURLENI T, CASSIANO A, GJONI E, et al. Surgical and oncological outcomes after complete mesocolic excision in right-sided colon cancer compared with conventional surgery: a retrospective, single-institution study[J]. International Journal of Colorectal Disease, 2017(8):1-8.

[2] 康向朋，刘忠臣. 浅谈中德右半结肠癌 CME 手术的统一和差异 [J]. 中华结直肠疾病电子杂志，2014, 3(4):19-21.

[3] SPASOJEVIC M, AL E. Lymph node distribution in the D3 area of the right mesocolon: implications for an anatomically correct cancer resection. A postmortem study [J]. Diseases of the Colon & Rectum, 2013, 56(12):1381-1387.

[4] SONDENAA K, QUIRKE P, HOHENBERGER W, et al. The rationale behind complete mesocolic excision (CME) and a central vascular ligation for colon cancer in open and laparoscopic surgery : proceedings of a consensus conference[J]. International Journal of Colorectal Disease, 2014, 29(4):419-428.

[5] LEE S D, LIM S B. D3 lymphadenectomy using a medial to lateral approach for curable right-sided colon cancer[J]. International Journal of Colorectal Disease, 2009, 24(3):295-300.

[6] 刁德昌，卢新泉，何耀彬，等. 动脉优先入路法腹腔镜右半结肠癌根治术的可行性及应用价值 [J]. 中华胃肠外科杂志, 2017, 20(1):90-93.

[7] TOYOTA S, OHTA H, ANAZAWA S. Rationale for extent of lymph node dissection for right colon cancer[J]. Diseases of the Colon & Rectum, 1995, 38(7):705-711.

[8] HOHENBERGER W, WEBER K, MATZEL K, et al. Standardized surgery for colonic cancer: complete mesocolic excision and central ligation—technical notes and outcome[J]. Colorectal Disease the Official Journal of the Association of Coloproctology of Great Britain & Ireland, 2009, 11(4):354.

[9] KESSLER H, HOHENBERGER W. Extended Lymphadenectomy in Colon Cancer is Crucial[J]. World Journal of Surgery, 2013, 37(8):1789−1798.

[10] SHINOHARA H, KURAHASHI Y, KANAYA S, et al. Topographic anatomy and laparoscopic technique for dissection of no. 6 infrapyloric lymph nodes in gastric cancer surgery [J]. Gastric Cancer, 2013, 16(4):615.

[11] 胡祥. 日本第 15 版《胃癌处理规约》及第 5 版《胃癌治疗指南》更新内容解读 [J]. 中国实用外科杂志, 2017, 37(4):394−398.

[12] BERTELSEN C A, BOLS B, INGEHOLM P, et al. Lymph node metastases in the gastrocolic ligament in patients with colon cancer[J]. Diseases of the Colon & Rectum, 2014, 57(7):839−845.

[13] UEMATSU D, AKIYAMA G, SUGIHARA T, et al. Laparoscopic radical lymph node dissection for advanced colon cancer close to the hepatic flexure[J]. Asian Journal of Endoscopic Surgery, 2016, 10(1):23.

[14] FENG B, SUN J, LING T L, et al. Laparoscopic complete mesocolicexcision (CME) withmedial access for right−hemi colon cancer:Feasibility and technical strategies[J]. Surg Endosc, 2012, 26:3669−3675.

[15] ALSABILAH J, KIM W R, Kim N K. Vascular Structures of the Right Colon: Incidence and Variations with Their Clinical Implications[J]. Scand J Surg, 2017, 106, 107−115.

[16] MIYAZAWA M, KAWAI, M, HIRONO S, et al. Preoperative evaluation of the confluent drainage veins to the gastrocolic trunk of Henle: understanding the surgical vascular anatomy during pancreaticoduodenectomy[J]. J Hepato−Bil−Pan Sci, 2015, 22, 386−391.

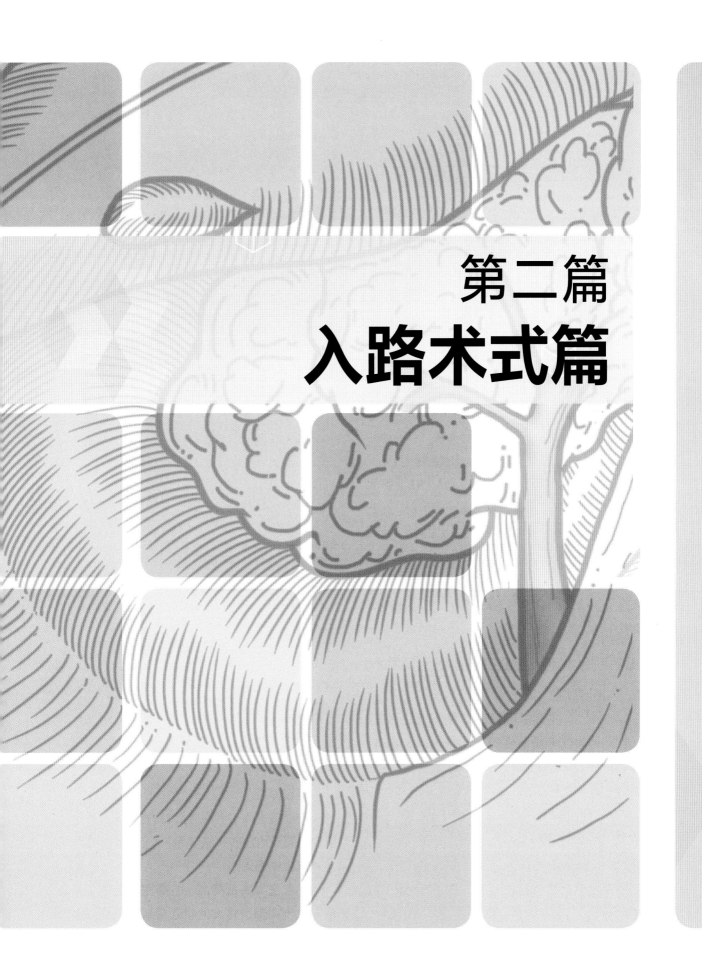

第二篇
入路术式篇

第一章
手术入路

第一节
中间入路腹腔镜右半结肠癌 CME 术

■ 1.1 概述

研究认为完整结肠系膜切除（complete mesocolic excision, CME），可降低局部复发率，改善结肠癌预后，有望成为结肠癌根治的标准手术方式。实现右半结肠 CME 有两种手术入路，即外周入路（Lateral access）与中间入路（Medial access）[1]。传统开腹手术多采用外周入路。我们通过实践认为中间入路 CME 可大致分为以下两种具体入路：联合中间入路（Hybrid Medial Approach, HMA）、完全中间入路（Complete Medial Approach, CMA）。其中，HMA 需打开胃结肠韧带进入系膜间间隙（IMS），从上往下解剖结肠中血管与胃结肠共同干（Henle's 干），上下联合解剖胰腺下缘；CMA 则从下往上由横结肠后间隙（TRCS）拓展进入 IMS，从下往上解剖结肠中血管与胃结肠共同干，从下往上解剖胰腺下缘。本文将分别介绍联合中间入路和完全中间入路腹腔镜右半结肠癌 CME 手术。

■ 1.2 联合中间入路腹腔镜右半结肠切除术

1.2.1 患者信息

男性，60岁，主诉右下腹胀痛3月余，无手术史。

肠镜：回盲部增殖性病灶，3.0cm×3.0cm，环肠腔一圈，表面附污苔，质脆易出血。

活检病理：腺癌。

CT：回盲部肠壁增厚。

术前分期：cT4N1M0。

1.2.2 手术步骤

患者体位、术者站位及穿刺器（Trocar）放置位置

见图 2-1-1。

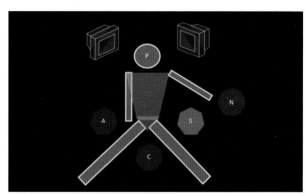

A 患者体位及术者站位

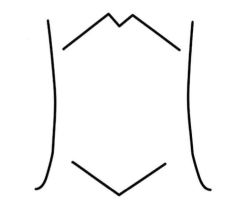

B Trocar 放置位置

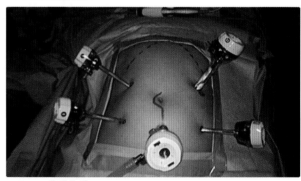

C Trocar 放置位置

图 2-1-1　患者体位、术者站位及 Trocar 放置位置

腹腔探查

腹腔镜进入患者腹腔后，探查有无肝脏转移、腹水、腹腔内癌转移结节等。

联合中间入路

患者选择头低脚高、右高左低位，小肠自然坠向左上腹部，将大网膜和横结肠稍微向头侧牵拉后即可显露出小肠系膜和右结肠系膜的前叶。

助手左手提起结肠中血管根部，右手提起回结肠血管的投影，在回结肠血管与肠系膜上血管的交角处打开结肠系膜，寻找Toldt's间隙（图2-1-2）。

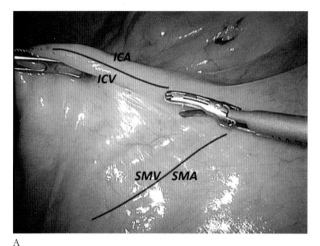

A

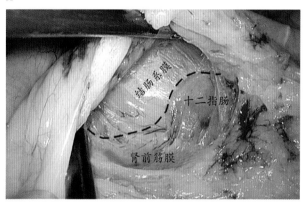

B

图2-1-2　寻找Toldt's间隙

以肠系膜上静脉（SMV）为主线，自尾侧向头侧逐步打开血管鞘，裸露SMV、SMA及其分支，清扫外科干，并将分支依次结扎，包括回结肠血管、右结肠动静脉、结肠中动脉分支（图2-1-3）。

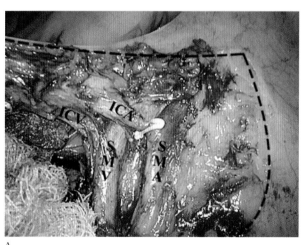

A

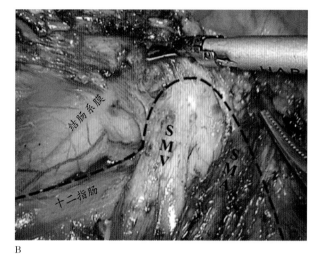

B

图2-1-3　清扫外科干并结扎其分支

解剖出结肠中静脉（MCV）根部及胰腺下缘。进一步寻找和拓展右结肠后间隙（RRCS）及TRCS（图2-1-4、图2-1-5）。

自胃网膜血管弓外打开胃结肠韧带，自上而下解剖结肠中血管及Henle's干。

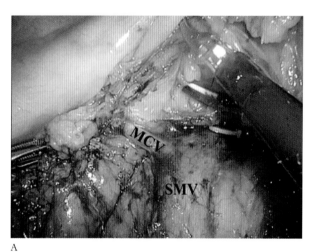

A

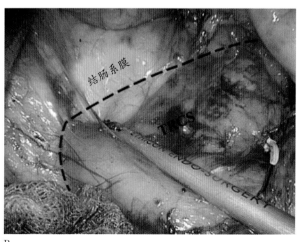

B

图2-1-4　寻找和拓展TRCS

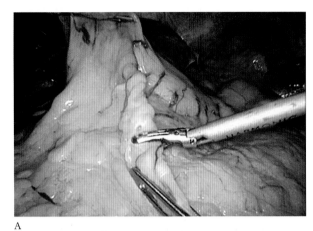

A

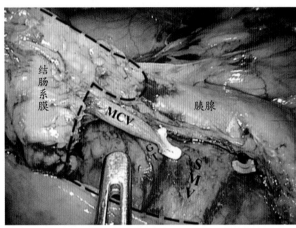

结肠系膜　　MCV　　胰腺　　SMV

B

图 2-1-5　寻找和拓展结肠后间隙

游离结肠肝曲，自上而下打开右结肠旁沟系膜附着，与 RRCS 相贯通，游离右半结肠。

消化道重建

消化道重建可以采用小切口辅助下完成，亦或采用完全腹腔镜下完成。行回肠结肠吻合，可包括端端吻合、侧侧吻合及端侧吻合。完全腹腔镜下多采用直线切割缝合器行侧侧吻合，包括顺蠕动（overlap 法）和逆蠕动（FETE 法）。共同开口可在腹腔镜下使用可吸收线行间断或连续缝合关闭，或使用倒刺线连续缝合关闭（图 2-1-6）。

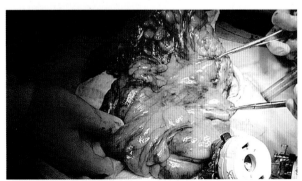

A 右半结肠标本正面

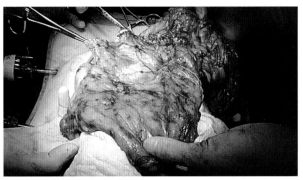

B 右半结肠标本背面

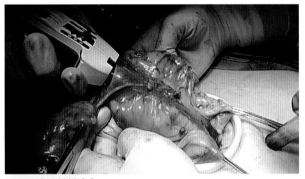

C 回肠结肠侧侧吻合

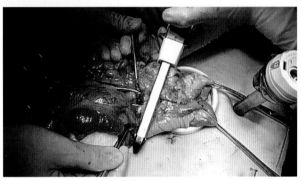

D 病变肠段切除，消化道重建

图 2-1-6　小切口辅助进行消化道重建

■ 1.3 完全中间入路腹腔镜右半结肠切除术

1.3.1 患者信息

女性，45 岁，主诉右下腹隐痛 3 月余，加重一月，无手术史。

肠镜：升结肠近肝曲巨大不规则增殖性病灶，累及管腔全周，管腔狭窄，内镜勉强通过。

活检病理：腺癌。

CT：升结肠肠壁增厚，管腔狭窄，考虑 MT。

术前分期：cT4N0～1M0。

1.3.2 手术步骤

患者体位、术者站位及 Trocar 放置位置同传统中间入路。

腹腔探查

腹腔镜进入患者腹腔后,探查有无肝脏转移、腹水、腹腔内癌转移结节等。

完全中间入路

起步同联合中间入路,在回结肠血管与肠系膜上血管的交角处打开结肠系膜,寻找 Toldt's 间隙(图 2-1-7)。

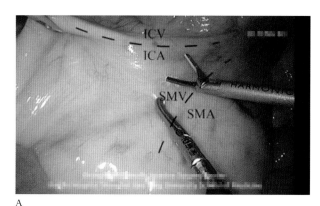

A

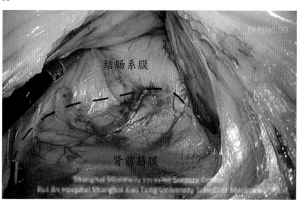

B

图 2-1-7 寻找 Toldt's 间隙

以肠系膜上静脉(SMV)为主线,自尾侧向头侧逐步打开血管鞘,逐步裸露 SMV、SMA 及其分支,清扫外科干,并将分支依次结扎,包括回结肠血管、结肠中动脉右支(图 2-1-8)。

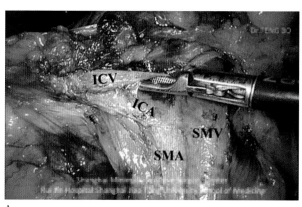

A

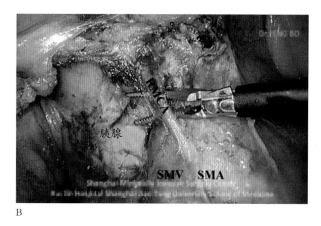

B

图 2-1-8 清扫外科干并结扎其分支

进一步解剖 Henle's 干及其分支。自胰腺下缘"爬坡",由横结肠系膜根部进入 IMS(图 2-1-9)。

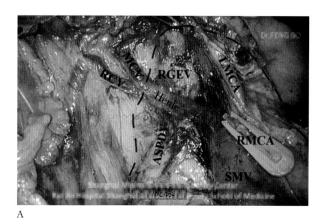

A

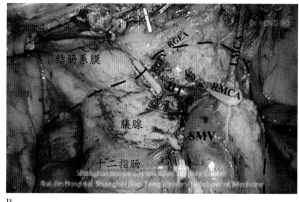

B

图 2-1-9 进入 IMS

由于患者肿瘤位于升结肠近肝曲,可以行幽门下淋巴结清扫。胃网膜血管弓内打开胃结肠韧带,清扫 No.6 组淋巴结,结扎胃网膜右动静脉(图 2-1-10)。

游离结肠肝曲,自上而下或自下而上打开右结肠旁沟系膜附着,与 RRCS 相贯通,游离右半结肠。

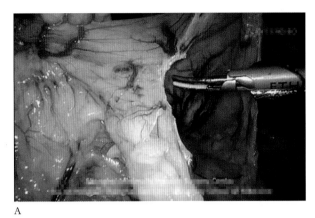

A

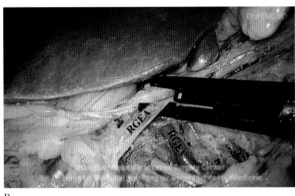

B

图 2-1-10　幽门下淋巴结清扫

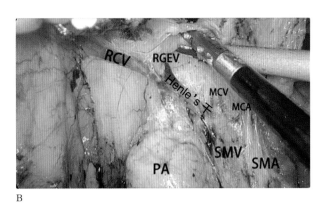

B

图 2-1-11　根据 RCV 走行寻找 Henle's 干

■ 1.4　讨论

1.4.1　中间入路 CME 的解剖学基础

开腹 CME 手术采用外周入路，先从外向内游离右半结肠，将覆盖胰腺及系膜的脏层筋膜与覆盖腹膜后组织的壁层腹膜锐性分离，直至肠系膜上动脉，暴露结肠供应血管。腹腔镜 CME 则采用中间手术入路，先完成外科干清扫，中央血管结扎，从内下至外上实现结肠系膜的游离[4]。右半结肠 CME 的游离是基于 1 个外科平面以及肠管和比邻结构之间存在的 3 个无血管的潜在外科间隙。肾前筋膜 PRF 为游离右侧结肠系膜提供了光滑的外科平面，RRCS、TRCS 和 IMS 则是游离右侧结肠的外科间隙。IMS 位于大网膜后层和横结肠系膜上面之间，经横结肠系膜根后方可与 TRCS 交通，因此横结肠系膜的游离必须进入 IMS。TRCS 直接向头侧拓展进入 IMS 可实现完整切除横结肠系膜，这是中间入路的解剖学依据。

1.4.2　两种入路的选择

笔者所在中心于 2012 年报道过腹腔镜全结肠系膜切除的可行性和技术策略，并报道了联合中间入路和完全中间入路[5]。结果表明完全中间入路的手术时间更短，血管相关并发症也越少，通过完全中间入路，从下往上游离结肠系膜，一气呵成，理论上更加符合 CME 原则。同时可避免联合中间入路反复上下翻转肠管及系膜的情况，不会因为上下解剖层次不同而不能达到 CME 要求。所以我们认为，对于腹腔镜右半结肠 CME 手术，CMA 是更好的选择。

消化道重建参考联合中间入路段落。

手术难点

无论选择哪种入路，对 Henle's 干的解剖都是右半结肠手术的难点，也是决定整个右半结肠手术质量关键步骤。Henle's 干的解剖变异较多，实际临床工作中，右结肠静脉 RCV 汇入共同干最为常见[2]。在充分拓展 RRCS 后，可以根据 RCV 的走行，精确地反向寻找到 Henle's 干，完成 Henle's 干的解剖分离。Henle's 干多粗短，直接结扎易导致胰腺表面分支出血，腔镜下较难安全有效止血[3]，故笔者常规倾向于分别结扎其属支（图 2-1-11）。

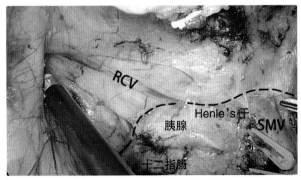

A

然而,在临床工作中,要具体情况具体分析,结合实际情况选择合适的手术方式。对于一些Henle's干解剖困难、结肠中血管变异的病例,适时地选择联合中间入路,上下结合辨清血管走形,有助于我们精准地完成手术。对于初学者而言,联合入路能够帮助术者更加准确地辨别解剖结构,保证手术的安全,在对局部解剖不够熟悉的阶段,联合入路值得推荐。

1.4.3 CMA 的要点与难点

CMA 的要点与难点在于胰腺下缘"爬坡":完全中间入路须由下往上拓展 TRCS,由横结肠系膜根部进入 IMS,此时胰腺下缘的辨认与"爬坡"是 CMA 的关键步骤之一[6]。误入胰腺后方及损伤胰腺实质造成出血及相应的血管并发症是完全中间入路的潜在风险。因此正确辨认胰腺下缘,掌握"爬坡"时机显得尤为关键。我们的研究表明,沿 SMV 清扫外科干后,寻找胃结肠共同干,后者的出现提示胰腺下缘已经非常接近,此时应朝前上方解剖,做好"爬坡"准备。胃网膜右静脉的出现则提示进入 IMS 的时机已经到来,可沿此静脉左缘进行解剖,较易进入 IMS。

1.4.4 循 RCV 的完全中间入路

Henle's 干分型方法较多[7],为方便临床应用,笔者推荐按汇入 Henle's 干的结肠静脉属支数量进行分型。根据结肠静脉属支数量不同,可将Henle's 干分为 0 型(0 支)、Ⅰ 型(1 支)、Ⅱ型(2 支)、Ⅲ 型(3 支)。在联合中间入路的例子中,可见患者 RCV、MCV 均直接汇入 SMV,Henle's 干仅由 RGEV 和 ASPDV 汇合而成而无结肠静脉属支,故应为 0 型;在完全中间入路的例子中,可见患者 RCV、MCV 均汇入 Henle's 干,故应为 Ⅱ 型;在循 RCV 的中间入路例子中,RCV汇入 Henle's 干,此为 Ⅰ 型,实际临床工作中,最常见的也是 Ⅰ 型[8]。由于拓展 RRCS 相对来说比较容易,拓展后能够非常方便地找到 RCV,再循着 RCV 走行反向寻找,十之八九能够发现Henle's 干。经过反复实践[9],这是目前最安全、最精准、最值得推荐的解剖 Henle's 干的方法。采用循 RCV 的完全中间入路,几乎可以做到无血手术,解剖效果赏心悦目,使患者获得最佳的根治效果。

■ 1.5 小结

右半结肠癌 CME 手术发展至今,已有多种不同入路可供选择[4,10]。过去传统开腹手术多采用的外周入路,腹腔镜手术由于其操作的特点,多采用中间入路,又可细分为联合中间入路和完全中间入路。推荐选用完全中间入路来达到更好的CME 效果,特别是采用循 RCV 的完全中间入路,可以更加安全、精准、高效地解剖 Henle's 干,克服右半手术中的关键难点,稳定优质地完成腹腔镜右半结肠 CME 术。

(薛佩、冯波)

参考文献

[1] FENG B, SUN J, LING T L, et al. Laparoscopic complete mesocolic excision (CME) with medial access for right-hemi colon cancer: feasibility and technical strategies[J]. Surgical Endoscopy, 2012, 26(12):3669-3675. DOI: 10.1007/s00464-012-2435-9.

[2] OGINO T, TAKEMASA I, HORITSUGI G, et al. Preoperative evaluation of venous anatomy in laparoscopic complete mesocolic excision for right colon cancer[J]. Ann Surg Oncol, 2014, 21 Suppl 3:S429-S435. DOI:10.1245/s10434-014-3572-2.

[3] MORI S, KITA Y, BABA K, et al. Laparoscopic complete mesocolic excision via combined medial and cranial approaches for transverse colon cancer[J]. Surg Today, 2017, 47(5):643-649. DOI: 10.1007/s00595-016-1409-2.

[4] 郑民华，马君俊. 腹腔镜右半结肠癌根治术的难点与争议 [J]. 中华普外科手术学杂志（电子版），2018，12(3):181-184.

[5] FENG B, LING T L, LU A G, et al. Completely medial versus hybrid medial approach for laparoscopic complete mesocolic excision in right hemicolon cancer[J]. Surg Endosc, 2014, 28(2):477-483. DOI: 10.1007/s00464-013-3225-8.

[6] ZHANG C, DING Z H, YU H T, et al. Retrocolic spaces: anatomy of the surgical planes in laparoscopic right hemicolectomy for cancer[J]. Am Surg. 2011, 77(11):1546-1552.

[7] KUZU M A, ISMAIL E, CELIK S, et al. Variations in the Vascular Anatomy of the Right Colon and Implications for Right-Sided Colon Surgery[J]. Diseases of the colon and rectum, 2017, 60(3):290-298. DOI: 10.1097/DCR.0000000000000777.

[8] HE Z, SU H, YE K, et al. Anatomical characteristics and classifications of gastrocolic trunk of Henle in laparoscopic right colectomy: preliminary results of multicenter observational study [J]. Surg Endosc, 2019. DOI:10.1007/s00464-019-07247-2.

[9] 冯波，严夏霖，张森，等. 腹腔镜右半结肠癌根治术 Henle's 干的解剖技巧 [J]. 中华胃肠外科杂志，2017, 20(6).

[10] ZOU L, XIONG W, MO D, et al. Laparoscopic Radical Extended Right Hemicolectomy Using a Caudal-to-Cranial Approach[J]. Annals of surgical oncology, 2016, 23(8):2562-2563. DOI: 10.1245/s10434-016-5215-2.

第二节

尾侧联合中间入路腹腔镜右半结肠癌 CME 术

■ 2.1 概述

完整结肠系膜切除术[1, 2]（CME）概念的提出推动了右半结肠癌手术的规范化发展[3]。CME 理论要求锐性解剖分离结肠系膜平面和壁层平面，保持结肠系膜完整性，根部离断结肠供血血管，清扫区域淋巴结和中央淋巴结[4]。

结肠癌 CME 手术入路分为外周入路（lateral access）和中间入路（medial access）[5, 6]。中间入路通常以回结肠静脉血管根部为起点，沿肠系膜上静脉（SMV）自下而上结扎沿途结肠血管，拓展横结肠后间隙（TRCS）与右结肠后间隙（RRCS），继而进入系膜间间隙（IMS）；外周入路则先从右结肠旁沟打开进入 RRCS，由外向内游离结肠系膜直至肠系膜血管根部。本文介绍尾侧联合中间入路右半结肠癌 CME 术式，这个术式结合了外周入路的易行性和中间入路的安全性。

■ 2.2 尾侧联合中间入路右半结肠癌 CME 术式

2.2.1 患者信息

男性，64 岁，主诉进食后腹痛腹胀 3 月余，无手术史。

肠镜：升结肠肝曲一环形生长肿块，成菜花状，表面附污苔，质脆易出血。

活检病理：腺癌。

CT：升结肠肝曲肠壁增厚，管腔狭窄，考虑 MT。

术前分期：cT4N0-1M0。

2.2.2 手术步骤

腹腔探查

进入患者腹腔后，进行腹腔探查，以明确有无肝脏、腹膜及肠系膜癌转移（图 2-1-12）。

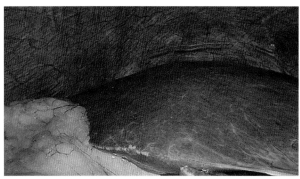

A 肝脏未及转移病灶

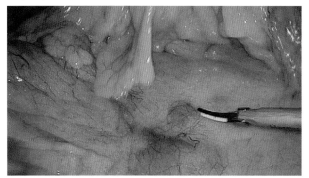

B 肠系膜见肿大淋巴结

图 2-1-12　腹腔探查

右结肠后间隙（RRCS）拓展

　　助手提起阑尾与回盲部，术者自尾侧打开右结肠旁沟腹膜反折线（图 2-1-13 中的 A），进入 Toldt's 筋膜与结肠系膜间的天然外科平面[7]，即 RRCS。此间隙内无重要的器官与复杂结构，分离相对容易、安全。助手将肠系膜向左侧牵引，术者自尾侧向头侧扩展 RRCS（图 2-1-13 中的 B）至结肠肝曲水平，同时向内侧暴露十二指肠，此为进入横结肠后间隙（TRCS）的标志（图 2-1-13 中的 C、D）。手术进行至此，转变为传统中间入路。

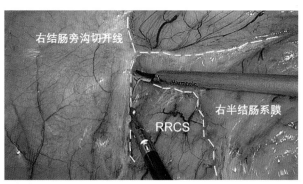

A 起步

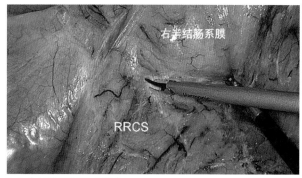

B 向上拓展 RRCS 至肝曲

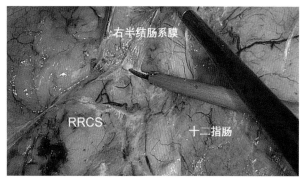

C 游离肝曲

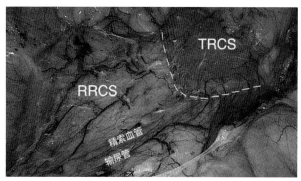

D 拓展 TRCS

图 2-1-13　由下而上、由外到内游离右半结肠及系膜

中间入路结扎肠系膜血管

　　起步：以回结肠血管（ICV/ICA）在肠系膜表面投影为解剖标志（图 2-1-14 中的 A），打开结肠系膜，可轻易与其后方已打开的 RRCS 间隙相汇合（图 2-1-14 中的 B）。传统完全中间入路，年轻外科医生在寻找并拓展 RRCS 时往往难以精准把握手术层面，层面过深容易进入肾前筋膜后方而损伤其后的输尿管、精索血管等重要结构，抑或层面过浅进入结肠系膜导致出血。在此术式中，RRCS 已在尾侧入路时充分打开，易于寻找到外科平面，后续操作更加便捷。

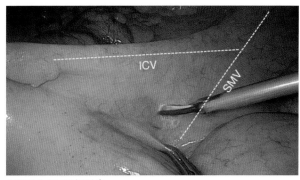

A ICV 和 SMV 投影线

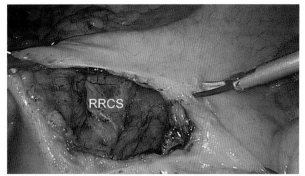

B 打开右结肠系膜，于 RRCS 汇合

图 2-1-14　中间入路起步点

术者继而以肠系膜上静脉（SMV）为主线，自尾侧向头侧逐步打开血管鞘，逐步裸露 SMV、SMA 及其分支，清扫外科干，并将分支依次结扎，进一步解剖 Henle's 干及其分支（图 2-1-15）。

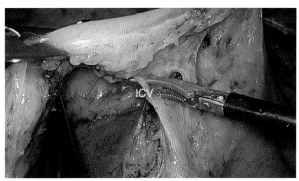

A 回结肠静脉，ICV

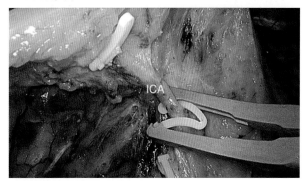

B 回结肠动脉，ICA

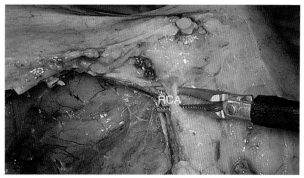

C 右结肠动脉，RCA

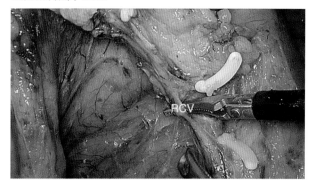

D 右结肠静脉，RCV

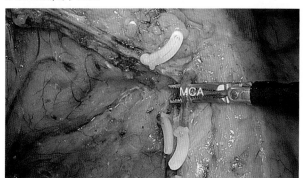

E 结肠中动脉，MCA

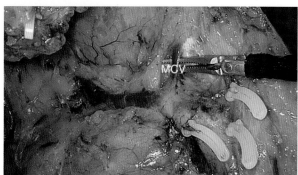

F 结肠中静脉，MCV 与 Henle's 干

图 2-1-15　中间入路结扎肠系膜根部血管

幽门下淋巴结清扫

由于患者肿瘤位于结肠肝曲，可以行幽门下淋巴结清扫。结扎胃网膜右动静脉（RGEV&RGVA）及幽门下动脉（IPA）（图 2-1-16）。

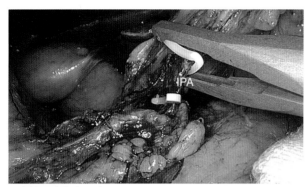

A 幽门下动脉（IPA）

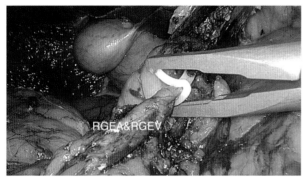

B 胃网膜右动静脉（RGEV&RGEA）

图 2-1-16 No.6 组淋巴结清扫

消化道重建

消化道重建可以采用小切口辅助下完成（图 2-1-17），亦或采用完全腹腔镜下完成。行回肠结肠吻合，可包括端端吻合、侧侧吻合及端侧吻合。完全腹腔镜下多采用直线切割缝合器行侧侧吻合，包括顺蠕动（Overlap 法）和逆蠕动（FETE 法）。共同开口可在腹腔镜下使用可吸收线行间断或连续缝合关闭，或使用倒刺线连续缝合关闭。

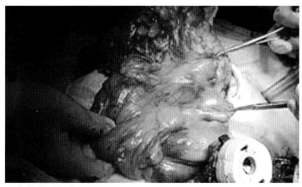

A 右半结肠标本正面

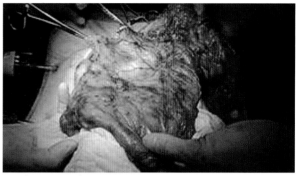

B 右半结肠标本背面

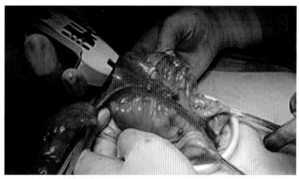

C 回肠结肠侧侧吻合

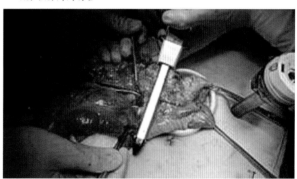

D 病变肠段切除，消化道重建

图 2-1-17 小切口辅助进行消化道重建

■ 2.3 讨论

2.3.1 尾侧联合中间入路 CME 解剖学理论依据

现代结肠系膜理论认为，RRCS、TRCS、IMS 为相互延续的完整外科平面[8, 9]。该术式先以回盲部为起点，自下而上、由外向内寻找 RRCS，随后拓展 TRCS；而后转向中间入路，以肠系膜上静脉 SMV 为主轴由下而上依次解剖、结扎肠系膜根部血管。此术式简化了完全中间入路 CME 起步阶段分辨 Toldt's 筋膜与结肠系膜间隙的技术难点，同时采用完全中间入路进行系膜血管根部离断，保证了清扫淋巴的安全性，操作更简便、更安全，同时右半结肠系膜脏层筋膜亦保持完整，符合

CME 原则。与中间入路相比，对于一些特定的病例，如较肥胖、系膜层次较难寻找的患者，该术式能够更加容易准确地寻找到正确的层面，有利于高质量地完成右半结肠 CME 手术。

2.3.2 "右半结肠癌 CME 术指纹"的概念

TRCS（图 2-1-18 中的 A）右界为十二指肠降段，左界为 SMV，上至横结肠系膜根部，下至十二指肠水平部，前为横结肠系膜，后为胰腺。TRCS 的拓展与解剖是右半结肠癌 CME 的关键步骤之一。TRCS 及在其中穿过的 Henle's 干（即胃肠共同干）解剖分型变异繁多[10]，每个患者不尽相同，如同病人的"指纹"，具有唯一性。故笔者将 TRCS 及 Henle's 干其命名为右半结肠癌 CME 的"指纹"。Henle's 干分型方法较多[11]，为方便临床应用，笔者推荐按汇入 Henle's 干的结肠静脉属支数量进行分型。根据结肠静脉属支数量不同，可将 Henle's 干大致分为 0 型（0 支）、Ⅰ型（1 支）、Ⅱ型（2 支）、Ⅲ型（3 支）。

在本例手术中，可见患者 RCV、MCV 均直接汇入 SMV（图 2-1-15 中的 D，图 2-1-15 中的 F，图 2-1-18 中的 B），Henle's 干仅由 RGEV 和

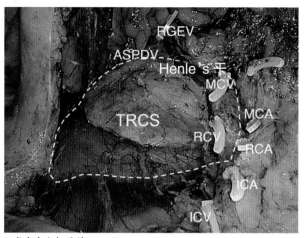

B 术中充分拓展的 TRCS

图 2-1-18　横结肠后间隙（TRCS）

ASPDV 汇合而成而无结肠静脉属支，故应为 0 型。实际临床工作中最常见的为Ⅰ型，其中以 RCV 汇入共同干最为常见。Henle's 干多粗短，直接结扎之易导致止血夹滑脱出血，故笔者倾向于分别结扎其属支[12]。考虑到 Henle's 干变异，拓展该间隙时应仔细解剖，充分暴露 Henle's 干及其属支，避免对其盲目钳夹、结扎而导致难以控制的出血。Henle's 干及其属支的损伤出血是右半结肠手术出血主要的因素，目前尚缺乏高质量临床研究总结其变异规律。

■ 2.4 小结

右半结肠癌 CME 手术发展至今，已有多种不同入路可供选择[13, 14]：传统开腹手术多采用的外周入路；腹腔镜手术多采用中间入路，其又可细分为联合中间入路和完全中间入路[11, 15]。本文对由外周入路和中间入路发展[14]而来的尾侧联合中间入路进行了简要介绍，该术式技术上可行，术者操作相对简便，手术安全性高，可供结直肠外科医生参考。

（薛佩、冯波）

第三节

尾侧入路腹腔镜右半结肠根治术

■ 3.1 概述

目前，腹腔镜根治性右半结肠切除术分为头侧（腹侧面，即前面）入路与尾侧（腹侧面和背

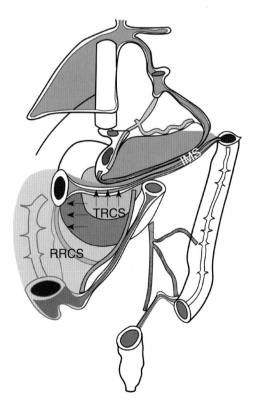

A TRCS 示意图

侧面，即前面或后面）中间入路。尾侧入路法右半结肠癌根治术的提出和临床应用可追溯到本世纪初。2001 年，日本的 Fujita 首次报道了腹腔镜下尾侧中间入路（腹侧面）右半结肠癌根治术。2013 年，日本的三毛牧夫在他主编的《腹腔镜下大肠癌手术》一书中，较为系统地描述了从尾侧回盲部背侧中间入路的腹腔镜右半结肠切除术（韩方海教授主译）。2011 年，笔者所在中心开始应用尾侧入路（回盲部背侧）进行右半结肠癌根治术，目前已完成 500 余例。按照我们的经验，尾侧将回盲部向头侧翻起的背侧中间入路较尾侧在回结肠血管下方（腹侧）中间入路更易找到正确的右腹膜后间隙，然后将回盲部复位，转向腹侧行血管淋巴清扫和高位结扎更易进行。现将尾侧入路法腹腔镜右半结肠癌根治术步骤进行详细的阐述。

3.2 尾侧入路腹腔镜右半结肠癌根治术

3.2.1 适应证

适用于阑尾、盲肠、升结肠以及结肠肝区恶性肿瘤。

3.2.2 手术步骤

患者体位、术者站位及 Trocar 放置位置

患者仰卧分腿位，双上肢可外展，呈"大"字形。术者位于患者左侧，扶镜手位于患者两腿之间，助手位于患者右侧，器械护士位于患者左侧紧邻术者。套管放置采用五孔法（图 2-1-19）。

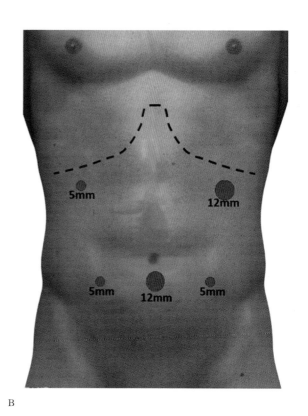

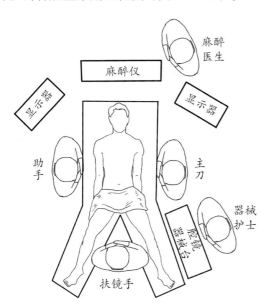

图 2-1-19 体位及 Trocar 放置位置

右结肠后间隙的游离

Ⅰ.患者取头低脚高位，将小肠移至上腹部，助手右手提起阑尾或盲肠，左手提起小肠系膜，充分暴露并拉紧右结肠系膜尾侧及后腹膜，显露右结肠系膜与后腹膜之间的"黄白交界线"，即膜桥（tri-junction）（图 2-1-20）。

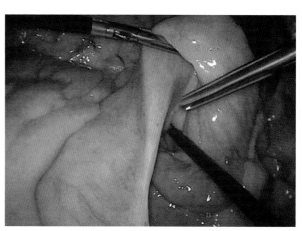

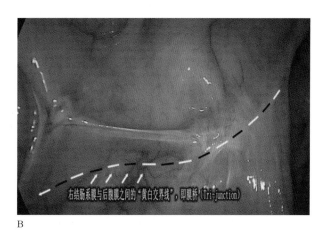

B

右结肠系膜与后腹膜之间的"黄白交界线"，即膜桥（Tri-junction）

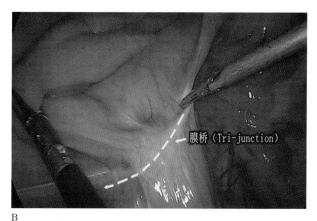

B

膜桥（Tri-junction）

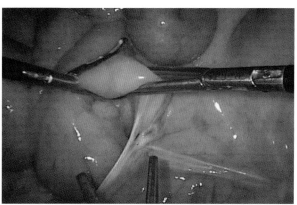

C

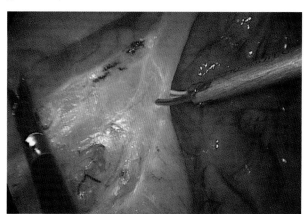

C

图 2-1-20　显露膜桥

Ⅱ.沿该膜桥切开，辨认右结肠系膜后叶及肾前筋膜，可看到白色网状"天使的发丝"，进入 Toldt's 间隙。该步骤常常容易进入腹膜后间隙，保持肾前筋膜完整是其关键（图 2-1-21）。

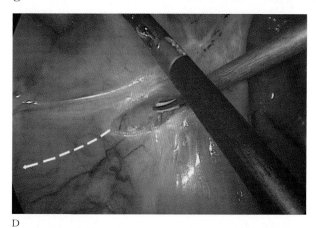

D

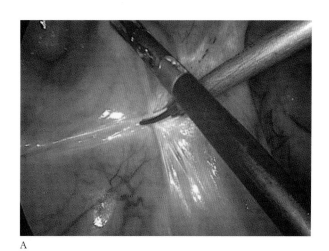

A

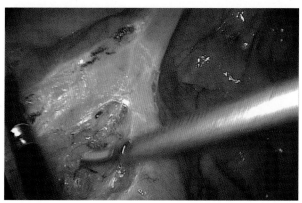

E

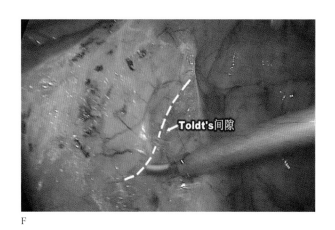

F

图 2-1-21　进入 Toldt's 间隙

Ⅲ.继续切开膜桥，向外侧达侧腹膜（如肿瘤位于回盲部，切到盲肠内侧附近即可，遵循肿瘤非接触原则），向内达十二指肠升部左侧。应用锐性、钝性分离相结合的方法，拓展右结肠系膜后间隙（右侧 Toldt's 间隙）（图 2-1-22）。

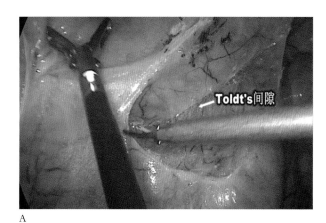

A

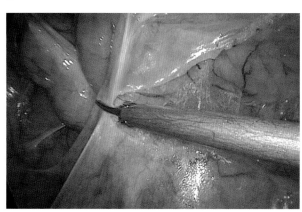

B

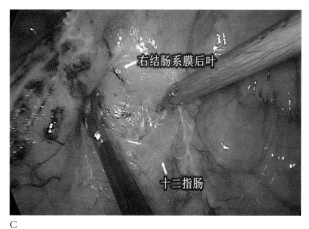

C

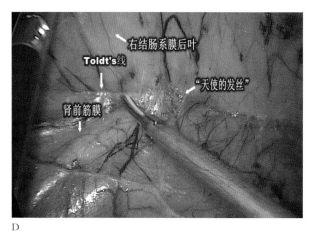

D

图 2-1-22　拓展右侧 Toldt's 间隙

Ⅳ.沿肾前筋膜向内侧、头侧拓展，进入胰十二指肠前间隙，可显露胰腺及肠系膜上静脉（SMV）远心端。注意勿损伤从 SMV 进入胰腺的细小分支，包括胰十二指肠下前静脉。然后向外侧继续拓展 Toldt's 间隙，达升结肠内侧（肿瘤位于升结肠）或侧腹膜处（肿瘤不位于升结肠），向头侧达横结肠肝曲下缘。由外侧间隙向内上方扩展胰十二指肠前间隙，内达 SMV 右侧，显露胃结肠干，解剖胃结肠干及其主要属支。右结肠系膜后方的游离到此结束，在胰头前方置入小沙块起标识及隔离作用（图 2-1-23）。

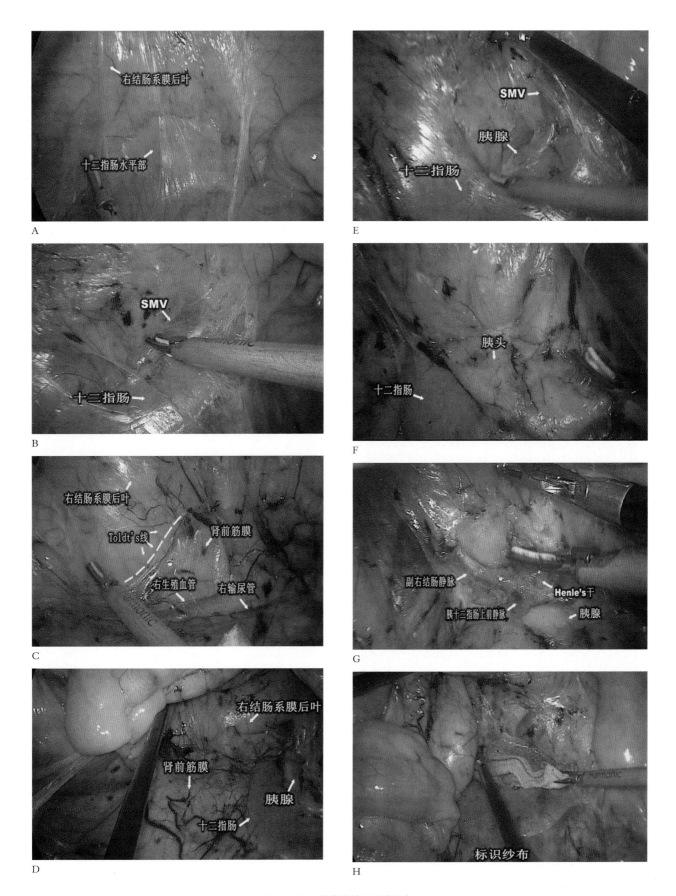

图 2-1-23 游离右结肠系膜后方

SMV 及其属支的解剖及淋巴结清扫

Ⅰ.助手左手向腹侧头侧提起结肠中血管蒂，右手提起回结肠血管蒂，使系膜紧张。在右结肠系膜与小肠系膜交界处（自然皱褶处）切开系膜前叶，并以后腹膜 SMV 投影作为航标，分层切开后腹膜，打开 SMV 血管鞘膜，完全显露 SMV 主干（图 2-1-24）。

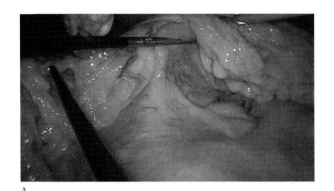

A

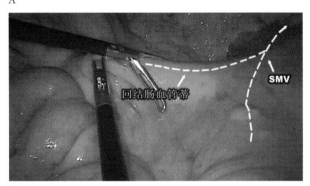

B

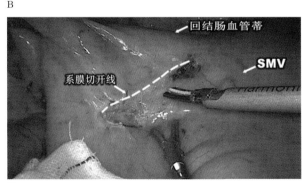

C

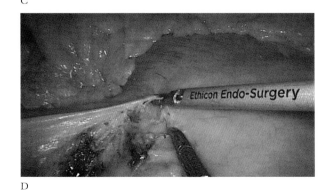

D

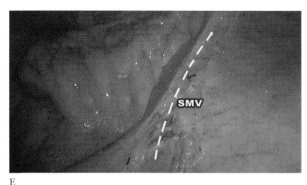

E

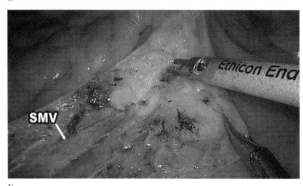

F

图 2-1-24　显露 SMV 主干

Ⅱ.在右结肠系膜与小肠系膜交界处切穿系膜，裸化 SMV 尾侧及回结肠动静脉，分别根部结扎切断回结肠动静脉，清扫 No.203 组淋巴结（图 2-1-25）。

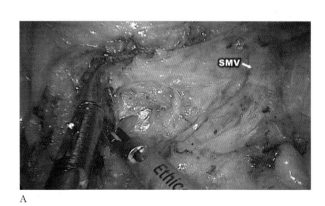

A

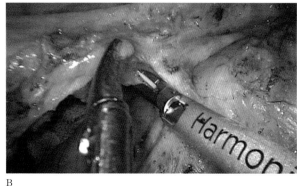

B

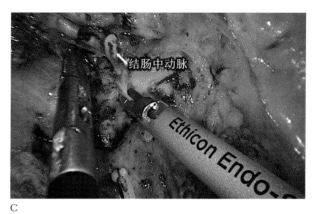

C

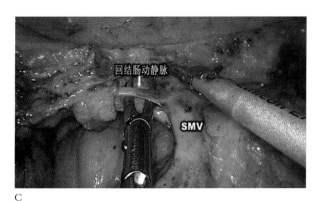

C

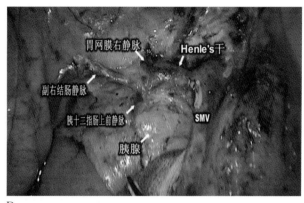

D

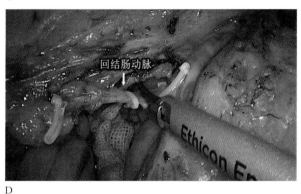

D

图 2-1-25　根部离断回结肠动静脉

图 2-1-26　显露胃结肠干

Ⅲ. 应用钝性、锐性分离相结合的方法，游离 SMV 主干，裸化并从根部结扎、切断右结肠静脉及结肠中动脉，整块清扫 NO.213、NO.223 组淋巴结。从 SMV 根部与胰颈交界处爬坡进入胰腺前间隙，显露胃结肠干（图 2-1-26）。

Ⅳ. 解剖胃结肠干及其属支，根部结扎、切断副右结肠静脉。根据肿瘤位置结扎、切断网膜右静脉、动脉。该步骤容易损伤胰十二指肠上前静脉导致难以控制的出血，诀窍在于血管鞘内做平行分离，热刀朝外，不要向胃结肠干后方拓展间隙（图 2-1-27）。

Ⅴ. 横结肠上区及升结肠外侧缘的游离同中间入路法。

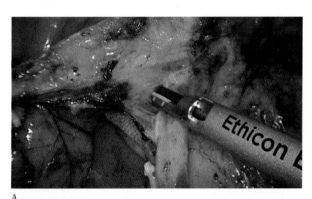

A

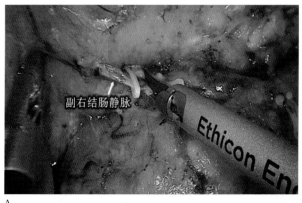

A

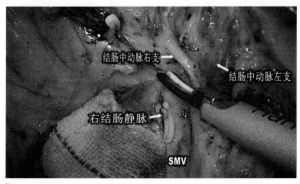

B

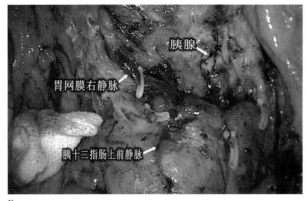

B

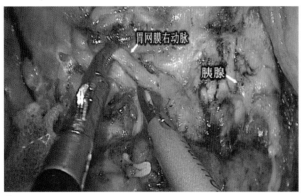

C

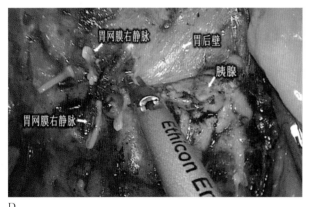

D

图 2-1-27 离断副右结肠静脉、网膜右动静脉

■ 3.3 讨论

右半结肠手术是结直肠手术中最为复杂的手术，其涉及解剖层面、脏器、血管最多，在手术操作中常常会遇到各种变数，因此手术风险最大，学习难度也相对较大。手术主要有以下两个难点。

第一，解剖层面的寻找。目前最为经典的中间入路很好地做到了回流血管优先处理，但是对于肥胖或者过于消瘦的患者，往往容易走错间隙，从而因损伤系膜间血管导致出血，甚至损伤输尿管、十二指肠、胰头等脏器。尾侧入路从右半结肠尾侧系膜与后腹膜交界处的"膜桥"处切开，

能较为容易地进入 Toldt's 间隙，且在拓展间隙过程中视野好，操作方便，能有效减少学习难度，提高手术安全性。然而，对于部分患者，该入路仍然容易进错层面，最为常见的是进入后腹膜间隙，从而损伤输尿管。我们的经验是，切开"膜桥"后，要找到光滑的右结肠系膜后叶，紧贴右结肠系膜后叶进行钝性分离，遇到剥离面的成角处，用超声刀锐性切割，可防止微小血管的出血。

第二，SMV 主干及其属支的解剖以及脂肪淋巴组织的彻底清扫。经典的中间入路在处理 SMV 及其属支过程中，由于担心损伤 SMV 血管壁、其属支以及后方组织，往往在 SMV 右侧不敢轻易向后方进行立体清扫，从而导致 SMV 主干右侧及右后方"淋巴链"残留。尾侧入路手术过程中，由于 SMV 后方间隙已经提前打开并置入小纱块隔离后方组织，SMV 的解剖可轻而易举与后方间隙会师，这样，既能安全裸化 SMV 及其属支，又能彻底地清扫淋巴脂肪组织。

尾侧入路与中间入路的区别，狭义上来说，就是层面优先与血管优先的区别。因此，对于尾侧入路最大的争议，在于担心在没有预先结扎肿瘤回流血管以及饲养血管的情况下分离系膜，不符合肿瘤手术原则。事实上，右半结肠癌根治术中间入路法的基本思想和乙状结肠癌、直肠癌是一样的。它们均以结肠系膜与后腹膜中间交界线（"膜桥"）为起点，切开腹膜，沿此线进入并适当拓展 Toldt's 间隙，高位结扎根部血管，清扫相应淋巴结，从而游离所要切除的肠管、系膜及淋巴结缔组织。从这个层面看，尾侧入路法也是符合中间入路法的思路的。因为尾侧入路也是以脏壁层筋膜的内侧边界的"膜桥"为入口，先进入 Toldt's 间隙并充分拓展之，再高位结扎血管，在这个过程中始终没有骚扰和挤压肿瘤，同样符合肿瘤手术原则。必须强调，这个手术要始终遵循一个原则：右半结肠系膜后间隙的分离要限定在系膜区域，尤其是不能在肿瘤后方间隙进行分离，从而避免对肿瘤的挤压和骚扰，也就是肿瘤区域的最后处理原则。

（刁德昌）

参考文献

[1] 邹瞭南，熊文俊，李洪明，等. 尾侧入路腹腔镜右半结肠癌根治术疗效分析 [J]. 中华胃肠外科杂志，2015, 8(11):1124−1127.

[2] 邹瞭南，李洪明，万进. 腹腔镜尾侧入路右半结肠癌根治性切除的安全性、可行性及临床应用价值 [J]. 中华结直肠疾病电子杂志，2016, 5(3):238−243.

[3] 池畔. 腹腔镜右半结肠癌根治手术入路的选择：选择尾侧入路 [J]. 中华胃肠外科杂志，2016, 19(8):875−877.

[4] WIGGERS T, JEEKEL J, ARENDS J W, et al. No−touch isolation technique in colon cancer: a controlled prospective trial[J]. BritishJournal of Surgery, 1988, 75(5):409−415. DOI: 10.1002/bjs.1800750505.

[5] DECANINI C, MILSOM J W, BÖHM B, et al. Laparoscopic oncologic abdominoperineal resection[J]. Diseases of the Colon &Rectum, 1994, 37(6):552−558. DOI: 10.1007/bf02050989.

[6] MILSOM J W, BÖHM B, DECANINI C, et al. Laparoscopic oncologic proctosigmoidectomy with low colorectal anastomosis in a cadaver model[J]. Surgical Endoscopy, 1994, 8(9):1117−1123. DOI: 10.1007/bf00705735.

[7] FUJITA J, UYAMA I, SUGIOKA A, et al. Laparoscopic right hemicolectomy with radical lymph node dissection using the no−touchisolation technique for advanced colon cancer[J]. Surgery Today Berlin, 2001, 31(1):93−96. DOI: 10.1007/s005950170230.

[8] HOHENBERGER W, WEBER K, MATZEL K, et al. Standardized surgery for colonic cancer: complete mesocolic excision and central ligation−technical notes and outcome.[J]. Colorectal Disease, 2008, 11(4):354−64, discussion 364−365. DOI: 10.1111/j.1463−1318.2008.01735.x.

[9] 严俊，应敏刚，周东，等. 腹腔镜右半结肠切除中间入路与侧方入路的前瞻性随机对照研究 [J]. 中华胃肠外科杂志，2010, 13(6):403−405.

[10] 郑波波，王楠，吴涛，等. 改良中间入路与传统中间入路在腹腔镜右半结肠切除术中的比较研究 [J]. 中华胃肠外科杂志，2015(8):812−816.

[11] 韩亮，刘磊，王辉. 腹腔镜根治性右半结肠癌切除术不同手术入路的比较 [J]. 华中科技大学学报医学版，2015(4):464−467.

[12] 郑民华，马君俊. 腹腔镜右半结肠完整结肠系膜切除术 [J]. 中华腔镜外科杂志电子版，2015(1):1−3.

第四节

尾侧、头侧入路腹腔镜右半结肠癌 CME 术

■ 4.1 概述

自 Hohenberger 等[1] 鉴于 TME 理论提出完整结肠系膜切除术 (complete mesocolic excision, CME) 以来，CME 已经成为右半结肠癌的标准手术方法。CME 理念下的腹腔镜右半结肠手术入路有外侧入路、中间入路、尾侧入路、头侧入路等入路方式[2, 3]。本文介绍尾侧联合头侧入路右半结肠癌 CME 术式。该入路的手术方式优势在于：可使接下来处理右结肠血管及 Henle's 干更加方便；游离肝曲更加容易；减少因解剖不熟悉导致 Henle's 干附近损伤出血的风险。同时如有必要也可轻松清扫 No.6 组淋巴结（幽门下淋巴结）[4]。通过尾侧联合头侧入路这种手术方式，可以提高手术的大体速度，可以更快、更好地完成右半 CME 手术。

▌ 4.2　尾侧、头侧入路腹腔镜右半结肠癌 CME 术

4.2.1　患者信息

女性，67 岁，主诉腹胀、便血 3 月余，无其他手术史。

肠镜：升结肠 80cm 处不规则、菜花样肿物，表面附污苔、质脆易出血。

病理：（升结肠）腺癌。

CT: 升结肠占位,5cm×6cm,与腹壁关系密切。

术前分期：T4bN0M0，ⅡC 期。

4.2.2　手术步骤

全面探查腹腔，明确肿瘤部位（图 2-1-28）。

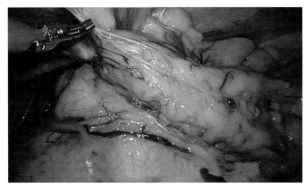

图 2-1-28　探查肿瘤位于升结肠近盲肠部，侵及右下腹壁腹膜

尾侧

患者体位为头低足高，将小肠、网膜等腹腔内容物移至上腹部，充分暴露近端小肠系膜与后腹膜的"黄白交界线"（图 2-1-29）。在右侧髂总血管及右侧输尿管交界处上 1cm 沿黄白交界处切开小肠背侧系膜，外侧到达盲肠外侧腹膜，内侧达到腹主动脉前方小肠系膜附着处，沿 Toldt's 间隙向头侧游离（图 2-1-30），达十二指肠水平部腹侧，经过胰头前方，直至显露十二指肠球部。

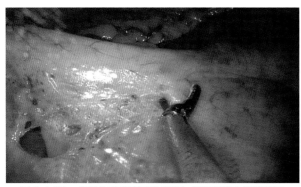

图 2-1-29　术者右手超声刀沿结肠与回肠系膜交界部剪开

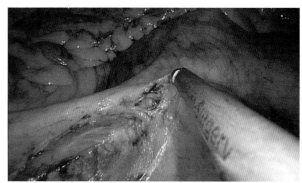

图 2-1-30　超声刀非工作端向下打开 SMV 表面系膜

头侧

患者体位为头高足低，胃大弯中部血管弓处打开胃结肠韧带，沿胃网膜血管向右分离大网膜，打开肝结肠韧带（图 2-1-31）并进入胃系膜与横结肠系膜之间的融合间隙。向下切开右结肠旁沟系膜，由下向上切开回盲部系膜与右腹壁粘连带，切开到小肠系膜根部（图 2-1-32）。

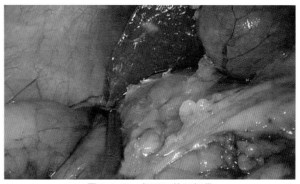

图 2-1-31　切开肝结肠韧带

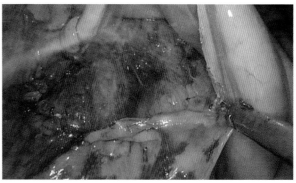

图 2-1-32　切开到小肠系膜根部

中间联合

患者体位为头低足高，确认肠系膜上静脉走行后，提起回结肠血管，在其左侧缘切开结肠系膜，根部离断回结肠动、静脉（图 2-1-33、图 2-1-34、图 2-1-35）。继续沿肠系膜上静脉向头侧解剖，

可见右结静脉由肠系膜上血管发出，在其根部离断（图2-1-36、图2-1-37）。在显露中结肠动脉后，根部离断中结肠动脉、静脉（图2-1-38、图2-1-39）。而标准右半结肠切除术可保留中结肠动脉左支而切断右支。

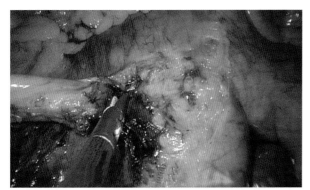

图 2-1-33　利用分离钳的角度分离、裸化血管

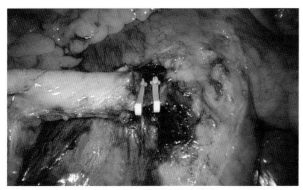

图 2-1-34　离断回结肠动脉

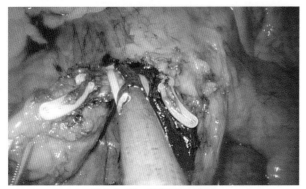

图 2-1-35　离断回结肠静脉

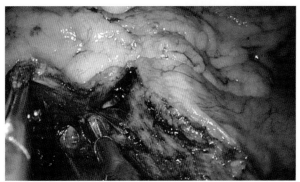

图 2-1-36　分离钳分离右结肠静脉周围组织

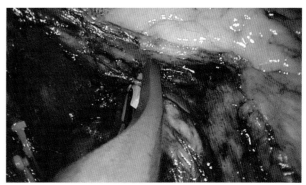

图 2-1-37　离断右结肠静脉

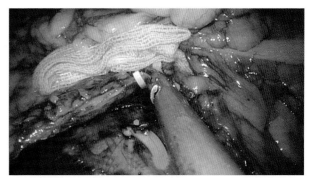

图 2-1-38　离断结肠中动脉

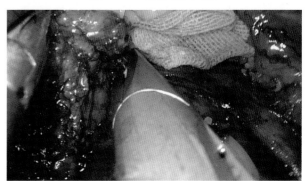

图 2-1-39　离断结肠中静脉

消化道重建

消化道重建可以采用小切口辅助下完成，行回肠结肠吻合（图2-1-40），完全腹腔镜下多采用直线切割缝合器行侧侧吻合。共同开口可在腹腔镜下使用可吸收线行间断或连续缝合关闭，或使用倒刺线连续缝合关闭。

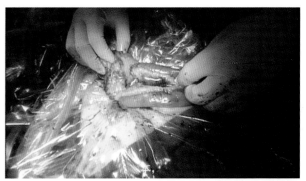

图 2-1-40　脐旁切口延长，取出标本，行回肠横结肠端侧吻合

回顾视野

见图 2-1-41、图 2-1-42、图 2-1-43。

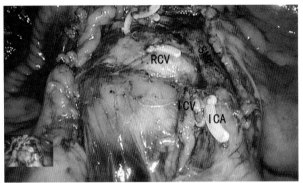

图 2-1-41　回顾视野 1

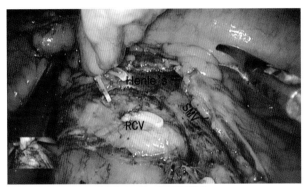

图 2-1-42　回顾视野 2

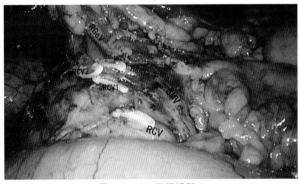

图 2-1-43　回顾视野 3

4.3 讨论

由于腹腔镜右半结肠切除术涉及脏器多，血管变异大，手术风险高，技术难度大，在解剖过程中无法预知深部结构，容易造成副损伤，也容易进入错误的解剖间隙：浅则可能在结肠系膜内分离，引起出血和破坏结肠系膜的完整性；深则可能误伤腹膜后器官，如输尿管及生殖血管[5]。对于单纯头侧、尾侧入路的腹腔镜右半结肠切除术来说，有研究[6, 7]认为均符合肿瘤学 "NO TOUCH" 原则[8]；但在处理结肠中静脉、结肠中动脉时会意外损伤血管而导致出血；也有研究[9]认为头侧入路显露十二指肠降部与胰头，稍不慎可能扯断右结肠静脉，造成难以控制的大出血，亦可能损伤外科干其他分支，在止血过程中损伤肠系膜上静脉。然而笔者认为：尾侧、头侧入路对处理右结肠血管及 Henle's 干更为方便，游离肝曲更加容易，减少因解剖不熟悉导致的 Henle's 干附近损伤出血的风险。相比其他手术入路，通过尾侧联合头侧入路这种手术方式，可节约 20~30min 手术时间，从而可以更快、更好地完成右半 CME 手术。

4.4 小结

对于初级临床医师来说，右半结肠切除术中血管的解剖、走行的层次仍然是一大难点。目前，右半结肠切除术的手术入路是多种多样的，可以选择单一手术入路，也可以选择联合多种手术入路。本文是对腹腔镜右半结肠切除术的尾侧、头侧联合入路进行简要介绍，可供临床医师参考。

（刘磊　郭瑞　张庆彤）

参考文献

[1] HOHENBERGER W, et al. Standardized surgery for colonic cancer: complete mesocolic excision and central ligation—technical notes and outcome[J]. Colorectal Dis, 2009, 11(4): 354-364; discussion 364-365.

[2] 杜晓辉, 何长征. 右半结肠癌微创治疗的术式选择 [J]. 临床外科杂志, 2018, 26(10): 724-726.

[3] 郑民华. 腹腔镜右半结肠癌 CME 切除术——尾侧中间联合入路 [J]. 中华普外科手术学杂志（电子版）, 2018, 12(3): 198.

[4] 王琛，刘永永. 腹腔镜下右半结肠癌 CME 的争议与焦点 [J]. 中华普外科手术学杂志 (电子版)，2019，13(5)：437-439.

[5] YAMAGUCHI S, et al. Venous anatomy of the right colon: precise structure of the major veins and gastrocolic trunk in 58 cadavers[J]. Dis Colon Rectum, 2002, 45(10): 1337-1340.

[6] 郑波波，等. 改良中间入路与传统中间入路在腹腔镜右半结肠切除术中的比较研究 [J]. 中华胃肠外科杂志，2015(8)：812-816.

[7] 邹瞭南，等. 腹腔镜尾侧入路法根治性右半结肠切除术 [J]. 中华结直肠疾病电子杂志，2017，6(2)：170-173.

[8] TAKII Y, et al. A randomized controlled trial of the conventional technique versus the no-touch isolation technique for primary tumor resection in patients with colorectal cancer: Japan Clinical Oncology Group Study JCOG1006[J]. Jpn J Clin Oncol, 2014, 44(1): 97-100.

[9] 池畔. 腹腔镜右半结肠癌根治手术入路的选择：选择尾侧入路 [J]. 中华胃肠外科杂志，2016，19(8)：877.

第五节

"互"字式腹腔镜右半结肠切除术

▦ 5.1 概述

腹腔镜右半结肠切除术是腹腔镜结直肠癌根治术中较为困难的手术，其手术要求既要做到 CME [1] 又要求做到 D3（第 3 站淋巴结）的清扫，因此技术难度较高。为了解决这个手术一些技术上的问题，国内外学者提出了许多种入路方式，虽然名称有很多种叫法，但是从入路方向上来看，主要还是可以归结为中间入路和外侧入路两种。

在开放手术中，外周入路较为常见，而腹腔镜手术中，中间入路较为常见 [2]，本术式采用外侧入路法，通过对"互"字每个笔画和相关区域的阐释，确立了游离的起点和止点，明确了切开线、游离面，从点、线、面上立体地解释了"互"字在此手术中代表的含义，同时也强调"互"字中间的"口"正是十二指肠包绕胰腺的区域，其与周边筋膜相互独立的区域，该区域的解剖自然也成为本手术的重点及难点（图 2-1-44、图 2-1-45）。

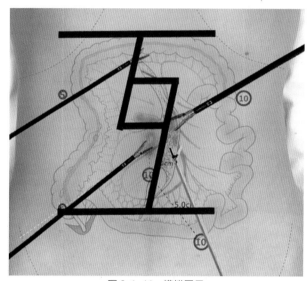

图 2-1-44　模拟图示

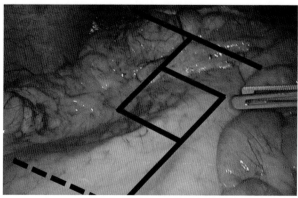

图 2-1-45　术中实拍示意图

技术的优势：①便于掌握 CME 平面；②初学者容易掌握。

技术的局限：为避免违背肿瘤 "NO TOUCH" 原则，外侧入路不能完全展开，需在靠近肿瘤处停止游离，转向内侧。

5.2 "互"字式腹腔镜右半结肠切除术

5.2.1 患者信息

男性，52 岁，主诉间断便血 1 个月。

肠镜：距离肛门 60cm 一隆起型病变，占据 1/2 管腔。

活检病理：腺癌。

CT：升结肠起始段肠壁增厚，管腔狭窄，考虑 MT。

术前分期：cT3N0M0。

5.2.2 手术步骤

患者体位、术者站位及 Trocar 放置位置

患者体位：患者采用仰卧分腿位（图 2-1-46）。

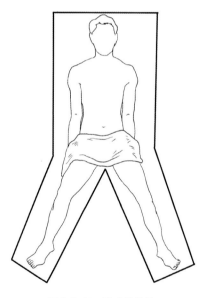

图 2-1-46 手术的体位

术者站位：术者站位于患者左侧，助手站位于患者右侧，扶镜手站立于患者两腿之间（图 2-1-47）。处理血管时，术者可变位至两腿之间，助手站位于左侧，扶镜手站位于术者右后侧。

Trocar 位置：5 孔法，脐下 2.0cm 放置 10mm 套管作为观察孔；左侧肋缘下 3cm 锁骨中线处 10mm 套管为主操作孔；腹直肌外缘距离观察

孔 5cm 处 10mm 套管为术者副操作孔；麦氏点位 5mm 套管及与主操作孔右侧对应位置 5mm 套管为助手操作孔（图 2-1-48）。

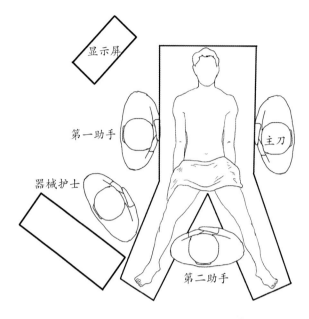

图 2-1-47 术者站位

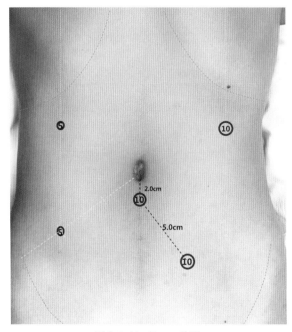

图 2-1-48 Trocar 位置

"互"字式第一刀：上方的横 "一"

以"互"字上横"一"标示胃结肠韧带，根据肿瘤位置在胃网膜血管弓内或者弓外切开，回盲部及升结肠肿瘤在弓外切开，不清扫 No.6 组淋巴结；肝曲肿瘤在胃网膜血管弓内切开，清扫 No.6 组淋巴结（图 2-1-49）。

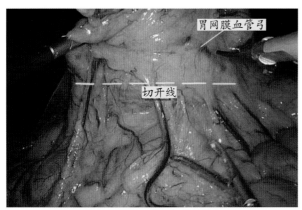

图 2-1-49　胃结肠韧带的处理

"互"字式横折 "ㄱ"中的横 "一"

离断胃结肠韧带血管之后，需要显露胰腺，以横折 "ㄱ"中横 "一"标示胰腺，其目的为了提示胰腺的显露在本术式中的作用，以胰腺为解剖标识点显露胃结肠干各属支血管，暂不予以处理，待中间入路会合后再行离断。（图 2-1-50）

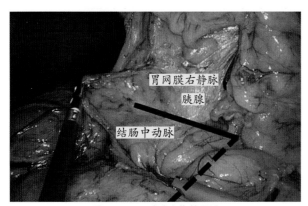

图 2-1-50　胰腺上缘的显露

"互"字式第二刀：下方横 "一"

将小肠自回盲部翻向头侧，显露小肠系膜根；助手夹持小肠系膜向腹侧提拉，辨识小肠系膜根与后腹膜的交界线，沿着此交界线切开小肠背侧系膜。游离界限：外侧到达盲肠外侧腹膜；内侧达到腹主动脉前方小肠系膜附着处，沿 Toldt's 间隙向头侧游离，游离层面在 Gerota 筋膜之上（图 2-1-51）。

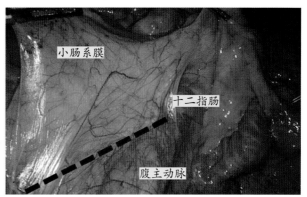

图 2-1-51　Toldt's 间隙游离示意图

"互"字式中的撇折 "ㄥ"

自下腔静脉腹侧掀起十二指肠水平部，而后将十二指肠水平部自结肠系膜上松解下来（此步骤并非必须将十二指肠完全掀起，有时是分离的过程中顺势而为，应该在游离过程中随时调整视角进行判断，防止误损伤十二指肠水平部），此处为 Toldt's 筋膜内外侧不相通，需切开 Toldt's 融合筋膜才能显露胰腺及沿此平面游离十二指肠降部。沿十二指肠和胰腺表面向内侧头侧继续游离，内侧显露可见肠系膜上动静脉停止游离，此处的游离目的是将肠系膜上动静脉从背侧显露，寻找 "互"字中的撇折 "ㄥ"，以其代表十二指肠降部及水平部（图 2-1-52）。

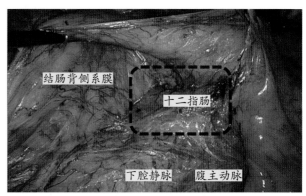

图 2-1-52　十二指肠水平部显露

"互"字式第三刀：横折 "ㄱ"中 "丨"

回结肠血管蒂与肠系膜上血管交角处切开结肠腹侧系膜，因背侧间隙已经拓展完成，可沿预定切开线全层切开。此时沿回结肠血管和肠系膜上血管交角全层切开结肠系膜，以外侧游离显露的肠系膜上动静脉背侧面为指示，此时血管的处理会很轻松，因头侧胃结肠干各属支已经解剖显露，在回结肠血管处理以后，该手术剩下需要处理的也只有5~6cm长的外科干了（图2-1-53）。

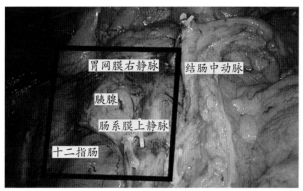

图 2-1-53　外科干的处理

注　意

根据肿瘤位置不同选择切除范围。回盲部及升结肠肿瘤在结肠中血管右侧切开，保留结肠中血管的左支，肝曲肿瘤在结肠中血管左侧切开，在结肠中动脉根部离断。

5.2.3　术后注意事项

术后根据病理结果选择是否需要辅助治疗。

■ 5.3　讨论

自从1991年Jacobs[3]报告第1例腹腔镜结肠切除手术后，经过20多年的发展，腹腔镜结肠癌切除术无论从根治性及安全性方面均已得到了多项随机临床试验的论证[4]。随着高清腹腔镜的出现和外科医生技艺的日渐精湛，手术已经不再单纯局限在切除的层面，大家开始在胚胎学发生的角度去重新审视局部解剖结构，包括CME技术、日本学者的D3原则、膜解剖技术等，其目的均

是为了获得肿瘤的最大根治，还有就是做到术中少出血甚至无血。

那么在概念纷杂的今天，怎样能找到一个既简单易记又确切实用的办法呢？基于欧美学者提出的"信封样结构"以及将游离间隙比喻成"天使的发丝"等，可以看到文化和信仰均影响着外科医生对手术及解剖结构的领悟。同时通过大量的临床实践也发现右半结肠游离过程中，在十二指肠包绕胰腺的区域其膜性结构相对独立，如何能进入到正确的解剖间隙，如何能和其他间隙融会贯通，对初学者来说是很难理解和掌握的，受到日本学者提出的Toldt's融合筋膜像汉字"互"字的启发，通过运用汉字"互"标示右半结肠切除术中的几个重要的解剖结构，这也是基于CME理论及其所描述的"信封样结构"的东方式理解。

"互"字左外侧的区域则为肿瘤生长的区域，本着肿瘤的非接触原则，此处操作可待血管处理完毕后进行。但笔者认为初始游离阶段如果能从外周完全掀起右侧结肠，可避免后期此处处理的重复动作，期待日本一项关于肿瘤"no touch"的随机对照研究JCOG1006[5]的结果能为研究带来进展。

此概念为单中心经验的总结，完全从下外侧、上外侧游离右半结肠，最后在中间血管区域会师，定义"互"字形可便于记忆和理解，但难免有个人理解偏差及牵强附会的可能，尚需临床资料的完善和整理，也期待不同入路的随机对照研究。

（谢忠士）

参考文献

[1] HOHENBERGER W, WEBER K, MATZEL K, et al. Standardized surgery for colonic cancer: complete mesocolic excision and central ligation – technical notes and outcome[J]. Colorectal Disease, 2009, 11(4):354−364.

[2] DIMITRIOU N, GRINIATSOS J.Complete mesocolic excision: Techniques and outcomes [J]. World Journal of Castrointestinal oncology, 2015, 7(12): 383−388.

[3] JACOBS M, VERE J J, Goldstein H. Minimally invasive colon resection[J].Surg Laparosc Endosc Percutan Tech, 1991, 1:144−150.

[4] 郑民华,朱倩林.中间入路腹腔镜辅助结肠切除术 150 例临床分析 [J]. 腹部外科 ,2008,21(1):17-19.

[5] TAKII, Y, SHIMADA Y, MORIYA Y, et al. A Randomized Controlled Trial of the Conventional Technique Versus the No-touch Isolation Technique for Primary Tumor Resection in Patients with Colorectal Cancer: Japan Clinical Oncology Group Study JCOG1006[J].Jpn J Clin Oncol, 2014:44(1)97-100.

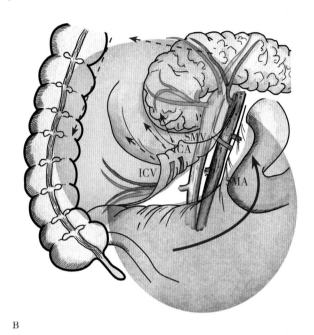

B

图 2-1-54　翻页式中间入路

第六节

翻页式入路腹腔镜右半结肠切除术

■ 6.1 概述

　　腹腔镜右半结肠 CME 手术有两个主要的手术入路：从中间到外侧入路和从外侧到中间入路[1]。从中间到外侧的手术入路是腹腔镜右半结肠 CME 的传统入路方式，右半结肠手术及解剖上有一定复杂性，比如外科平面的拓展、肠系膜上静脉（SMV）属支的判别和解剖、Henle's 干的解剖等，所以腹腔镜右半结肠 CME 比左半结肠 CME 的难度要高。为了更好地解决这些手术中遇到的常见问题，腹腔镜下及开腹手术下的入路优化一直是学术界关注的焦点。传统的中间入路仍然是结直肠外科医生最常用的右半结肠手术入路，它不仅更符合肿瘤根治原则，同时能够快速寻找解剖标志物。不过在实施过程中仍然会遇到解剖层次出错，血管辨识不清等现象。所以基于我们之前对于腹腔镜右半结肠 CME 手术中间入路的研究，我们提出了相应的优化方案：即翻页式中间入路（图 2-1-54）。

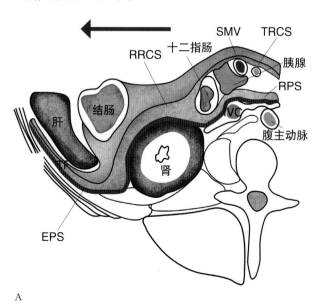

A

■ 6.2 翻页式入路腹腔镜右半结肠切除术

6.2.1 患者信息

　　男性，48 岁，主诉右下腹不适 2 个月，加重 1 月余，无手术外伤史。

　　肠镜：回盲部隆起溃疡性肿块，大小约 3cm×4cm，表面覆污苔，触之易出血。

　　病理：腺癌。

　　CT：升结肠肠壁增厚伴强化。

　　术前分期：cT3N0-1M0。

6.2.2 手术步骤

　　患者体位、术者站位及 Trocar 放置位置

　　同传统中间入路。

　　腹腔探查

　　腹腔镜进入患者腹腔后,探查有无肝脏转移、腹水、腹腔内癌转移结节等。

　　中间入路打开结肠系膜

　　在选择头低脚高、右高左低位之后，小肠自然坠向左上腹部，然后将大网膜和横结肠稍微向头侧牵拉后即可显露出小肠系膜和右结肠系膜的

前叶。解剖起始点与传统中间入路相同，助手左手提起结肠中血管根部，右手提起回结肠血管的体表投影，在回结肠血管与肠系膜上血管的交角处打开结肠系膜，沿着肠系膜上静脉左侧一路向头侧分离，直到胰腺下方（图2-1-55）。

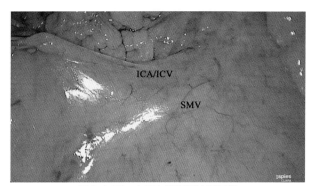

图2-1-55 中间入路打开结肠系膜

暴露肠系膜上动静脉各分支

助手提起结肠系膜，如翻书样展开，术者暴露肠系膜上静脉表面，并自尾侧至头侧沿途显露肠系膜上动静脉各分支根部，包括回结肠动静脉，右结肠动静脉，胃结肠干，结肠中动静脉等，暂不离断各分支（图2-1-56）。

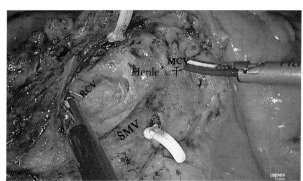

图2-1-56 暴露肠系膜上动静脉各分支

拓展右结肠后间隙及横结肠后间隙

在确认肠系膜上动静脉各分支位置后，从回结肠血管的两侧向外侧拓展右结肠后间隙，此时要注意保证结肠系膜完整，同时要避免层面过深进入肾前筋膜层面，损伤后腹膜下的生殖血管及输尿管。向上拓展横结肠后间隙，此时可以分步根部离断肠系膜上血管各分支，离断结肠中血管根部后进入横结肠后间隙，仔细解剖Henle's干及各属支，避免损伤血管。向上在胰腺表面爬坡，

以达到横结肠系膜完整切除的目的。拓展时如遇到困难，可以结合头侧入路从系膜间间隙向横结肠后间隙方向拓展（图2-1-57）。

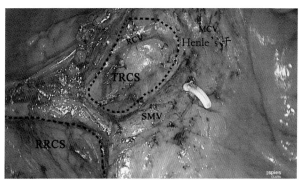

图2-1-57 拓展右结肠后间隙及横结肠后间隙

游离右半结肠

助手提起阑尾，并将升结肠向上向左侧牵拉展开，术者从回盲部外侧向上打开右结肠旁沟系膜附着处，并与内侧右结肠后间隙相贯通。助手左手提起胃窦部，右手将肝区向下压，术者打开横结肠系膜附着缘后，整块移除肿块及相应右半结肠肠段（图2-1-58）。

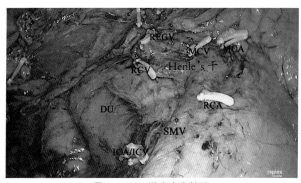

图2-1-58 游离右半结肠

消化道重建

同传统中间入路。

■ 6.3 讨论

本中心在2012年报道过腹腔镜全结肠系膜切除的可行性和技术策略[2]，并提出了联合中间入路和完全中间入路[3]。在仔细辨明手术层面和解剖标志物后，完全中间入路的手术时间更短，血管相关并发症也越少，但在我们临床工作中，腹腔镜右半结肠全系膜切除还是会遇到一些麻烦：

①术者在手术过程中会不经意间遇到杠杆效应，这可能会造成术中一些重要器官组织受损；②中间入路需要沿着肠系膜上静脉表面向头侧解剖，但肠系膜上动静脉的分支多且复杂，常常会遇到解剖变异，尤其是 Henle's 干更为复杂易出血，所以将所有动静脉属支解剖出来辨认清楚后再逐个结扎能保证血管完整性。右结肠后间隙和横结肠后间隙是右半结肠恶性肿瘤手术最为重要的两个外科学平面。充分辨认血管并离断后拓展相关外科平面能增加最终肠管游离的安全性，同时也相对容易，所以在我们中心，从 2011 年起，就开始逐步探索翻页式中间入路。

本中心数据显示翻页式中间入路的系膜完整度达到了 93.1%[4]，与别的研究结果相当（86%~94%）[5-7]。West 教授[8-10]指出结肠系膜平面的完整性与局部复发率和无病生存、总生存相关，根据单因素分析，系膜完整性好的病例比系膜完整性差的患者的 5 年总体生存率要提高 15%。值得一提的是，Ⅲ期结直肠癌患者的 5 年生存获益能达到 27%。而结肠系膜完整性中和系膜完整性差的病例总体预后都不尽人意，提示了全结肠系膜切除术保持系膜完整性的重要性。

淋巴结获取数量对于恶性肿瘤分期，术后治疗措施选择和术后预后等问题息息相关[11]。即使是Ⅰ期和Ⅱ期的结直肠恶性肿瘤患者，也有 25% 由于没有预料到的复发而去世[12]。同时由于淋巴结术前、术中示踪条件和技术的限制，仍有一部分转移淋巴结术后仍留在体内。所以尽可能多的淋巴结清扫可以提高术后生存。有关翻页式中间入路的研究显示平均淋巴结清扫数量为 20.6 ± 7.7 枚[4]，与对照组无显著性差异，与别的研究也相差无几[6, 7]。

通常左半结肠的解剖游离相较于右半结肠来说简单一些，尤其是腹腔镜下的右半结肠癌根治术，其复杂的层面融合、极大的动静脉属支变异度都考验着术者的手术操作技巧，尤其是 Henle's 干部位的解剖，是腹腔镜右半结肠手术术中出血的主要部位[13, 14]。为了避免右半结肠手术中的血

管性出血，一定要仔细辨认各分支血管的起始点和走行后再将其离断。一般来说 Henle's 干有 6 个分支：胃网膜右静脉、胰十二指肠上前静脉、右结肠静脉、上右结肠静脉、结肠中静脉和副结肠中静脉[15]。回结肠动静脉的解剖位置一般比较固定，所以其与游离肠系膜上静脉的夹角常称为右半结肠癌根治术的起始点[16]。但如果存在血管变异，那么对于年轻外科医生而言，要辨识血管根部就没那么容易了。在本中心开展翻页式入路研究过程中就出现过一例病例，我们一开始将肠系膜上静脉当作回结肠静脉提起并进入了小肠系膜间隙，由于应用的是翻页式入路，我们并没有过早就行回结肠血管的离断，避免了手术并发症。

翻页式中间入路的术中出血量明显较少，这可能与翻页式中间入路的血管相关并发症较少有关[4]。我们认为在充分拓展了相关外科平面后，对于肠系膜上动静脉各属支的辨识将会更清楚和准确，之后再进行游离和离断将会更安全。

■ 6.4 小结

基于我们的经验，翻页式中间入路在以下几个方面存在优势：

Ⅰ. 避免了传统中间入路拓展层面时可能产生的杠杆效应，避免血管损伤。

Ⅱ. 使肠系膜上动静脉的各个属支更直观，更容易辨认。

Ⅲ. 可以从别的途径进入并拓展横结肠后间隙及右结肠后间隙。

Ⅳ. 避免为了拓展层面和解剖血管而反复翻转结肠，避免违反不触碰原则，对助手的要求相对较小。

腹腔镜右半结肠全系膜切除翻页式中间入路是安全可行的，同时也是传统中间入路的一个有效补充和优化。翻页式中间入路是一种合理的手术入路方式，适合术中发现外科解剖层面辨认不清的患者，并能降低术中血管性出血可能。

（何子锐、冯波）

参考文献

[1] FENG B, SUN J, LING T L, et al. Laparoscopic complete mesocolic excision (CME) with medial access for right-hemi colon cancer: feasibility and technical strategies [J]. Surgical Endoscopy, 2012, 26(12):3669-3675. DOI: 10.1007/s00464-012-2435-9.

[2] FENG B, SUN J, LING T L, et al. Laparoscopic complete mesocolic excision (CME) with medial access for right-hemi colon cancer: feasibility and technical strategies[J]. Surg Endosc, 2012, 26(12):3669-3675. DOI: 10.1007/s00464-012-2435-9 [published Online First: 2012/06/27].

[3] FENG B, LING T L, LU A G, et al. Completely medial versus hybrid medial approach for laparoscopic complete mesocolic excision in right hemicolon cancer[J]. Surg Endosc, 2014, 28(2):477-483. DOI: 10.1007/s00464-013-3225-8 [published Online First: 2013/10/12].

[4] HE Z, ZHANG S, XUE P, et al. Completely medial access by page-turning approach for laparoscopic right hemi-colectomy: 6-year-experience in single center[J]. Surg Endosc, 2019,33(3):959-965. DOI: 10.1007/s00464-018-6525-1 [published Online First: 2018/11/06].

[5] SUBBIAH R, BANSAL S, JAIN M, et al. Initial retrocolic endoscopic tunnel approach (IRETA) for complete mesocolic excision (CME) with central vascular ligation (CVL) for right colonic cancers: technique and pathological radicality[J]. Int J Colorectal Dis, 2016,31(2):227-233. DOI: 10.1007/s00384-015-2415-3 [published Online First: 2015/10/24].

[6] GALIZIA G, LIETO E, DE VITA F, et al. Is complete mesocolic excision with central vascular ligation safe and effective in the surgical treatment of right-sided colon cancers? A prospective study[J]. Int J Colorectal Dis, 2014,29(1):89-97. DOI: 10.1007/s00384-013-1766-x [published Online First: 2013/08/29].

[7] ADAMINA M, MANWARING M L, PARK K J, et al. Laparoscopic complete mesocolic excision for right colon cancer[J]. Surgical Endoscopy. 2012, 26(10):2976-2980. DOI: 10.1007/s00464-012-2294-4.

[8] WEST N P, MORRIS E J A, ROTIMI O, et al. Pathology grading of colon cancer surgical resection and its association with survival: a retrospective observational study[J]. The Lancet Oncology, 2008, 9(9):857-865. DOI: 10.1016/s1470-2045(08)70181-5.

[9] WEST N P, KOBAYASHI H, TAKAHASHI K, et al. Understanding optimal colonic cancer surgery: comparison of Japanese D3 resection and European complete mesocolic excision with central vascular ligation[J]. J Clin Oncol, 2012,30(15):1763-1769. DOI: 10.1200/JCO.2011.38.3992 [published Online First: 2012/04/05].

[10] WEST N P, HOHENBERGER W, WEBER K, et al. Complete mesocolic excision with central vascular ligation produces an oncologically superior specimen compared with standard surgery for carcinoma of the colon[J]. J Clin Oncol, 2010, 28(2):272-278. DOI: 10.1200/JCO.2009.24.1448 [published Online First: 2009/12/02].

[11] ZURLENI T, CASSIANO A, GJONI E, et al. Surgical and oncological outcomes after complete mesocolic excision in right-sided colon cancer compared with conventional surgery: a retrospective, single-institution study[J]. Int J Colorectal Dis, 2018, 33(1):1-8. DOI: 10.1007/s00384-017-2917-2 [published Online First: 2017/10/19].

[12] WEITZ J, KOCH M, DEBUS J, et al. Colorectal cancer[J]. The Lancet, 2005, 365(9454):153-165. DOI: 10.1016/s0140-6736(05)17706-x.

[13] WANG C, GAO Z, SHEN K, et al. Safety, quality and effect of complete mesocolic excision vs. non-complete mesocolic excision in patients with colon cancer: a systemic review and meta-analysis[J]. Colorectal Dis, 2017,19(11):962-972. DOI: 10.1111/codi.13900 [published Online First: 2017/09/28].

[14] MORI S, KITA Y, BABA K, et al. Laparoscopic complete mesocolic excision via combined medial and cranial approaches for transverse colon cancer[J]. Surg Today, 2017, 47(5):643-649. DOI: 10.1007/s00595-016-1409-2 [published Online First: 2016/08/28].

[15] MIYAZAWA M, KAWAI M, HIRONO S, et al. Preoperative evaluation of the confluent drainage veins to the gastrocolic trunk of Henle: understanding the surgical vascular anatomy during pancreaticoduodenectomy[J]. Journal of Hepato-Biliary-Pancreatic Sciences, 2015, 22(5):386-391.

[16] PIGAZZI A, HELLAN M, EWING D R, et al. Laparoscopic medial-to-lateral colon dissection: how and why[J]. J Gastrointest Surg, 2007, 11(6):778-782. DOI: 10.1007/s11605-007-0120-4 [published Online First: 2007/06/15].

第七节

腹腔镜往复式右半结肠 D3 根治术

■ 7.1 概述

在过去 30 年中，腹腔镜在结直肠外科的应用得到了持续迅猛的发展。基于多个质量可靠的大样本随机对照试验，美国国立综合癌症网络（NCCN）发布的《结肠癌临床实践指南》已推荐腹腔镜技术用于结肠癌根治术，确立了腹腔镜技术在结肠癌手术中的地位。全结肠系膜切除（complete mesocolic excision, CME）[1] 的提出为腹腔镜结肠癌手术的规范、普及与推广提供了更坚实的理论基础和实践标准。CME 清晰地定义了结肠癌手术入路的解剖层次和淋巴结清扫范围，降低了局部复发的可能，为规范化结肠癌手术进程起到了积极的推动作用，目前在世界范围内被广大结直肠外科医生所理解和接受。

腹腔镜右半结肠 D3 及 CME 手术的可行性已为多个学者报道[2-4]，但该术式要求行肠系膜上静脉前方的广泛淋巴结清扫及动静脉血管的根部结扎，由于右半结肠血管起源变异较多，特别是胃结肠干、中结肠静脉属支以及动脉分支的变异，加之肥胖、淋巴结转移等因素的影响，腹腔镜右半结肠 D3/CME 手术的实施具有相当的难度，易导致重要血管损伤出血、胰腺损伤、胰漏、淋巴漏等严重外科并发症[5]。本文介绍一种更加易于操作的往复式腹腔镜右半结肠 D3 手术。

■ 7.2 腹腔镜往复式右半结肠 D3 根治术

7.2.1 患者信息

男性，65 岁，主诉腹痛腹胀 2 月余，既往无特殊病史。

结肠镜：升结肠有一环形生长肿块，菜花状，质脆，易出血。

活检病理：腺癌。

胸部 CT：未见异常。

腹部增强 CT：升结肠肠壁增厚，管腔狭窄，考虑升结肠癌。

术前分期：cT3N+M0。

7.2.2 手术步骤

患者体位、术者站位及 Trocar 放置位置

患者取平卧位，分开双腿，头高脚低位，主刀站于患者两腿间，扶镜手和第一助手均站位于患者左侧采用 5 孔法进行手术（图 2-1-59）。

腹腔探查

进入腹腔后，进行腹腔探查，探查腹膜、网膜、器官表面以及盆底有无种植结节；探查明确肿瘤位置、肠管浆膜浸润情况和与肿瘤周围组织的关系，决定手术切除范围。

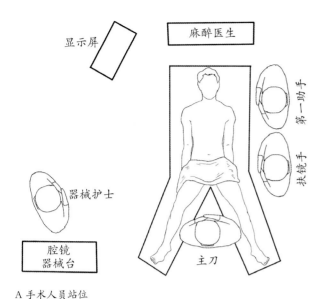

A 手术人员站位

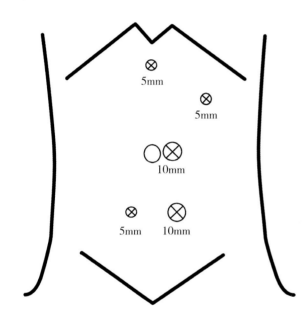

B Trocar 布置

图 2-1-59　手术人员站位及 Trocar 布置

定位 SMV

头侧经网膜弓外游离大网膜，在胰腺下缘定位 SMV。患者处于头高足低并向左侧稍微倾斜体位，将小肠移至左侧腹部、大网膜推向下腹部，充分暴露手术野。助手一只手钳夹胃大弯网膜弓，并向头侧和腹侧牵拉，主刀于网膜弓外由中部向右侧游离网膜至胃网膜右血管根部。然后，助手一只手钳夹并提起胃网膜右血管，另外一只手钳夹住胰腺上缘脂肪组织，主刀向尾侧牵拉中结肠血管，充分显露胰腺下缘，沿胰腺下缘稍向左侧分离显露出肠系膜上静脉（SMV）（图 2-1-60）。

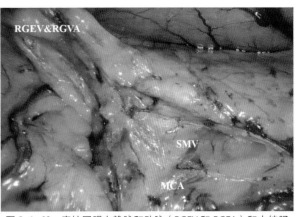

图 2-1-60　牵拉网膜右静脉和动脉（RGEV 和 RGEA）和中结肠动脉（MCA），于胰腺下缘显露肠系膜上静脉（SMV）

沿 SMV 左侧缘纵向往复式切开覆盖于 SMV 前方的薄层脂肪组织，显露结扎 SMA 各个分支，全程显露 SMV。将大网膜翻至横结肠上方，助手一只手钳夹中结肠血管，将横结肠向腹侧及头侧牵拉张紧。助手另外一只手钳夹住回结肠血管，将回盲部向腹侧牵拉，张紧结肠系膜，这样就能清晰定位肠系膜上静脉（SMV）。首先在中结肠血管左侧辨认胰颈下缘，确定往复式游离的止点（图 2-1-61 中的 A）。于 SMV 投影左侧缘切开 SMV 表面的腹膜，并沿 SMV 左侧向显露的游离止点推进，该步骤只切开腹膜，并在结肠中血管左侧无血管区域进入网膜囊，与头侧操作会师。术者继续以 SMV 为主线，沿 SMV 的左侧自尾侧向头侧反复多次切开覆盖于 SMV 前方的薄层脂肪组织，充分显露 SMV 的全长（图 2-1-61 中的 B）。此步骤中依次显露和处理可能从前方跨越 SMV 的回结肠动脉（图 2-1-61 中的 C）、右结肠动脉（图 2-1-61 中的 D）及中结肠动脉（图 2-1-61 中的 E）。

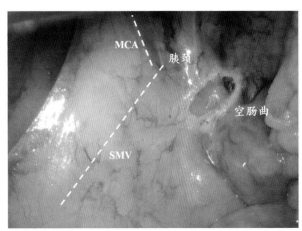

A 辨认胰颈下缘，确定游离的止点

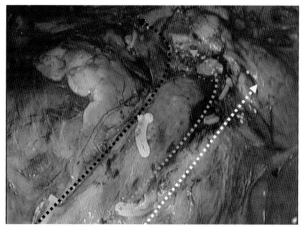

B 于 SMV 投影左侧缘自尾侧向头侧依次切开 SMV 表面的腹膜、脂肪组织，显露 SMV 全长

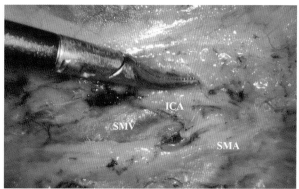

C 依次结扎切断回结肠动脉

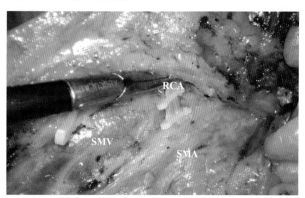

D 右结肠动脉

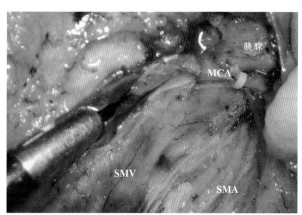

E 中结肠动脉

图 2-1-61　显露结扎 SMA 分支

结扎处理 MCV 和 ICV

中结肠静脉的起源距离胃结肠静脉干很近，与中结肠动脉的毗邻关系比较恒定，沿肠系膜上静脉继续向头侧小心解剖即可定位。采用胰颈下缘定位中结肠血管的方法被认为是较为准确的方法。在胰颈处显露中结肠静脉（图 2-1-62 中的 A），予以结扎切断。继续使用超声刀或者电钩解剖裸化回结肠静脉（图 2-1-62 中的 B），并给予结扎和切断。

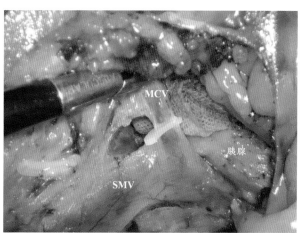

A 中结肠静脉

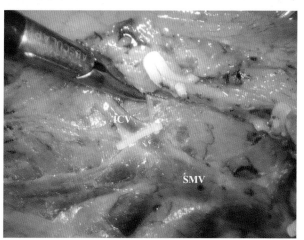

B 回结肠静脉

图 2-1-62　游离并结扎中结肠静脉和回结肠静脉

拓展右结肠后间隙

于回结肠血管结扎处进入 Toldt's 筋膜与结肠系膜间的天然外科平面，即右结肠后间隙（图 2-1-63 中的 A）。十二指肠水平部通常位于回结肠血管蒂的后方，此处的游离和出血的处理需注意避免损伤十二指肠水平部。助手将肠系膜向右上腹牵引，术者自尾侧向头侧拓展右结肠后间隙

至结肠肝曲水平，同时向头侧逐渐暴露十二指肠降部、胰腺钩突和胰头（图 2-1-63 中的 B）。

完成全部结肠游离和淋巴结清扫（图 2-1-64 中的 C）。

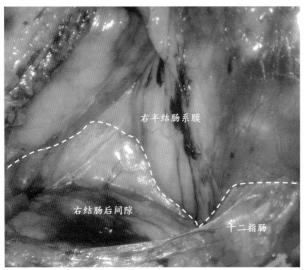

A 右结肠后间隙

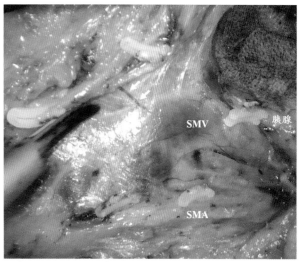

A 进入 SMV 的滋养血管

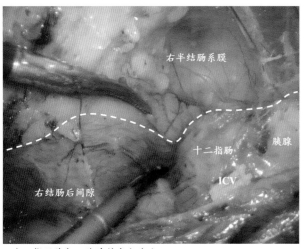

B 十二指肠降部、胰腺钩突和胰头

图 2-1-63　自尾侧向头侧拓展右结肠后间隙，逐渐暴露十二指肠降部、胰腺钩突和胰头

离断胃结肠静脉干分支

继续沿 SMV 右侧向胰颈方向进行分离，游离过程中注意避免钝性分离 SMV 的滋养血管（图 2-1-64 中的 A），应使用超声刀等能量设备进行离断。一旦出现滋养血管出血，可给予纱布压迫，不可盲目止血，以免加重血管损伤。游离过程中以胰腺和肠系膜上静脉为解剖标记可定位右结肠血管和 Henle's 干，逐一显露胃结肠静脉干的各个分支（图 2-1-64 中的 B），单独切断右结肠静脉，避免根部结扎胃结肠静脉干导致胰十二指肠前静脉出血。继续游离回盲部及右侧结肠旁沟，至此，

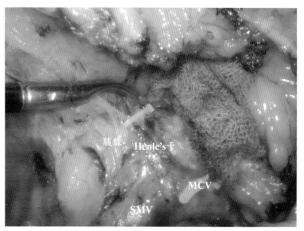

B Henle's 干的右结肠静脉属支

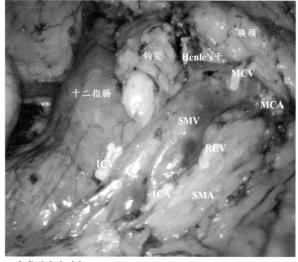

C 完成游离和清扫

图 2-1-64　沿 SMV 右侧游离时注意妥善处理进入 SMV 的滋养血管（箭头所示，A），逐一显露 Henle's 干的右结肠静脉属支（B），直至完成全部游离和清扫（C）

消化道重建

经脐部小切口在体外完成消化道重建。扩大脐旁观察孔做长约 6cm 的正中切口，取出游离肠管后分离肠旁的边缘血管。采用器械或者手工缝合行回结肠端侧吻合，将肠管送回腹腔，2-0 Prolene 线连续缝合关闭系膜裂孔。腹腔镜下检查腹腔内有无活动性出血，理顺小肠，于右膈下置引流管经右下腹 Trocar 引出，关腹。

■ 7.3 讨论

腹腔镜 CME 正逐渐成为结肠癌治疗的标准手术方法，其最重要和困难的核心要素是中央血管结扎（CVL）。特别是在右半结肠切除术中，常常需在高位或结肠动脉分支的起始点结扎各结肠分支血管，完整清扫位于 SMV 前方的淋巴结，对外科手术提出更高的挑战。另外，右半结肠手术常常涉及较复杂的血管解剖和变异，特别是胃结肠干至胰腺下缘区域，SMV 各个属支数量和汇入部位的不确定性，再加上胰头、SMV 前方肥厚的系膜脂肪组织及脆弱的静脉壁，增加了手术难度和并发症发生的概率。因此，术中准确把握 SMV 走行及位于近胰腺下缘的各个属支血管的解剖，是完成标准化根治术及避免出血、副损伤的关键。

该手术方式主要具有以下几个特色。①在胚胎发育过程中，腹膜及腹膜下筋膜沿血管长轴生长发育并逐渐融合，手术中沿血管长轴纵向反复多次薄层切开腹膜及筋膜组织，这样沿各层筋膜间隙的纵向操作较传统的平行式推进（动静脉同步处理及 SMV/SMA 前后间隙的平行推进）更加容易。②SMV 左侧 1/3 的前方罕有血管属支汇入，沿 SMV 左缘优先处理其前方跨过的动脉分支，而暂不分离 SMV 的中 1/3 及右 1/3 的前方，待动脉处理结束，可自然显露 SMV 的全长，再处理中结肠、右结肠、回结肠等静脉属支，即使遭遇变异的静脉属支，也可大大降低损伤各个属支乃至 SMV 主干的风险。③腹腔镜手术中导致出血的另一个常见原因是对横结肠的过度牵拉。特别是为达到更好的牵拉效果而优先分离 Toldt's 间隙，尽

管更好的张力有利于清扫淋巴脂肪组织，并能充分游离结肠系膜后方及胰头前方的疏松间隙，但过度的张力也容易传递到胃结肠干的属支，极易导致分离过程中撕裂静脉壁而导致出血。本法在完成 SMV 前方游离前并不分离 Toldt's 间隙，因而并不会将横结肠的牵拉张力传递到胰十二指肠前静脉及右结肠静脉。④以胰腺颈部为标志，每一次往复操作的终点均以清楚显露胰腺颈部结束，其优势在于在处理中结肠动脉、中结肠静脉或胃结肠干之前，其头侧的胰腺组织均在前一步骤中得以显露。即使这些血管意外损伤出血，主刀医生也可准确判断出血部位与 SMV 的距离，避免盲目止血损伤 SMV。

采用该术式时需注意以下几点。①在显露 SMV 头侧区域时，需要注意空肠静脉（近端空肠）常有一粗大属支跨越 SMA 前方汇入 SMV 左侧壁，被 SMA 抬起略高于 SMV 所在平面，因此沿 SMV 左缘分离时应严格以 SMV 左侧缘为标志，紧沿其左缘分离，尽量避免向左侧偏移，可有效避免空肠静脉损伤。②在显露完 SMV 的全长后开始处理静脉属支，可优先处理中结肠静脉，再处理右结肠静脉和回结肠静脉。文献显示约 84.5% 病例的中结肠静脉引流入 SMV，12% 的病例引流入胃结肠干 [6]，当中结肠动脉被处理后，中结肠静脉接受头侧牵拉时，张力就显著增加，容易导致静脉壁撕裂出血，从而导致止血时损伤 SMV。

■ 7.4 小结

腹腔镜往复式右半结肠 D3 根治术以胰腺颈部下缘为游离止点的标志，首先处理跨越 SMV 的动脉分支，然后充分显露 SMV 全长，再依次处理静脉属支，可简化对 SMV 的各结肠静脉属支的暴露；完成 SMV 前方游离和血管处理后再分离结肠后间隙，能有效降低术中因过度牵拉所致静脉意外出血的概率。本术式能显著降低腹腔镜右半结肠癌 D3 根治术的技术难度及操作复杂性，是一种安全有效的腹腔镜手术方法。

（孟文建、王自强）

参考文献

[1] HOHENBERGER W, WEBER K, MATZEL K, et al. Standardized surgery for colonic cancer: complete mesocolic excision and central ligation—technical notes and outcome[J]. Colorectal Dis, 2009, 11(4): 354−365.

[2] SIANI L M, GARULLI G. Laparoscopic complete mesocolic excision with central vascular ligation in right colon cancer: A comprehensive review[J]. World J Gastrointest Surg, 2016, 8: 106−114.

[3] SIANI L M, LUCCHI A, BERTI P, et al. Laparoscopic complete mesocolic excision with central vascular ligation in 600 right total mesocolectomies: Safety, prognostic factors and oncologic outcome[J]. Am J Surg, 2017, 214: 222−227.

[4] BAE S U, SAKLANI A P, LIM D R, et al. Laparoscopic—assisted versus open complete mesocolic excision and central vascular ligation for right—sided colon cancer[J]. Ann Surg Oncol, 2014, 21: 2288−2294.

[5] SφNDENAA K, QUIRKE P, HOHENBERGER W, et al. The rationale behind complete mesocolic excision (CME) and a central vascular ligation for colon cancer in open and laparoscopic surgery: proceedings of a consensus conference[J]. Int J Colorectal Dis, 2014, 29(4): 419−428.

[6] YAMAGUCHI S, KUROYANAGI H, MILSOM J W, et al. Venous anatomy of the right colon: precise structure of the major veins and gastro—colic trunk in 58 cadavers[J]. Dis Colon Rectum, 2002, 45: 1337−1340.

第八节

尾内侧入路单向环路式腹腔镜右半结肠癌根治术

8.1 概述

腹腔镜结肠癌根治术的安全性及肿瘤根治性与开腹结肠癌根治术相当[1-4]。但由于右半结肠血管变异较多，解剖结构复杂，淋巴结清扫难度大[5]。选择合适的手术入路，有利于寻找正确的解剖层面，对规范淋巴结清扫范围，缩短手术时间，减少手术并发症有重要意义。

本文介绍的尾内侧入路单向环路式腹腔镜右半结肠癌根治术，先从拟离断回肠处切开末段回肠系膜，进入Toldt's筋膜平面。充分拓展平面，沿回结肠血管下方由外向内游离至血管根部。由下而上依次清扫回结肠动脉、右结肠动脉、中结肠动脉根部淋巴结。将胃结肠韧带及右侧侧腹膜切开后，与内侧平面会师，形成逆时针单向闭合环路。

8.2 尾内侧入路单向环路式腹腔镜右半结肠癌根治术

8.2.1 患者信息

女性，62岁，因"反复右下腹痛3月"入院，既往体健，无腹部手术史。

肠镜检查：升结肠环周性病变，质硬，呈菜花状，质脆。

活检病理：中分化腺癌。

胸腹增强CT：升结肠占位性病变，肠壁明显增厚，伴管腔狭窄，肠系膜回结肠血管根部见肿大淋巴结。

术前分期：cT3N1M0。

8.2.2 手术步骤

腹腔探查

脐下戳卡建立气腹后，进行腹腔探查，明确肝脏、腹膜、盆底是否有肿瘤转移，原发肿瘤位置及与周围脏器的毗邻关系，肠系膜是否有肿大的淋巴结（图2-1-65）。

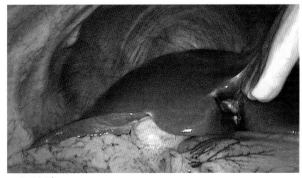

A 腹腔探查

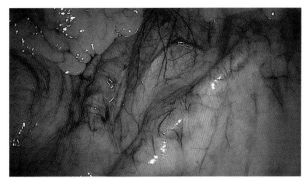

B 肠系膜肿大淋巴结

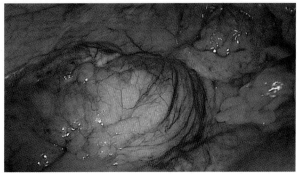

C 原发肿瘤位置

图 2-1-65　腹腔探查

显露回结肠血管，清扫回结肠血管根部淋巴结

助手左手钳提起横结肠系膜推向上腹部，另一钳提夹末段回肠展开右半结肠系膜，显露肠系膜上静脉及回结肠血管走形（图 2-1-66 中的 A）。切开末段回肠系膜，进入右半结肠系膜后方，拓展 Toldt's 间隙（图 2-1-66 中的 B）。沿回结肠血管走形由外至内游离至回结肠动、静脉根部，清扫回结肠动脉根部淋巴结，分别结扎回结肠动、静脉（图 2-1-66 中的 C、D）。

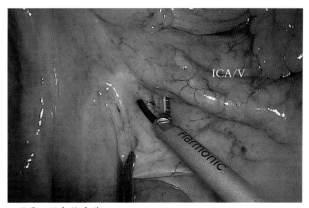

A 显露回肠末段系膜

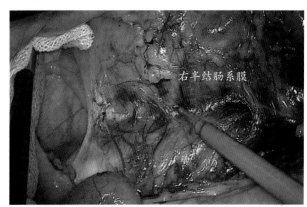

B 切开后进入层面并拓展

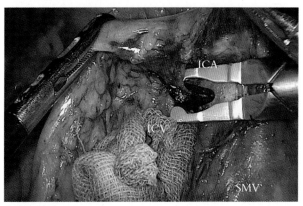

C 结扎 ICV

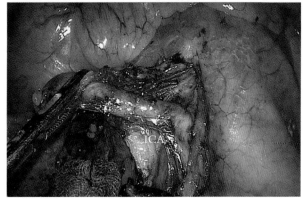

D 结扎 ICA

图 2-1-66　切开回肠末段系膜进入层面

清扫外科干，拓展胰前间隙

结扎 ICV/A 后，从外科干前方开始向头侧清扫，左侧达肠系膜上动脉右缘，外侧至十二指肠降段（图 2-1-67 中的 A）。显露胰腺，注意勿损伤胰腺表面的胰十二指肠静脉。拓展胰前间隙，在两层筋膜间分离疏松结缔组织，显露右结肠静脉（图 2-1-67 中的 B）。

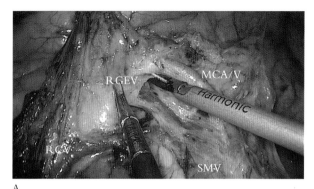

A

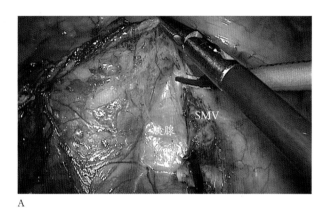

A

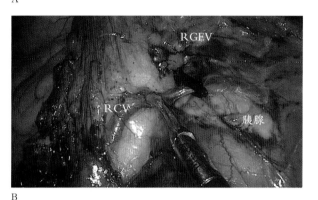

B

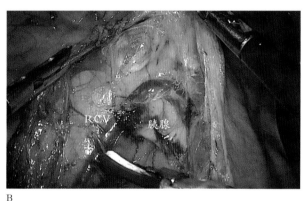

B

图 2-1-67　清扫外科干，拓展胰前间隙

清扫 Henle's 干及结肠中动、静脉根部淋巴结

Henle's 干分布变异程度大，游离此处极易出血，需清楚分离各血管分支后再行结扎（图 2-1-68 中的 A）。行标准右半结肠癌根治术，结扎结肠中动脉右支及右结肠静脉，保留胃网膜右静脉及胰十二指肠上前静脉（图 2-1-68 中的 B）。清扫结肠中动脉根部淋巴结，分别结扎 MCA/MCV 的右支（图 2-1-68 中的 C、D）。

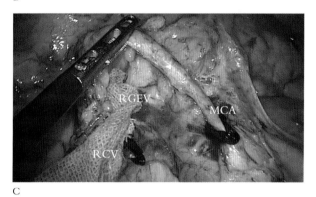

C

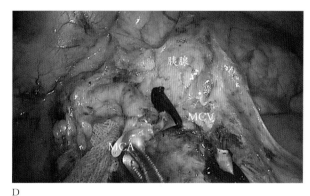

D

图 2-1-68　处理 Henle's 干及 MCA/MCV

切开胃结肠韧带，清扫胃网膜右动、静脉根部淋巴结

行标准右半根治术，大网膜血管弓内切开胃结肠韧带（图 2-1-69 中的 A）。切开横结肠系膜，

与内侧游离的平面会合，沿胃网膜血管弓清扫根部淋巴结（图 2-1-69 中的 B）。

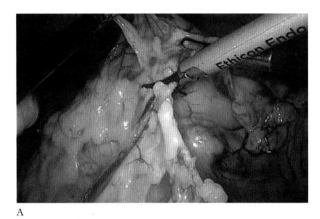

A

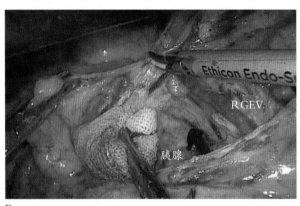

B

图 2-1-69　切开胃网膜韧带

游离右侧侧腹膜，检查创面

沿十二指肠外侧离断肝结肠韧带，游离结肠肝曲、右侧侧腹膜及回盲部，与内侧切开的分离层面会合（图 2-1-70 中的 A）。至此，右半结肠游离完毕，检查手术创面（图 2-1-70 中的 B）。取腹部正中小切口，移除标本后行回肠横结肠侧侧吻合。

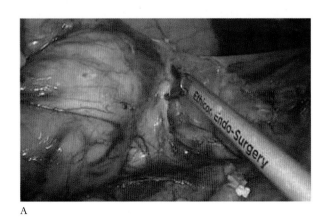

A

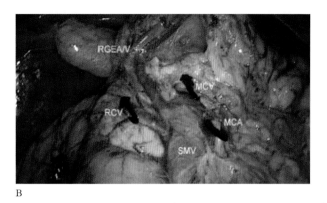

B

图 2-1-70　游离侧腹膜，检查创面

8.3　讨论

8.3.1　尾内侧入路单向环路式入路理论依据

I. 右半结肠系膜血管变异较多，而回结肠血管相对恒定，由此入路可轻松辨认回结肠血管走形，并追踪、确认肠系膜上静脉，减少肠系膜上静脉误伤[6]。

II. 切开回肠系膜后即可看到回盲部，沿回盲部切开后非常快捷进入结肠系膜后方与肾前筋膜前方的 Toldt's 筋膜层面，有利于进入正确的外科解剖平面，达到全结肠系膜切除（CME）的手术要求[7]。

8.3.2　尾内侧入路单向环路式入路的优势

结肠癌根治术强调将包绕肿瘤、血管及淋巴结的脏层筋膜完整剥离、切除，术中尽量避免牵拉、挤压肿瘤，防止脏层筋膜在分离过程中破损，减少肿瘤播散的机会。对于进展期结肠癌，清扫中央淋巴结时需将血管鞘连同周围淋巴、结缔组织一并清扫；在扩大右半结肠癌根治术中，还需清扫幽门下淋巴结和处理胃网膜右血管[8]。采用尾内侧入路单向环路式手术方式，在解剖结肠系膜血管、清扫外科干后，即从胃结肠韧带处开始，依次切开胃结肠韧带、肝结肠韧带、升结肠外侧腹膜反折等外周固定结构，与回肠末段系膜切开处会合，将整个右半结肠完整游离。手术思路清晰，操作步骤连续性好，主刀医师及助手均无需变更站位，避免了因术中反复翻动肠管和系膜，造成上下解剖层次不同，而不能达到全系膜切除要求的情况，并最大限度保留了结肠系膜完整性[9]。

▦ 8.4 小结

尾内侧入路单向环路式腹腔镜右半结肠癌根治术具有如下优点：①有利于进入正确的外科解剖层面，保证脏层筋膜完整锐性游离；②有利于确认肠系膜上静脉，行中央血管高位结扎和系膜根部淋巴结清扫；③可避免术中反复翻动肠管和系膜，降低接触肿瘤的可能性，有效减少系膜破损和肿瘤种植转移概率。

（蔡永华、康亮）

参考文献

[1] GROUP CCLOORS, BUUNEN M, VELDKAMP R, et al. Survival after laparoscopic surgery versus open surgery for colon cancer: long-term outcome of a randomised clinical trial[J]. Lancet Oncol, 2009, 10(1): 44-52.

[2] VELDKAMP R, KUHRY E, HOP W C, et al. Laparoscopic surgery versus open surgery for colon cancer: short-term outcomes of a randomised trial[J]. Lancet Oncol, 2005, 6(7): 477-484.

[3] FLESHMAN J, SARGENT D J, GREEN E, et al. Laparoscopic colectomy for cancer is not inferior to open surgery based on 5-year data from the COST Study Group trial[J]. Ann Surg, 2007, 246(4): 655-662; discussion 62-64.

[4] JUO Y Y, HYDER O, HAIDER A H, et al. Is minimally invasive colon resection better than traditional approaches: First comprehensive national examination with propensity score matching[J]. JAMA Surg, 2014, 149(2): 177-184.

[5] ZIMMERMANN M, BENECKE C, JUNG C, et al. Laparoscopic resection of right colon cancer—a matched pairs analysis[J]. Int J Colorectal Dis, 2016, 31(7): 1291-1297.

[6] 池畔，陈致奋. 腹腔镜右半结肠癌根治术解剖学基础与规范化手术[J]. 中华普外科手术学杂志(电子版), 2015, (01): 7-13.

[7] HOHENBERGER W, WEBER K, MATZEL K, et al. Standardized surgery for colonic cancer: complete mesocolic excision and central ligation-technical notes and outcome[J]. Colorectal Dis, 2009, 11(4): 354-364; discussion 64-65.

[8] 郑民华，马君俊. 腹腔镜右半结肠完整结肠系膜切除术[J]. 中华腔镜外科杂志(电子版), 2015, (01): 1-4.

[9] 蔡永华，张兴伟，侯煜杰，等. 尾内侧入路单向环路式腹腔镜辅助右半结肠癌根治术的临床疗效[J]. 中华消化外科杂志, 2016, 15(9): 928-932.

第九节

NOSES 腹部无辅助切口经阴道拖出标本的完全腹腔镜右半结肠癌根治术

■ 9.1 概述

经自然腔道取标本手术（natural orifice specimen extraction surgery, NOSES）借助常规微创设备平台，采用经自然腔道（直肠、阴道）取标本的手术方式，避免辅助切口，在不影响手术根治性前提下，进一步减少创伤，加速康复，取得更好的微创美容效果[1,2]。

相对其他部位的结直肠肿瘤，右半结肠癌的 NOSES 手术比较复杂，标本如经横结肠、降结肠、乙状结肠、直肠、肛门取出，则途径过长难以操作，目前切开直肠取标本的方式尚在探索。本文重点介绍经女性阴道拖出标本的完全腹腔镜右半结肠癌根治术。

■ 9.2 NOSES 腹部无辅助切口经阴道拖出标本的完全腹腔镜右半结肠癌根治术

9.2.1 患者信息

女性，56 岁，主诉间断腹痛 2 月余，既往无特殊。

肠镜检查：回盲部隆起，菜花状，质脆易出血。

活检病理：中分化腺癌。

CT：回盲部肠壁增厚。

术前分期：cT3N0M0。（图 2-1-71）

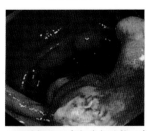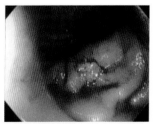

A 肠镜提示回盲部隆起肿物，表面充血局部坏死

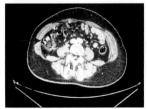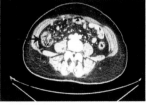

B 增强 CT 提示回盲部肠壁增厚，不规则强化

图 2-1-71　患者信息

9.2.2 手术步骤

腹、盆腔及肿瘤探查

"5孔法"建立气腹，常规探查：肝脏、胆囊、胃、脾脏、结肠、小肠、大网膜和盆腔无肿瘤转移播散，无腹水；肿瘤位于回盲部，2cm×3cm，肿瘤未侵出浆膜，环周径 3cm（图 2-1-72）。

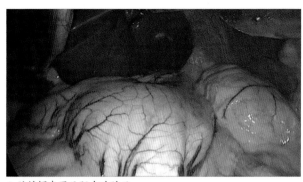

A 腔镜探查胃及肝左叶脏面

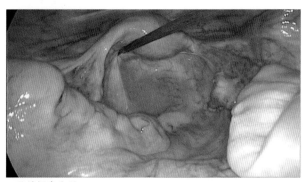

B 腔镜探查盆腔

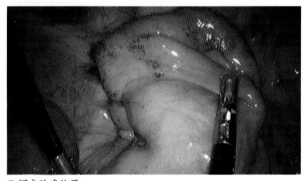

C 探查肿瘤位置

图 2-1-72　腹、盆腔及肿瘤探查

根治性切除肿瘤

采用内侧入路，牵拉回盲部，于结肠系膜和小肠系膜融合处，切开进入结肠后间隙，在肾前筋膜和结肠系膜之间向各个方向拓展，显露十二指肠等结构，注意保持筋膜、系膜封套结构的完整性。

沿回结肠静脉投影解剖显露回结肠静脉及其伴行的回结肠动脉，并沿回结肠动、静脉寻找显露肠系膜上动、静脉，游离清扫肠系膜上动脉表面淋巴脂肪组织，牵向右侧，在根部结扎离断回结肠动静脉。

沿肠系膜动静脉向头侧游离并清除淋巴脂肪组织（不打开动脉鞘），如存在右结肠动脉于其根部结扎离断。显露结肠中动静脉，清扫结肠中动脉表面淋巴结。

沿结肠中动、静脉走形游离，在其分叉处离断右侧分支。分离显露 Henle's 干，显露其主要属支，保留胃网膜右静脉和胰十二指肠前上静脉，离断其他分支。

裁剪结肠系膜和小肠系膜，离断边缘血管，裸化肠管。打开胃结肠韧带进入网膜囊，游离横结肠右半及肝曲，沿结肠旁沟剪开腹膜，与内侧间隙会师，彻底游离升结肠和回盲部。

腔镜下使用直线切割闭合器于预切除肠管处切断横结肠及末端回肠，标本放入标本袋，置入盆腔。

消化道重建

将末端回肠拉至上腹部与横结肠平行摆放（图2-1-73中的A）。将回结肠末端一角用剪刀沿吻合钉剪开5mm小口，同样在横结肠断端一角剪开约10mm小口，将60mm直线切割闭合器钉座侧和钉仓侧分别套入回肠、横结肠肠腔内，确认无误后击发，完成回肠横结肠侧-侧吻合（图2-1-73中的B），检查吻合口内腔有无明显出血。

置入直线切割器，横行闭合残端，完成功能性端-端吻合（图2-1-73中的C），切下的残端组织用取物袋经12mm的戳卡取出。镜下浆肌层缝合回肠与横结肠吻合结合处，以减轻吻合口张力并止血。

标本取出

患者体位由头高足低位改为足高头低位，助手于体外用举宫器将子宫抬起，进而充分暴露阴道后穹隆。术者用超声刀横行切开阴道3cm，纵向牵拉将切口扩展至5~6cm，助手用卵圆钳经阴道后穹隆切口将无菌塑料保护套送入腹腔。撑开无菌套，将标本的一端置入其中，助手于体外用

卵圆钳夹持住标本一端慢慢向外牵拉，术者与助手将标本置入保护套内，缓缓从阴道拉出标本及保护套（图2-1-74）。用可吸收缝线间断缝合阴道后穹隆切口。

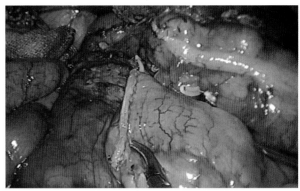
A 将末段回肠拉至上腹部与横结肠平行摆放

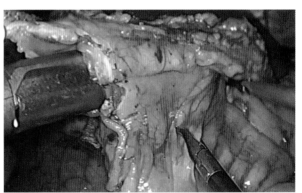
B 置入直线切割闭合器行回肠-横结肠功能性端端吻合

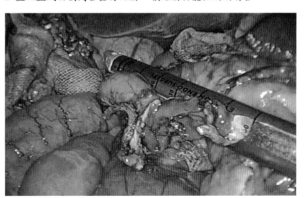
C 横行闭合回肠-横结肠残端

图2-1-73　消化道重建

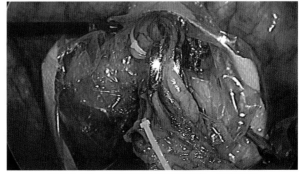
图2-1-74　经阴道置入无菌保护套，取出标本

■ 9.3 讨论

9.3.1 经自然腔道取标本的理论依据

21 世纪以来，"精准、微创"的外科理念被广泛接受，对于肿瘤切除手术来说，在保证根治性的前提下，尽可能减少创伤并保留功能已成为外科医生追求的目标，腹腔镜手术也因而得到了广泛的应用。经过 20 余年的发展，腹腔镜手术在结直肠外科的应用已经到了一个平台期，如何进一步减少创伤，提高微创美容效果是很多外科医生在思考的问题。在诸多的探索中，经自然腔道内镜手术（natural orifice transluminal endoscopic surgery, NOTES）可以不经体表入路，而完全通过自然腔道完成，但现有条件下，NOTES 还面临很多问题，在临床的开展仍需较长时间的实践和探索[3-5]。在此背景下，经自然腔道取标本手术（NOSES）结合了传统腹腔镜手术的操作优势以及 NOTES 的微创理念，具有很好的推广潜力和发展空间。目前，NOSES 已经广泛应用于结直肠肿瘤疾病的治疗，并取得了良好的效果。多个研究结果表明结直肠 NOSES 术的手术时间、术中出血量、淋巴结清扫数量以及术后短期疗效与常规腹腔镜手术无明显差异，且术后首次排气时间短、腹壁功能障碍少[6, 7]。腹部无切口使患者受到手术创伤更小，术后疼痛程度明显较腹壁存在切口的常规腹腔镜手术轻，且腹壁几乎无可见瘢痕，达到了美容的效果，同时减少了患者因切口带来的潜在心理创伤[8, 9]。

9.3.2 "腹部无辅助切口经阴道拖出标本的完全右半结肠癌根治术"潜在风险及注意事项

对于经阴道取标本存在以下潜在风险需要注意：①可能导致不孕或性交不适，因此一般建议选择已婚、已育患者；②严格遵照无瘤原则，术中应使用无菌保护套进行阴道切口保护，并用碘伏、蒸馏水反复冲洗腹腔与阴道，进一步降低肿瘤播散、种植的可能；③严格把握手术适应证。

手术适应证主要如下：①女性；②肿瘤环周径小于 5cm 为宜；③肿瘤未侵出浆膜为宜；④患者 BMI < 30kg/m^2 [1]。

■ 9.4 小结

在严格把握手术适应证、充分考虑无菌与无瘤原则的前提下，经阴道取标本的完全腹腔镜右半结肠癌根治术是安全、可行的，能取得满意的临床疗效。

（刘骞、王锡山）

参考文献

[1] 王锡山. 结直肠肿瘤 NOSES 术关键问题的思考与探索 [J]. 中华结直肠疾病电子杂志，2018, (04):21-25.

[2] 刘正，王贵玉，王锡山. 腹部无切口经肛门外切除肿瘤的腹腔镜直肠癌根治术 [J]. 中华消化外科杂志，2014,13(2):102-104.

[3] WAGH M S, THOMPSON C C. Surgery Insight: natural orifice transluminal endoscopic surgery—an analysis of work to date[J]. Nature Clinical Practice Gastroenterology & Hepatology,4(7):386-392.

[4] GETTMAN M T, BOX G, AVERCH T, et al. Consensus Statement on Natural Orifice Transluminal Endoscopic Surgery and Single-Incision Laparoscopic Surgery: Heralding a New Era in Urology?[J]. European Urology,53(6):1117-1120.

[5] FUENTE S G D L, DEMARIA E J, REYNOLDS J D, et al. New Developments in Surgery: Natural Orifice Transluminal Endoscopic Surgery (NOTES)[J]. 2007,142(3):295-297.

[6] HU J, LI X, WANG C, et al. Short-term efficacy of natural orifice specimen extraction surgery for low rectal cancer[J]. World Journal of Clinical Cases,2019(2).

[7] 马晓龙,陈海鹏,李国雷,等.一例腹部无辅助切口经阴道拖出标本的 3D 腹腔镜小肠系膜间质瘤切除术(附视频)[J].中华结直肠疾病电子杂志,2019,8(4):428-432.

[8] 王锡山,梁建伟.低位直肠癌 NOSES IB Enbloc 侧方淋巴结清扫(附视频)[J].中华结直肠疾病电子杂志,2018,7(4):346.

[9] 卢召,周海涛,梁建伟,等.腹部无辅助切口经阴道拖出标本的完全腹腔镜右半结肠癌根治术的近期疗效(附 14 例报告)[J].腹腔镜外科杂志,23(11):29-32.

第十节

以肠系膜上动脉为导向的腹腔镜右半结肠完整结肠系膜切除术

■ 10.1 概述

2009 年,德国学者 Hohenberger[1]等提出完整结肠系膜切除术(complete mesocolic excision,CME)的概念。CME 并非一种全新的术式,却使得结肠癌手术技术逐步迈向规范化、标准化[2]。然而,CME 对右半结肠癌清扫的内侧界并未明确说明。国内外对此多有争议。日本及国内多数学者均以肠系膜上静脉(superior mesenteric vein,SMV)左缘为右半结肠 CME/D3 清扫的内侧界[3]。然而,从 CME 的概念出发,右半结肠 CME/D3 手术清扫的内侧界应为肠系膜上动脉(superior mesenteric artery,SMA)左缘[4],本文就其临床应用予以介绍。

■ 10.2 以肠系膜上动脉为导向的腹腔镜右半结肠完整结肠系膜切除术

10.2.1 患者信息

男性,35 岁,主诉右侧腹部隐痛 2 月余,既往史无特殊。癌胚抗原 5.32ng/ml。

肠镜:距肛缘 60cm 见不规则新生物,病灶浸润管周 3/4 圈,表明充血糜烂,覆污秽苔,活检质脆易出血,管腔狭窄,内镜尚能通过。

病理:腺癌。

CT:结肠肝曲占位,系膜可见多发淋巴结,考虑结肠癌。

术前分期:cT4N0-1M0。

10.2.2 手术步骤

患者取平卧分腿位,右侧抬高。主刀位于患者左侧,助手位于右侧,扶镜手位于两腿之间。

穿刺孔选用 5 孔法,脐下 3~5cm 置入 10mm Trocar 为观察孔,剑突与脐连线中点水平线与左锁骨中线的交点置入 12mm Trocar 为主操作孔,两侧髂前上棘与脐连线中点及右锁骨中线肋缘下 3cm 分别置入 5mm Trocar 为辅助操作孔。

手术方式采用尾侧中间入路。首先,全面腹腔探查,助手将横结肠及网膜牵向头侧,小肠置于左髂区,充分暴露右侧结肠及其系膜,助手向外向上提拉回结肠血管蒂,显露回结肠系膜下方之自然皱襞。打开自然皱襞处浆膜,钝性锐性结合找出 Toldt's 间隙,向内侧继续分离,横行跨越肠系膜上血管至 SMA 左侧(图 2-1-75),折行向上至横结肠系膜根部、屈氏韧带右侧、胰腺前方。

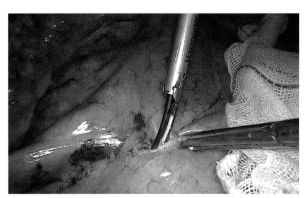

图 2-1-75　找出 Toldt's 间隙至 SMA 左侧

采用双手分离技术,左手持分离钳分离,右手持超声刀离断,逐层解剖,以点成线,以线成面(图 2-1-76)。鞘外清扫 SMA 前方淋巴结脂肪组织,拓展至 SMV 前方,骨骼化解剖回结肠动静脉(图 2-1-77)、右结肠动脉、中结肠动静脉(图 2-1-78),根部离断。向外向上逐步拓展 Toldt's 间隙(图 2-1-79)。

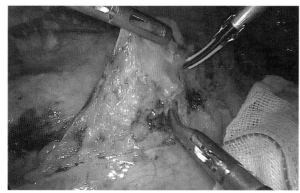

A

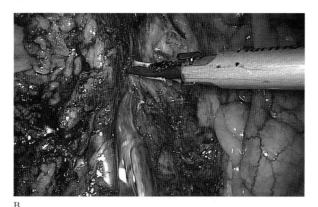

B

图 2-1-76　逐层分离

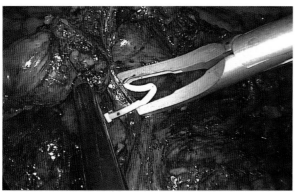

图 2-1-77　解剖回结肠动静脉

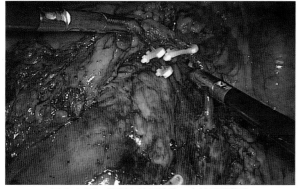

图 2-1-78　解剖右结肠动脉、中结肠动静脉

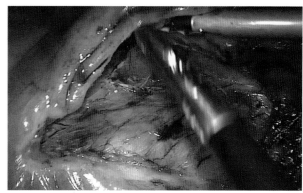

图 2-1-79　拓展 Toldt's 间隙

沿右结肠静脉回流方向解剖出 Henle 干及其余属支血管，离断右结肠静脉，保留胰十二指肠上前静脉、胃网膜右静脉。打开胃结肠韧带，分离胃系膜与结肠系膜间隙（图 2-1-80），于胰腺下缘分离横结肠系膜根部，使其与下方分离间隙汇合。保留胃网膜右动静脉同时清扫幽门下淋巴结。

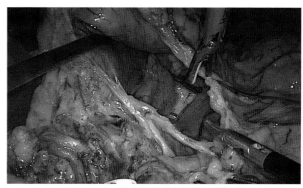

图 2-1-80　分离胃系膜与结肠系膜间隙

向右分离结肠肝曲融合筋膜，至外侧结肠旁沟，向下分离直至回盲部。牵拉回盲部，由下向上、由外向内继续游离回盲部（图 2-1-81）。充分打开回肠系膜根部，直至十二指肠水平部、肠系膜上静脉右侧缘（图 2-1-82）。

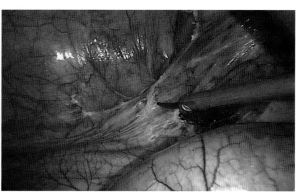

图 2-1-81　游离回盲部

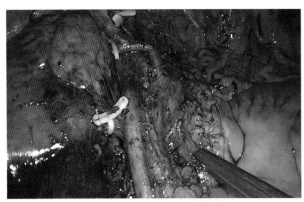

图 2-1-82 打开回肠系膜根部

取脐上正中切口 5~8cm，行体外肠切除末端回肠横结肠端侧吻合（图 2-1-83）。重建气腹，腔镜下理顺肠管，放置扁平引流管一根。关腹。

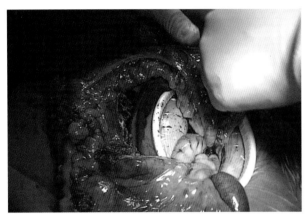

图 2-1-83 体外肠切除末端回肠横结肠端侧吻合

■ 10.3 讨论

10.3.1 SMA 左缘作为右半结肠 CME 淋巴结清扫内侧界的理论依据

CME 要求直视下锐性分离结肠脏壁层筋膜的间隙，于系膜根部，连同系膜前后的筋膜、滋养血管以及根部淋巴结完整切除。完整结肠系膜的切除、最大程度的区域淋巴结清扫、高位结扎供血血管是 CME 的关键[1]。Hohenberger 提出的右半

结肠 CME，要求术中充分暴露 SMV 以及 SMA，虽然未明确提出右半结肠 CME 的内侧界为 SMA 左缘。但从 CME 最大程度的区域淋巴结清扫的要求来看，右半结肠 CME 的内侧缘也应为 SMA 左缘。

目前国内学者行右半结肠 D3 根治术时大多以 SMV 左缘为清扫动内侧边界[2]。D3 手术淋巴结清扫围绕外科干进行，于 SMV 鞘内解剖间隙入手，将 SMV 表面淋巴结作为整体清除，同时离断回结肠、右结肠及中结肠动静脉[3]。然而，在无法显露 SMA 的情况下，是无法明确 SMA 属支血管根部的，更无法清扫至 SMA 属支血管根部淋巴结。只有显露出 SMA，才能明确属支血管根部。

10.3.2 以 SMA 为导向的右半结肠 CME 的可行性

通过 955 例右半结肠 CME 手术的回顾性研究表明，SMA 导向淋巴结检出显著增多，中位淋巴结检出数为 22 枚，而静脉对照组为 18 枚。与以 SMV 为导向的右半结肠 CME 比较，增加的 SMA 前方的淋巴结清扫并不会增加手术时间及手术危险。SMA 导向的右半结肠 CME 仅仅增加术后乳糜漏的发生（8.49% 与 2.42%）[4]。两组患者 5 年无瘤生存率无显著统计学差异，SMA 导向右半结肠 CME 手术的远期疗效有待进一步探究。

■ 10.4 小结

与以 SMV 为导向的右半结肠 CME 相比，以 SMA 为导向的右半结肠 CME 安全可行，病理标本淋巴结检出数目更多，可以达到更大程度的淋巴结清扫，这对局部晚期结肠癌的治疗可能有一定意义。

（封益飞）

参考文献

[1] HOHENBERGER W, WEBER K, MATZEL K,et al. Standardized surgery for colonic cancer: complete mesocolic excision and central ligation—technical notes and outcome[J]. Colorectal Dis, 2009, 11(4): 354–364. DOI: 10.1111/j.1463–1318.2008.01735.x.

[2] 康向朋，刘忠臣. 浅谈中德右半结肠癌 CME 的统一和差异 [J/CD]. 中华结直肠疾病电子杂志.

2014，3(4)：19−21. DOI:10.3877/cma.j.issn.2095−3224.2014.04.05.

[3] 郑民华，马君俊. 不断提高腹腔镜右半结肠癌根治规范化水平 [J]. 中华普外科手术学杂志：电子版，2015,9(1):1−3. DOI：10.3877/cma.j.issn.1674−3946.2017.02.001.

[4] 孙跃明，封益飞，张冬生，等. 以肠系膜上动脉为导向的右半结肠全结肠系膜切除术治疗右半结肠癌的应用价值[J]. 中华消化外科杂志,2019,18(8):753−760. DOI：10.3760/cma.j.issn.1673−9752.2019.08.009.

第十一节

以肠系膜上静脉为导向的腹腔镜右半结肠完整结肠系膜切除术

■ 11.1 概述

完整全结肠系膜切除 (CME) 理念已成为右半结肠癌根治手术的标准，右半结肠的供应血管较多，解剖变异较大，毗邻脏器关系复杂，腔镜下完成 CME 手术涉及较为复杂的血管解剖及中央淋巴结的清扫，手术难度大，易出现大出血及淋巴结清扫不彻底，造成医源性损伤及手术质量下降。肠系膜上静脉位置表浅，腹腔镜下呈蓝色条状外观，手术中容易辨认。本节讨论以肠系膜上静脉为导向的右半结肠完整结肠系膜切除术。

■ 11.2 以肠系膜上静脉为导向的腹腔镜右半结肠完整结肠系膜切除术

11.2.1 患者信息

男性，56 岁，以"右上腹闷痛 2 个月为主诉入院"，生化检查无异常。

肠镜：升结肠肝曲一环形生长肿块，成菜花状，质脆易出血。

活检病理：腺癌。

MRI：升结肠壁增厚，管腔狭窄，考虑 MT。

术前分期：cT4N01M0。

11.2.2 手术步骤

患者体位、术者站位及 Trocar 放置位置

剪刀位，"5 孔法"，观察孔位于脐下 3~4 横指，左锁骨中线脐上 6.0cm 置入 12mm Trocar 为主操作孔，左锁骨中线脐下 4.0cm 置入 5mm Trocar 为辅助操作孔，右侧对称位置分别置入 2 个 5mm Trocar 为助手操作孔（图 2-1-84）。

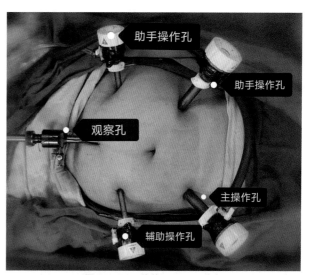

图 2-1-84　体位，Trocar 分布

腹腔探查

常规探查腹腔，探查腹膜、网膜和脏器表面有无转移病灶，最后探查原发病灶，了解肿瘤位置和大小，明确手术范围（图 2-1-85）。

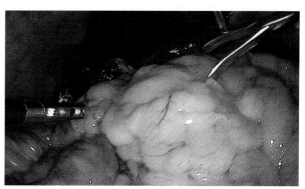

图 2-1-85　腹腔探查

入路

采用尾侧腹侧联合入路：头低足高 15°~30°、左侧倾斜 15°~20°，将小肠、网膜等腹腔内容物移至左上腹。助手左手提起回盲部，右手提起小肠系膜根内侧缘，向头侧、腹侧牵拉，主刀左手持纱布与助手对抗牵引，保持足够张力，切开右侧肠系膜根与后腹膜融合成的"黄白交界线"

（图 2-1-86）进入右结肠后间隙，向内、外及头侧拓展（图 2-1-87）；扩展到十二指肠水平部时，这时要在十二指肠水平部将 Toldt's 筋膜前后两层分开，进入十二指肠胰腺表面（图 2-1-88）；继续向外侧扩展到升结肠内侧缘，向头侧分离至十二指肠降段（图 2-1-89）。

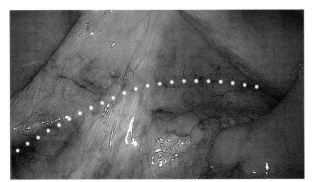

图 2-1-86　尾侧入路切除线

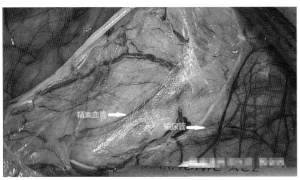

图 2-1-87　右结肠后间隙

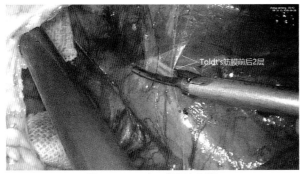

图 2-1-88　十二指肠水平部

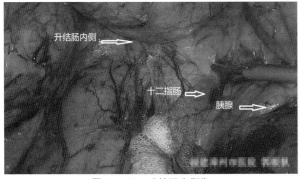

图 2-1-89　升结肠内侧缘

侧壁分离

由回盲部开始切开外侧结肠系膜与腹膜愈着形成的"黄白交界线"直至肝曲（图 2-1-90）。

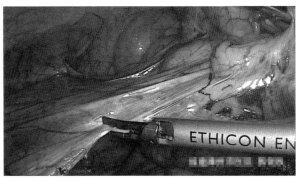

A 分离"黄白交界线"

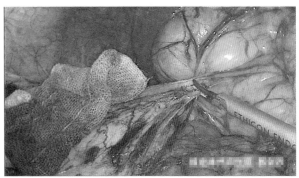

B 肝曲分离

图 2-1-90　侧壁分离

肠系膜上血管分离

改头高足 15°，将回盲部向尾侧复位。确认肠系膜上静脉走行后，助手左手提起回结肠血管切开回结肠血管下缘的结肠系膜，与已经分离好的右结肠后间隙相通并进入右结肠后间隙（图 2-1-91）。

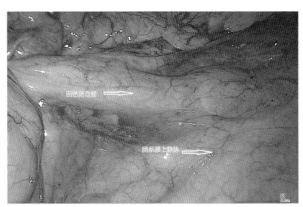

A 回结肠血管下缘切开肠系膜

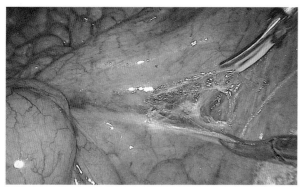

B　切开结肠系膜与右结肠后间隙相通

图 2-1-91　肠系膜上血管分离

找到 SMV，打开其血管鞘，在 SMV 左侧清扫 SMA 表面的组织（图 2-1-92）。

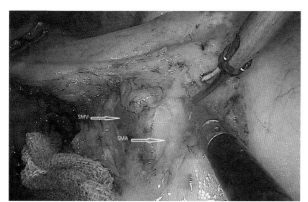

图 2-1-92　切开 SMV 血管鞘，清扫 SMA 表面组织

助手右手提起 SMA 表面组织，以 SMV 为导向，在其鞘内分离，显露回结肠静脉并根部断扎，于 SMV 左侧的肠系膜上动脉起始部分离出回结肠动脉切开其血管鞘，从起始部结扎连同其周围结缔组织一起切除。如回结肠动脉位于 SMA 后方，回结肠动脉在 SMV 右侧结扎即可（图 2-1-93）。

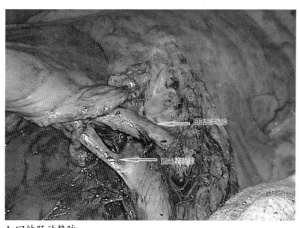

A　回结肠动静脉

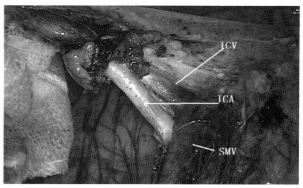

B　回结肠动静脉

图 2-1-93　结扎回结肠动静脉

以 SMV 为解剖标志，在其左前方 SMA 表面分离出右结肠动脉以及结肠中动脉起始部，切开各分支血管的血管鞘，起始部结扎连同其周围结缔组织一起切除（图 2-1-94）。

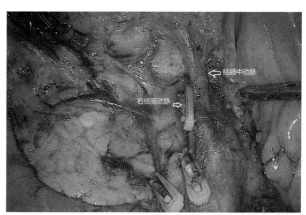

A　右结肠及结肠中动脉根部清扫

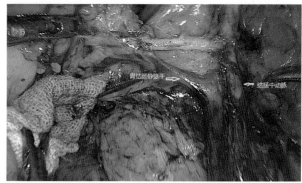

B　结肠中动脉根部切开血管鞘

图 2-1-94　结扎右结肠动脉及结肠中动脉

以 SMV 为导向，在其鞘内分离，顺藤摸瓜，显露右结肠静脉，结肠中静脉及胃肠静脉干各个分支并从各分支根部结扎（图 2-1-95）。

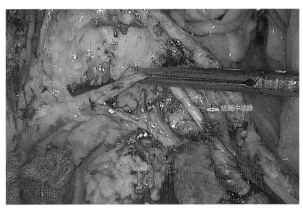

A 胃结肠静脉干及其分支

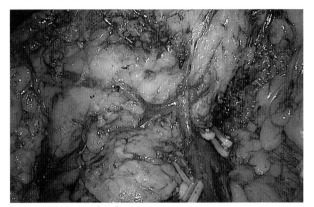

B 胃结肠静脉干及其分支

图 2-1-95 结扎胃结肠静脉干及其分支

术中要点

Ⅰ. 分离血管首先要找到 SMV，以 SMV 为解剖标志，切开其血管鞘，鞘内分离（图 2-1-96）。

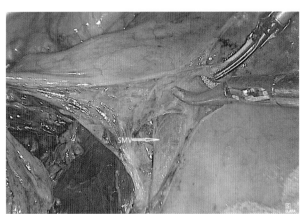

图 2-1-96 找到 SMV，切开血管鞘，鞘内分离

Ⅱ. 在 SMV 左侧切除 SMA 表面的组织（动脉鞘不打开）（图 2-1-97）。

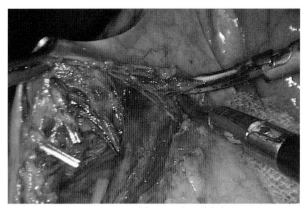

图 2-1-97 清扫 SMA 表面的组织

Ⅲ. 显露结肠中动脉时要在 SMV 左侧，切开结肠中动脉起始部血管鞘，从起始部结扎，连同周围结缔组织整块切除，这样才能真正做到 D3 淋巴结清扫（图 2-1-98）。

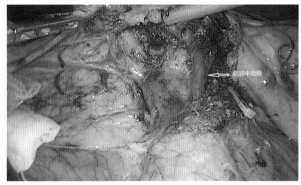

图 2-1-98 结肠中动脉起始部切开血管鞘

Ⅳ. 胃肠静脉干的处理：SMV 血管鞘打开后顺藤摸瓜把胃结肠静脉干各分支全部显露，再依次断扎其各个分支（图 2-1-99）。

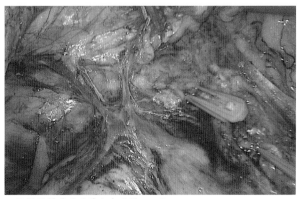

A 胃结肠静脉干及其分支显露

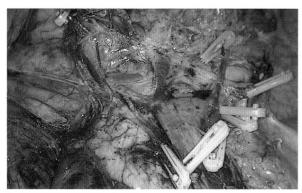

B 胃结肠静脉干及其分支显露

图 2-1-99　处理胃结肠静脉干

Ⅴ. 根部断扎结肠中动脉，找到胰腺下缘，爬坡进入胰腺前间隙，在此处放置一块纱布做指引（图 2-1-100）。

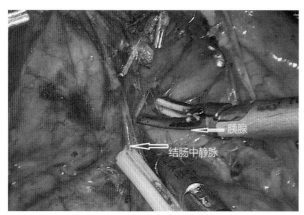

图 2-1-100　进入胰腺前间隙

胃结肠韧带分离

沿胃大弯自左向右离断胃结肠韧带至肝曲，离断肝结肠韧带与外侧，后方分离水平相贯通（如为结肠肝曲部癌或横结肠近肝曲癌，胃结肠韧带要弓内分离，清除 No.6 组淋巴结）（图 2-1-101）。

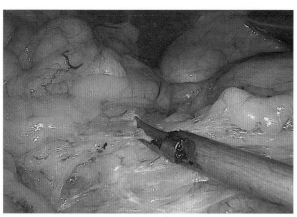

图 2-1-101　分离胃结肠韧带

取出标本，重建消化道

右上腹辅助孔切口延长，取出游离肠管，切除末端 15~20cm 回肠及右半结肠，行回肠、横结肠侧侧吻合或端侧吻合，肠管还纳腹腔。腹腔镜下冲洗腹腔，检查有无活动性出血，理顺肠管，于右结肠旁沟留置引流管，关腹术闭。

11.3 讨论

右半结肠 CME 手术要求血管根部结扎，中央淋巴结彻底清扫，这就要求我们要在 SMV 根部显露及结扎其各个分支血管，在 SMA 各个分支起始部切开其血管鞘，连同周围结缔组织整块切除，这样才能真正做到 D3 淋巴结清扫。但由于右半结肠血管分支复杂，变异多见，在分离及显露中容易损伤，在手术中寻找一个容易辨认的解剖标志，作为手术的导向至关重要。SMV 位置表浅，腹腔镜下呈的蓝色条状外观，位置相对恒定，以其为导向解剖 SMV 及 SMA 的各个属支，可以做到精细解剖，避免走错层面，减少并发症的发生，保证手术质量。

11.4 小结

右半结肠血管分支复杂，变异多见，在分离及显露中容易损伤，肠系膜上静脉位置表浅，腹腔镜下呈蓝色条状外观，手术中容易辨认，以肠系膜上静脉为解剖标志，作为血管分离的主线，可以减少出血，清晰分辨解剖层次，有利于顺利完成肠系膜各分支血管分离及中央组淋巴结清扫，减少并发症的发生，保证手术质量。

（郭银枞）

参考文献

[1] 中华医学会外科学分会腹腔镜与内镜外科学组, 中华医学会外科学分会结直肠外科学组, 中国医师协会外科医师分会结直肠外科医师委员会, 等. 腹腔镜结直肠癌根治术操作指南(2018 版) [J]. 中华消化外科杂志, 2018, 17(9). DOI: 10.3760/cma.j.issn.1673-9752.2018.09.001.

[2] 池畔, 陈致奋. 腹腔镜右半结肠癌根治术解剖学基础与规范化手术[J/CD]. 中华普外科手术学杂志(电子版), 2015, 9(1) :7-13.

[3] 郑民华, 马君俊. 腹腔镜右半结肠癌根治术的难点与争议 [J]. 中华普外科手术学杂志(电子版), 2018(3).

[4] 邹瞭南, 熊文俊, 李洪明, 等. 尾侧入路腹腔镜右半结肠癌根治术疗效分析 [J]. 中华胃肠外科杂志, 2015, 18(11): 1124-1127.

[5] 张森, 冯波, 马君俊, 等. "翻页式"完全中间入路腹腔镜右半结肠癌完整结肠系膜切除术 [J]. 中华消化外科杂志, 2015,14(12):1026–1030.

[6] 冯波. 中间入路腹腔镜下行完整结肠系膜切除根治右半结肠癌 35 例可行性与技术要点分析 [J]. 中国实用外科杂志, 2012(4):323–326.

[7] 卫洪波, 黄江龙. 腹腔镜右半结肠扩大切除术意义的纷争 [J/CD]. 中华普外科手术学杂志(电子版), 2018, 12(3):189-193.

[8] 张森, 冯波. 完整结肠系膜切除术在结肠癌中的应用 [J]. 外科理论与实践, 2016(1):83–86.

[9] 叶进军, 辛乐, 刘继东, 等. 尾侧入路法腹腔镜右半结肠癌根性切除术的临床体会 [J]. 腹腔镜外科杂志, 2018, 23(3): 170-174.

第二章
腹腔镜右半结肠手术吻合方式

腹腔镜技术已经在结直肠外科领域广泛应用。右半结肠手术由于毗邻脏器多、解剖关系复杂，手术难度较大[1]。腹腔镜右半结肠手术的近期与远期疗效已被 RCT 研究所证实，并被中国《结直肠癌诊疗规范》、美国 NCCN 指南、欧洲 ESMO 指南和日本 JSCCR 指南等众多国内外指南所推荐[2-4]。2009 年，德国学者 Hohenberger 等[5]提出了全结肠系膜切除术（complete mesocolic excition,CME）的理念，结肠癌手术的操作进一步得到规范，但仍有一些细节问题存在争议。目前腹腔镜右半结肠手术存在的争议问题包括 D3 根治手术切除的范围、手术入路的选择、幽门下区淋巴结是否应该清扫以及吻合方式是体内还是体外吻合等。本章主要探讨腹腔镜右半结肠手术吻合方式的选择问题。

第一节
体外吻合

腹腔镜右半结肠手术，需要腹壁切口取病理标本，除非是采用 NOSES 技术，没有真正意义上的全腹腔镜手术。体外吻合是需在腹壁切一小切口，将拟切除肠段和肿瘤提出体外，完成切除和吻合的过程。体外吻合手术操作相对简单，但手术应激大。根据吻合方式又分为端侧吻合（end-to-side anastomosis）和侧侧吻合（side-to-side anastomosis），传统的对端吻合应用很少。

■ 1.1 回肠横结肠端侧吻合

右半结肠游离完成后，腹壁切口的选择依据术者习惯而定，可以选择上腹部正中切口或右侧经腹直肌切口。切口的长度应该考虑病人 BMI、肿瘤大小、系膜裁剪是否充分和系膜裂孔是否关闭等因素。

操作要点：①切断肠管后取出标本，将回肠侧肠管断端荷包缝合，置入 25mm 或 28mm 吻合器钉砧头；②将吻合器杆置入结肠，距结肠断端 3~5 cm 于结肠对系膜侧穿出吻合器尖，击发完成吻合；③检查吻合口有无出血及是否通畅，浆肌层包埋吻合，应用直线切割闭合器关闭结肠断端，缝合系膜裂口。当然系膜裂孔关闭也可以在体内完成[6]。

■ 1.2 回肠横结肠侧侧吻合

操作要点：①切断拟切除肠管，移除标本；②将回肠和结肠的对系膜侧相对，助手将肠管及系膜铺平，避免系膜扭转；③两个肠管断端内分别置入直线切割闭合器的钉仓臂和抵钉臂，两臂合拢后检查有无夹入其他组织，击发后检查缝合钉线上有无出血；④将肠管断端侧全层用 Alice 钳夹持并铺平，应用直线切割闭合器闭合，闭合时注意吻合口宽度；⑤间断包埋浆肌层，不建议全层缝合，最后关闭系膜裂孔。

端侧吻合和侧侧吻合哪个更好？目前没有确切结论，多根据术者习惯自由选择。Lee 等[6]报道了腹腔镜辅助右半结肠手术端侧吻合和侧侧吻合两组病例围手术期并发症和术后住院时间的临床研究：侧侧吻合组总体并发症发生率为 26.1%，端侧吻合组总体并发症发生率为 4.6%；端侧吻合组术后住院时间 6 天，侧侧吻合组术后平均住院时间 7 天。似乎端侧吻合效果更佳。

第二节

体内吻合

近年来，随着腹腔镜下手术操作技术的不断成熟，以及腹腔镜下吻合器械、缝合材料的不断发展，特别是随着 3D 腹腔镜等视觉系统的广泛应用，腹腔镜下消化道重建的安全性得以提高，且难度不断降低。在腹腔镜右半结肠手术的肠道吻合中，也越来越多地使用腹腔镜直视下的体内吻合（或称为全腹腔镜下的吻合）。这种吻合方法一般多采用腹腔镜下的直线切割吻合器完成。吻合方式主要为回肠末端与横结肠的侧侧吻合。根据肠管方向的不同，又可分为顺蠕动体内吻合和逆蠕动体内吻合。

2.1 顺蠕动体内吻合

操作要点：①右半结肠游离完成后，离断回结肠血管、右结肠血管和结肠中血管或其支。距离回盲瓣 10~15cm 裁剪回肠系膜，并于拟切断处裁剪横结肠系膜；②经 12mm 戳卡置入切割闭合器分别离断横结肠和末段回肠。将切除病理标本置入取物袋中，冲洗术区；③将回肠与横结肠平行重叠摆放，分别戳口，再次用切割闭合器完成侧侧吻合。吻合口边缘距离回肠断端和横结肠断端约 2cm；④可吸收线间断缝合或倒刺线连续缝合关闭共同开口。可吸收线或倒刺线缝闭系膜裂孔[7]（图 2-2-1）。

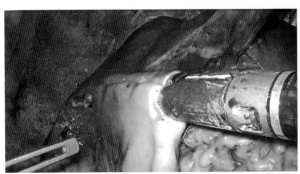

A 顺蠕动侧侧吻合：横结肠及回肠断端顺行摆放，用切割闭合器在对系膜缘行侧侧吻合

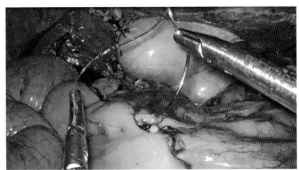

B 关闭共同开口：用倒刺缝线行镜下连续全层缝合加浆肌层加固

图 2-2-1　顺蠕动体内吻合

2.2 逆蠕动体内吻合

操作要点：右半结肠游离、血管离断、系膜裁剪及离断同顺蠕动。横结肠断端和回肠末端并列分别戳口，置入切割闭合器，完成吻合。共同开口可以缝合或再次切割闭合。可吸收线缝合闭合系膜（图 2-2-2）。

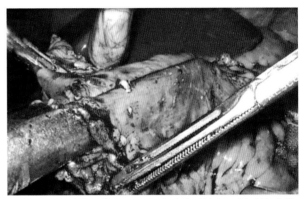

A 逆蠕动侧侧吻合：横结肠及回肠断端并列摆放，用切割闭合器在对系膜缘行侧侧吻合

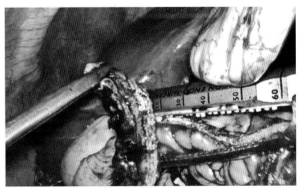

B 关闭共同开口：用闭合器镜下全层闭合共同开口

图 2-2-2　逆蠕动体内吻合

第三节

选择体外吻合还是体内吻合

国内学者多支持体外吻合，我国 2006 版和 2008 版《腹腔镜结直肠癌根治手术操作指南》推荐腹腔镜右半结肠行体外吻合 [8, 9]。欧美多选择体内吻合，近年来体内吻合在国内也逐渐推广普及。随着腹腔镜技术的开展，术者手术技巧越来越纯熟，越来越多的文献支持体内吻合。

Jorge[10] 回顾性分析了 60 名行腹腔镜右半结肠癌根治术的患者的临床资料发现，体内吻合并不会增加手术时间及手术患者失血情况，这已经得到了目前大部分结直肠外科医生的认可 [11, 12]。研究发现行体内吻合术式有助于清除病灶周围的淋巴结。体外吻合需要将肠管提出腹壁，大大限制了肠管的切除术范围。Gabriele Anania, 等 [13] 的研究也验证了这一结论，他们认为体外吻合会减少病灶周围淋巴结的清扫情况，并且体外吻合过度牵拉肠管会造成肠功能性麻痹，影响肠道功能恢复的时间。

一篇纳入了 14 项临床研究包含 1717 名患者的 meta 分析 [14] 结果显示：体内吻合及体外吻合在安全性上并未发现差异，同时行体内吻合有助于患者肠道功能的恢复、患者可以更早地进行经口进食，因此明显地缩短了患者的住院时间。J. Abrisqueta[15] 等人认为体内吻合术者可以在直视下观查吻合过程中系膜的情况，视野清楚，大大降低了系膜扭转的发生率。

Massimiliano Fabozzi[16] 等的研究发现体内吻合的切口更小、美观性更好，同时位置更灵活，因此其切口的近期及远期并发症概率更小。在同样止疼治疗情况下，行体外吻合的病人自述其切口疼痛更严重。这可能是因为体内吻合选择耻骨上

位置的无肌肉覆着，术后疼痛更轻。此外，因为体外吻合的右上腹切口受呼吸活动的影响，其张力更大，同时将肠管提出体外吻合会挤压切口造成组织缺氧状态 [17]，更加容易发生切口感染。

Vergis[18] 等的研究中甚至存在因为右上腹切口疼痛，影响患者术后肺复张及呼吸情况的病例。远期研究发现，体外吻合的切口疝率明显高于体内吻合的患者。

Minia Hellan[19] 等的研究也证实了这一结论。一项 RCT 研究 [20] 将 60 例病人随机分为两组，分别行体内吻合及体外吻合，对比术后白细胞、C 反应蛋白及白细胞介素 6 等指标，发现体内吻合组术后的手术应激反应明显更低，更有利于患者的恢复。在操作难度上，肥胖患者体内吻合的优势更加明显 [21, 22]。

但是 R. Bergamaschi[23] 认为体内吻合同样存在弊端：①体内吻合是外翻缝合，与手工内翻缝合相比并发症发生率更高；②使用切割闭合器进行侧侧吻合，吻合口长度不易控制，可能会造成吻合口过窄；③可能需要增加一个腹壁戳卡口以便于操作；④可能需要使用多次切割闭合器，增加了患者的经济负担。

Mark H. Hanna[24] 等人发现术者在行腹腔镜右半结肠的初期，行体内吻合较体外吻合的二级并发症（例如：肠梗阻，切口感染）的发生率更高。但随着术者腹腔镜技术的提高，二者之间并无差异，似乎行体内吻合患者的并发症更少。对于腹腔镜手术经验较少的术者，体外吻合更加安全，而随着技术的熟练，体内吻合的优势更加明显。

腹腔镜右半结肠手术吻合方式是选择体外吻合还是体内吻合，目前还没有明确结论，现有的临床研究结果似乎体内吻合效果更佳。

（周建平）

参考文献

[1] YOUNG-FADOK T M.Laparoscopic right colectomy: five-step procedure[J].Diseases of the colon and rectum,2000,43(2):267-71; discussion 271-273.

[2] PROVENZALE D,GUPTA S, AHNEN D J,et al.NCCN Guidelines Insights: Colorectal Cancer Screening, Version 12018[J].Journal of the National Comprehensive Cancer Network : JNCCN,2018,16(8):939−949. DOI:10.6004/jnccn.2018.0067.

[3] GLYNNE−JONES R,WYRWICZ L,TIRET E,et al.Rectal cancer: ESMO Clinical Practice Guidelines for diagnosis, treatment and follow−up[J].Annals of oncology : official journal of the European Society for Medical Oncology / ESMO,2018,29(Suppl 4):iv263.

[4] 国家卫生计生委医政医管局，中华医学会肿瘤学分会．中华普通外科学文献（电子版）．2018,(3).

[5] HOHENBERGER W, WEBER K, MATZEL K,et al.Standardized surgery for colonic cancer: complete mesocolic excision and central ligation—technical notes and outcome[J].Colorectal disease : the official journal of the Association of Coloproctology of Great Britain and Ireland,2009,11(4):354−64; discussion 364−365.

[6] LEE K H, LEE S M, OH H K,et al.Comparison of anastomotic configuration after laparoscopic right hemicolectomy under enhanced recovery program: side−to−side versus end−to−side anastomosis[J].Surgical endoscopy,2016,30(5):1952−1957.

[7] HO Y H. Laparoscopic right hemicolectomy with intracorporeal anastomosis[J]. Tech Coloproctol, 2010 (14):359−363.

[8] 中华医学会外科学分会腹腔镜与内镜外科学组，中国抗癌协会大肠癌专业委员会腹腔镜外科学组．中华胃肠外科杂志．2009, (3).

[9] 中国抗癌协会大肠癌专业委员会腹腔镜外科学组，中华医学会外科分会腹腔镜与内镜外科学组．外科理论与实践．2006, (5).

[10] CHAVES J A,IDOATE C P, FONS J B,et al. A case−control study of extracorporeal versus intracorporeal anastomosis in patients subjected to right laparoscopic hemicolectomy[J].Cirugía española,2011,89(1):24−30.

[11] SHAPIRO R,KELER U,SEGEV L, et al.Laparoscopic right hemicolectomy with intracorporeal anastomosis: short− and long−term benefits in comparison with extracorporealanastomosis[J].Surgical endoscopy,2016,30(9):3823−3829.

[12] CIROCCHI R,TRASTULLI S,FARINELLA E,et al.Intracorporeal versus extracorporeal anastomosis during laparoscopic right hemicolectomy − systematic review and meta−analysis[J].Surgical oncology,2013,22(1):1−13.

[13] ANANIA G,SANTINI M, SCAGLIARINI L,et al.A totally mini−invasive approach for colorectal laparoscopic surgery[J].World journal of gastroenterology,2012,18(29):3869−3874.

[14] RICCI C,CASADEI R, Alagna V,et al.A critical and comprehensive systematic review and meta−analysis of studies comparing intracorporeal and extracorporeal anastomosis in laparoscopic right hemicolectomy[J]. Langenbeck's archives of surgery / Deutsche Gesellschaft für Chirurgie,2016.

[15] ABRISQUETA J,IBAÑEZ N, LUJÁN J,et al. Intracorporeal ileocolic anastomosis in patients with laparoscopic right hemicolectomy[J].Surgical endoscopy,2016,30(1):65−72.

[16] FABOZZI M, ALLIETA R,BRACHET CONTUL R,et al.Comparison of short− and medium−term results between laparoscopically assisted and totally laparoscopic right hemicolectomy: a case−control study[J].Surgical endoscopy,2010,24(9):2085−2091.

[17] VAN OOSTENDORP S, ELFRINK A, BORSTLAP W,et al. Intracorporeal versus extracorporeal anastomosis in right hemicolectomy: a systematic review and meta-analysis[J].Surgical endoscopy,2017,31(1):64-77.

[18] VERGIS A S,STEIGERWALD S N,BHOJANI F D,et al.Laparoscopic right hemicolectomy with intracorporeal versus extracorporeal anastamosis: a comparison of short-term outcomes[J].Canadian journal of surgery. Journal canadien de chirurgie,2015,58(1):63-68.

[19] HELLAN M,ANDERSON C.Extracorporeal versus intracorporeal anastomosis for laparoscopic right hemicolectomy[J].JSLS : Journal of the Society of Laparoendoscopic Surgeons / Society of Laparoendoscopic Surgeons,2009,13(3):312-317.

[20] MARI G M,CRIPPA J,COSTANZI A T M,et al.Intracorporeal Anastomosis Reduces Surgical Stress Response in Laparoscopic Right Hemicolectomy: A Prospective Randomized Trial[J].Surgical laparoscopy, endoscopy & percutaneous techniques,2018,28(2):77-81.

[21] REGGIO S,SCIUTO A,CUCCURULLO D,et al.Single-layer versus double-layer closure of the enterotomy in laparoscopic right hemicolectomy with intracorporeal anastomosis: a single-center study[J]. Techniques in coloproctology,2015,19(12):745-750.

[22] SCATIZZI M,KRÖNING K C,BORRELLI A,et al.Extracorporeal versus intracorporeal anastomosis after laparoscopic right colectomy for cancer: a case-control study[J].World journal of surgery,2010,34(12):2902-2908.

[23] HO Y H Laparoscopic right hemicolectomy with intracorporeal anastomosis: Letter to the "How I do it"[J]. Tech Coloproctol, 2010, 14:359-363.Techniques in coloproctology,2011,15(3):359-360.

[24] HANNA M H,HWANG G S,PHELAN M J,et al.Laparoscopic right hemicolectomy: short- and long-term outcomes of intracorporeal versus extracorporeal anastomosis[J].Surgical endoscopy,2016,30(9):3933-3942.

第三章
机器人辅助右半结肠癌根治术

第一节

机器人辅助腹腔镜中间入路逆时针翻书式右半结肠切除 ⊓ 形消化道重建

■ 1.1 概述

随着手术机器人技术的应用，机器人结直肠癌根治术以其操作精确稳定，学习简便，容易上手等特点，正逐步取代普通腹腔镜，有望引领结直肠癌手术的新潮流。这些技术优势在右半结肠切除方面主要体现在对于淋巴清扫和消化道重建，应用该技术有更短的学习曲线。机器人右半结肠切除也要遵循 CME 原则，手术入路分为外周入路（lateral access）、中间入路（medial access）、头侧入路、尾侧入路等。本文介绍完全机器人援助腹腔镜中间入路逆时针翻书式右半结肠切除及

消化道重建。

■ 1.2 机器人辅助腹腔镜中间入路逆时针翻书式右半结肠切除 ⊓ 形消化道重建

1.2.1 患者信息

男性，49岁，主诉大便带血1月余，无手术史。

肠镜：升结肠肝曲一溃疡性肿块，菜花状，表面附污苔，质脆易出血。

病理：腺癌。

CT：升结肠肝曲肠壁增厚，管腔狭窄，考虑 MT。

术前分期：cT3N0–1M0。

1.2.2 手术步骤

患者体位、术者站位及 Trocar 放置位置

全麻后取头低右高体位，Trocar 分布见图 2-3-1。

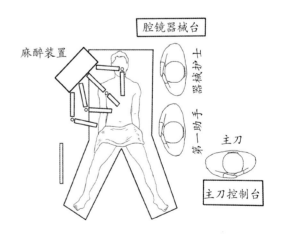

图 2-3-1 患者体位、术者站位及 Trocar 放置位置

腹腔探查

进入患者腹腔后，进行腹腔探查，以明确有无肝脏、腹膜及肠系膜癌转移（图 2-3-2、图 2-3-3）肿瘤。

Todlt 间隙显露

以回结肠血管（ICV/ICA）在肠系膜表面投影

为解剖标志（图 2-3-4），3 号臂无创抓钳提起结肠中动脉，2 号臂双极电凝提起回结肠动静脉，1 号臂超声刀在回结肠动静脉与肠系膜上静脉夹角处打开结肠系膜，并以此为入口向右后进入 Todlt's 间隙（图 2-3-5）进行拓展至侧腹壁处。

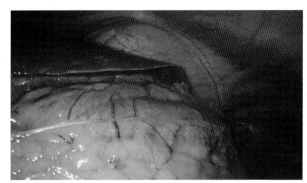

图 2-3-2 腹腔探查

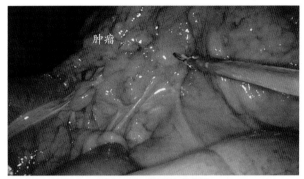

图 2-3-3 探查肿瘤位置

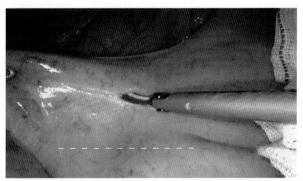

图 2-3-4 ICV/ICA 的左肠系膜表面的投影

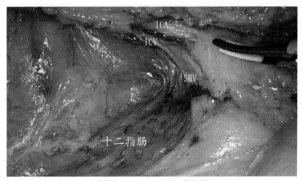

图 2-3-5 Toldt's 间隙

中间入路结扎肠系膜上静脉右侧血管

沿肠系膜上动静血管向上，分离裸化动静脉各个属支，清扫淋巴结。分别 Hemo-lock 夹闭并切断回结肠动静脉、副右结肠血管（有的患者无此血管）和结肠中动静脉或结肠中动静脉右支（图 2-3-6）。若肿瘤位于肝曲或横结肠近肝曲处需

行扩大右半切除，进行 6 组淋巴清扫，这时 3 号臂提起横结肠，推剥胰前方包膜，向右侧向上拓展进入横结肠后间隙（TRCS），可见到胃结肠干（Henle's 干）及其分支，根部离断胃网膜右动静脉，在胰腺前方向外拓展至十二指肠外侧（图 2-3-7）。

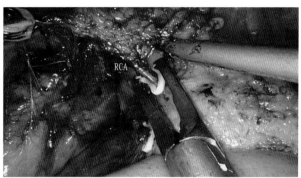

图 2-3-6 夹闭并切断回结肠动静脉、副右结肠血管和结肠中动静脉或结肠中动静脉右支

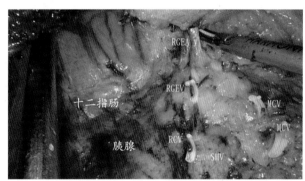

图 2-3-7 在 Henle's 干根部离断胃网膜右动静脉

横结肠右侧及升结肠游离

回盲部及升结肠癌在胃网膜右血管弓外离断胃结肠韧带，结肠肝曲、横结肠近肝曲癌要在胃网膜右血管弓内离断胃结肠韧带向右分离，游离结肠肝曲（图 2-3-8）。再沿 Toldt 筋膜和右肾前筋膜之间的无血管间隙（RRCS），在右侧精索/卵巢血管和右输尿管和十二指肠表面，自上向

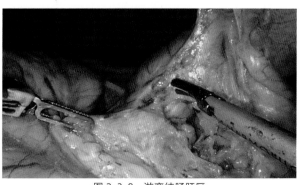

图 2-3-8 游离结肠肝区

下，自内向外进行顺时针分离至回肠与回盲部开成的膜桥处，剪开膜桥完成右半结肠切除（图2-3-9、图2-3-10）。

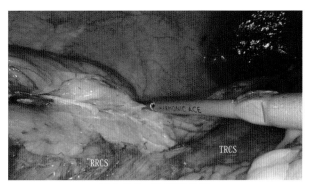

图 2-3-9　沿 RRCS 分离

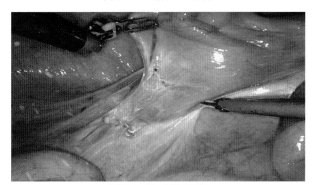

图 2-3-10　剪开膜桥

吻合

吻合方法多种：①端端吻合；②端侧吻合；③侧侧吻合（图 2-3-11）。可作辅助切口行拖出吻合，也可行腹腔内吻合。本文重点要介绍的是机器人援助腹腔镜腔内回肠—横结肠 π 形吻合，这种方式除具备侧侧吻合无张力优势外应该是血运最好的方式。

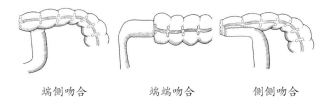

端侧吻合　　　　　端端吻合　　　　　侧侧吻合

图 2-3-11　吻合方式

具体操作步骤如下：①将回肠与横结肠侧侧靠拢展平后现两端固定，用小圆针通电在吻合口左侧端分别在回肠、横结肠烧一直径约 1cm 小口（图 2-3-12 中的 A）；② 45mm 腔镜切割闭合器从助手孔插入回肠及横结肠内击发完成切割吻合（图 2-3-12 中的 B）；③ 3-0 倒刺线关闭共同开口（图 2-3-12 中的 C、D）；④ 45mm 腔镜切割闭合器距吻合口右边缘 4~6cm 处分别离断回肠和横结肠，右侧共同关闭口加固减张缝合 1~2 针（图 2-3-12 中的 E、F、G）。

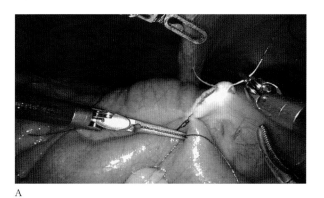

A

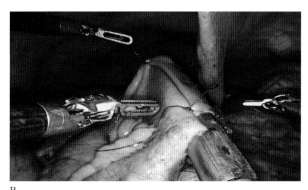

B

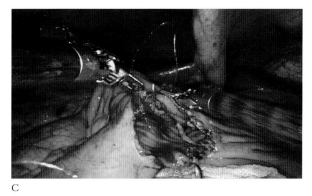

C

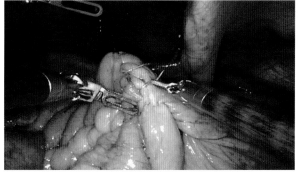

D

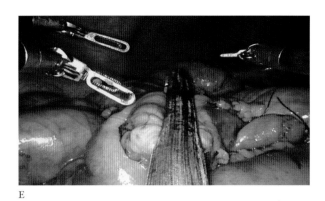

E

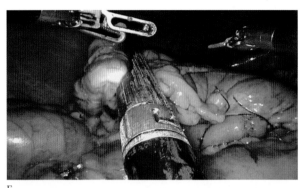

F

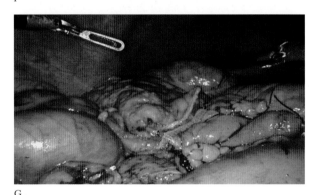

G

图 2-3-12　机器人辅助腹腔镜腔内回肠 - 横结肠 π 形吻合操作步骤

■ 1.3 讨论

1.3.1 机器人右半结肠切除优势

　　右半结肠癌手术方式演变从传统的开腹手术到腹腔镜手术再到机器人手术三者共存。切除范围从局部切除到根治性切除，再到右半结肠完整系膜切除 (complete mesocolic excision，CME)[1]。传统开腹手术有创伤大、出血多、并发症多、恢复慢、住院时间长等缺陷，虽然受技术实力和设备限制在基层医院仍是主流手术，但在大多数中心大医院目前运用正在逐渐减少。随着科技进步，腹腔镜手术得到了广泛开展。自 1991 年 Jacob 等[2]完成了首例腹腔镜右半结肠切除以来，经过 20 多年

的发展与推广，凭借其出血少，创伤小，恢复快，相近的肿瘤学疗效等特点，目前已成为大中心医院主流手术方式，并在结直肠外科领域首先写入 NCCN 指南。自 2000 年达芬奇手术机器人手术系统通过美国 FDA 市场认证后，凭借其 3D 高清影像、灵活的高自由度机械臂，动作校正及抖动过滤等腹腔镜所不具备的优势，降低了腹腔镜手术的学习门槛，使手术学习曲线更短。目前机器人手术已广泛使用于泌尿外科、妇产科、普通外科、心胸外科等。自 Weber 等[3]于 2001 年首次实施机器人结直肠手术以来，国内外机器人结直肠癌手术量也逐渐增多。笔者通过 300 余例机器人辅助腹腔镜右半结肠切除术的经验积累，体会到机器人辅助结肠癌切除手术在淋巴结清扫有一定优势，尤其体现在淋巴结完整清扫方面。机器人辅助手术不易破损淋巴结，在淋巴结融合成团情况下利用 3D 高清、放大、除颤优势可降低中转开腹率。其次，机器人辅助手术出血会更少，更便于重建腔内消化道，且随着经验的积累和程序的优化，手术时间会更短。

1.3.2 右半结肠切除要点

合理的 Trocar 分布

　　笔者采用环抱右半结肠的大 C 形布局，可以避免机械臂的相互碰撞。

遵循 "外科膜解剖" 思路

　　遵循广义的系膜与系膜床的解剖[4]，解剖寻找间隙与边界，即：①右结肠后间隙（位于回盲部、盲肠、升结肠、结肠肝曲及其系膜与肾前筋膜之间）；②横结肠后间隙（横结肠右侧与十二指肠降段和胰头体之间）；③融合筋膜间隙（横结肠系膜与胃系膜之间常被网膜囊取代）。

确定右半结肠系膜边界

　　笔者认为下界是末端回肠与盲肠尾侧固定于后腹膜处，外界为右结肠系膜与侧腹壁融合，上界前方胃网膜血管弓，后方为横结肠附着胰腺的下缘，内界有些争议有人认为是肠静脉上静脉的右侧方，有人认为在肠静脉上动脉的左侧方。我们知道淋巴的转移往往是沿着动脉进行转移，把肠系膜上动脉左侧作为内侧界似乎更精确[5]。

手术入路与顺序

同腹腔镜手术一样，无外乎四种方式，即中央入路、外周入路、头侧入路、尾侧入路。笔者习惯于采用中央入路，由内到外，逆时针翻书式方式进行游离和解剖，分别离断结扎回结肠动静脉、右结肠动脉（这支血管并非都出现）、中结肠动静脉。处理胃结肠干时一般不在根部离断，共干处紧贴胰腺，易出血，可以在分支以后，就是汇合口的地方进行离断，注入肠系膜上静脉入口处胃结肠干只需清扫表面淋巴脂肪组织。

完整切除右半结肠系膜

采用在右半结肠系膜"帐篷下"边游离边拓展游离方式，保持右半结肠系膜的完整。若为结肠肝曲癌，拟行 D3 淋巴结清扫，因在胃结肠融合筋膜根部离断结扎胃网膜右动静脉，弓内离断距离肿瘤远侧 10cm 以上的大网膜，完成右半结肠完整系膜切除，达到更好肿瘤学疗效。

1.3.3 关于消化道重建问题

消化道重建大体分腹腔内和腹腔外两种方式。腹腔外吻合需要 8~10cm 大小的辅助切口，适合肿瘤比较大的患者，经腹直肌或正中绕脐或上腹正中切口，可行端端、端侧和侧侧吻合。侧侧吻合具有血运好，口径大等优点，是目前采用最多的吻合方式。腹腔内吻合适合于肿瘤小于 6cm 患者，尤其是肥胖患者，可以充分体现微创和美观的优势，且肿瘤学疗效与辅助切口相当[6, 7]。本文介绍的腹腔内 π 型侧侧吻合方法，避开了端端吻合、端侧吻合及常规侧侧三种吻合方式所存在的不同程度缺血区。该方法适合回肠横结肠管径相差较大的患者，吻合完毕后可扩大 Trocar 孔至 4~6cm，更易于取出标本，也可经直肠或经阴道取出标本。这样可以达到更加微创、疼痛更轻、减少腹壁功能障碍的效果，使患者腹部更加美观，增加患者信心[8]。

■ 1.4 小结

手术机器人系统有着三维拟真视野和高清放大图像有利于精准识别，镜头运动由主刀医师控制，视野调整更为便捷；仿真机械臂可在 7 个方向 540° 自由活动，特别是机械臂头端的万向关节设计，灵活性甚至超过了医师的双手；机械臂还能智能滤除术者动作中的不自主颤动，确保操作的稳定性。机器人辅助腹腔镜中间入路逆时针翻书式右半结肠切除可减少手术中反复调整机械臂的时间，加快手术进程，随着机器人小型化和智能化，机器人辅助右半结肠切除术有可能成为今后的一种发展方向。

（李太原）

参考文献

[1] HOHENBERGER W, WEBER K, MATZEL K, et al. Standardized surgery for colonic cancer: complete mesocolic excision and central ligation—technical notes and outcome[J]. Colorectal disease : the official journal of the Association of Coloproctology of Great Britain and Ireland, 2009, 11(4):354-364.

[2] JACOBS M, VERDEJA J C, Goldstein H S. Minimally invasive colonresection (laparoscopic colectomy)[J]. Surg Laparosc Endosc, 1991,1(3): 144-150.

[3] WEBER P A, MEROLA S, WASIELEWSKI A, et al. Teleroboticassisted laparoscopic right and sigmoid colectomies for benign disease[J]. Dis Colon Rectum. 2002;45(12):1689-1694.

[4] 龚建平. 右半结肠癌根治术的外科膜解剖 [J]. 中华结直肠疾病电子杂志，2015，4（6）：600-601.

[5] 李太原，刘东宁. 基于膜解剖的完全机器人右半结肠癌的根治与重建 [J]. 中华腔镜外科杂志（电子版),2017,10（5）：283-285.

[6] 刘东宁，何鹏辉，唐博，等. 完全机器人与机器人辅助右半结肠切除术治疗结肠癌的疗效对比 [J]. 中华胃肠外科杂志,2018,21(6):696-698.

[7] LIU D, LI J, LI T, et al.Short-and long-term outcomes of totally robotic versus robotic-assisted right hemicolectomy for colon cancer A retrospective study[J]. Medicine, 2019, 98:e15028.

[8] 中国 NOSES 联盟，中国医师协会结直肠肿瘤专业委员会 NOSES 专委会．结直肠肿瘤经自然腔道取标本手术专家共识（2019 版）[J]. 中华结直肠疾病电子杂志,2019 ,8 (4):336-342.

第二节

机器人辅助联合中间入路右半结肠癌根治术

■ 2.1 概述

腹腔镜手术，包括由其衍生出的单孔腹腔镜手术、经自然腔道内镜手术（NOTES）和机器人手术成为结直肠手术治疗的主流方式[1]。近年来，随着微创手术理念的认可及达芬奇机器人手术系统的升级和推广，机器人手术在全世界范围内迅速发展[2]。在此技术引导下的右半结肠切除术称为机器人右半结肠切除术（robotic right colectomy，RRC）。

随着 RRC 在临床实践中的不断探索及尝试，越来越多的临床证据表明，这种技术在提高手术的精准性，增加医师对手术的把握等方面具有较大的应用价值。

■ 2.2 机器人辅助联合中间入路右半结肠癌根治术

2.2.1 患者信息

男性，66 岁，主诉进食后腹部胀痛 2 月，无腹腔内手术史。

肠镜：横结肠增殖性病灶累及肠腔 1/2 周，成菜花状，质脆易出血。

活检病理：腺癌。

CT：横结肠局部管壁增厚，考虑 MT。

术前分期：cT3N0M0。

2.2.2 手术步骤

腹腔探查

建立气腹后 5 孔法置入器械（图 2-3-13 中的A）。进入患者腹腔后，进行腹腔探查，以明确肿瘤定位，侵犯程度，以及有无肝脏、腹膜等转移。

因机器人手术中主刀器械缺乏力反馈，需助手使用辅助钳帮助肿瘤定位（图 2-3-13 中的 B）。或采用术前肠镜下进行染色剂（如纳米碳）定位等方式。

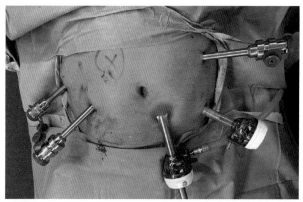

A Trocar 布局

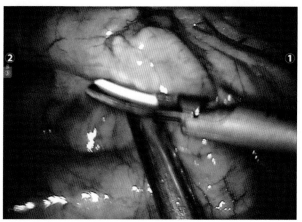

B 腹腔探查

图 2-3-13　腹腔探查

中间入路起步及右结肠后间隙（RRCS）拓展

3 号臂提起横结肠系膜向腹侧头侧牵拉（图 2-3-14 中的 A），2 号臂提起回结肠血管向右侧尾侧牵拉（图 2-3-14 中的 B）。以回结肠血管（ICV/ICA）在肠系膜表面投影为解剖标志（图 2-3-14 中的 C），切开结肠系膜，钝锐结合拓展 RRCS，注意保护内侧的十二指肠（图 2-3-14 中的 D）。

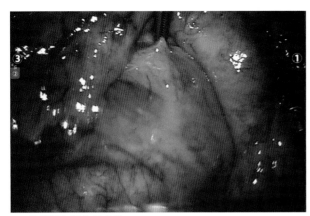

A 3 号臂提起横结肠系膜

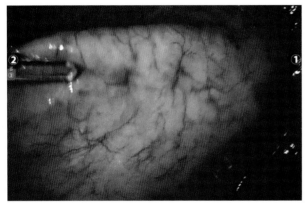

B 2 号臂提起回结肠血管

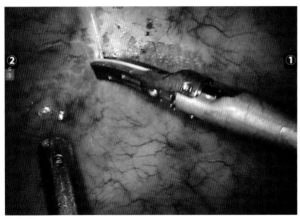

C 起步

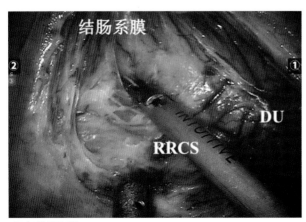

D 拓展 RRCS

图 2-3-14 中间入路起步及右结肠后间隙（RRCS）拓展

中间入路 D3 淋巴结清扫并根部结扎肠系膜血管

以 SMV 投影为标志在其左侧做清扫范围标记线（图 2-3-15 中的 A），自回结肠血管根部起循 SMV 走形方向行 D3 淋巴结清扫（图 2-3-15 中的 B）。

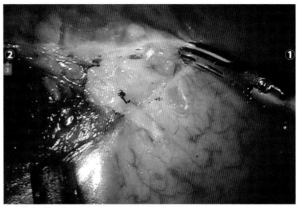

A 清扫范围标记线

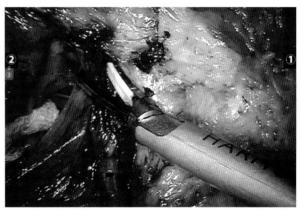

B 清扫 ICA、ICV 根部淋巴结

图 2-3-15 中间入路 D3 淋巴结清扫

术者继而以肠系膜上静脉（SMV）为主线，自尾侧向头侧逐步打开血管鞘，逐步裸露 SMV、SMA 及其分支，清扫外科干，并将分支依次结扎。在此过程中以十二指肠框为标志将 RRCS 与横结肠后间隙（TRCS）相贯通（图 2-3-16）。

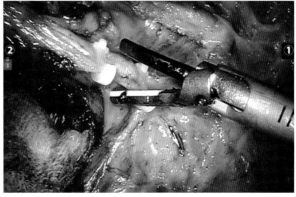

A 回结肠动脉，ICA

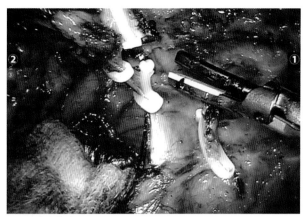

B　回结肠静脉，ICV

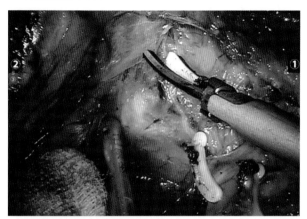

C　将 RRCS 与 TRCS 贯通

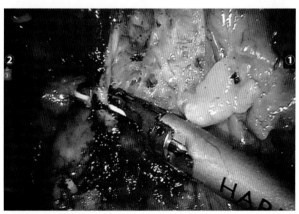

D　结肠中动脉，MCA

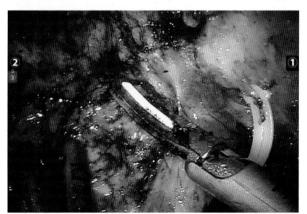

E　Henle's 干

图 2-3-16　中间入路根部结扎肠系膜血管

上下结合进入系膜间间隙（IMS）并解剖 Henle's 干

打开胃结肠韧带进入小网膜囊（图 2-3-17 中的 A）。自胰腺下缘由上而下游离横结肠系膜，拓展系膜间间隙（IMS）。回转至中间入路自根部切开横结肠系膜，将 TRCS 与 IMS 相贯通（图 2-3-17 中的 B）。解剖 Henle's 干，识别其分型，离断右结肠静脉（RCV），及副右结肠静脉（aRCV），注意保护胃网膜右静脉（RGEV），胰十二指肠上前静脉（ASPDV）（图 2-3-17 中的 C）。完成右半结肠 D3 淋巴结清扫（图 2-3-17 中的 D）。

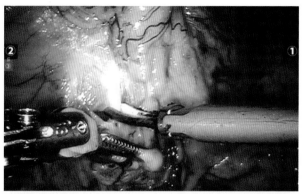

A　进入小网膜囊

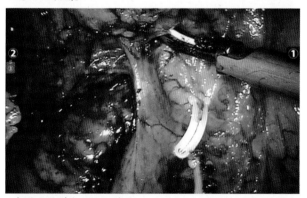

B　拓展 IMS 并与 TRCS 贯通

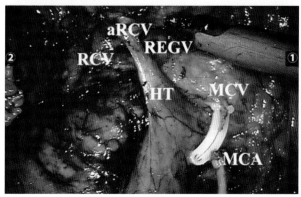

C　Henle's 干及其分支（右结肠静脉，RCV，副右结肠静脉，aRCV，胃网膜右静脉，RGEV）

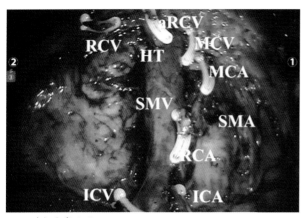

D D3 清扫完成后展示

图 2-3-17 拓展系膜间间隙（IMS）并解剖 Henle's 干

游离肝曲及回盲部

采用内外结合的方式游离肝曲及回盲部，完成整个右半结肠的游离（图 2-3-18），消化道重建方式同腹腔镜手术。

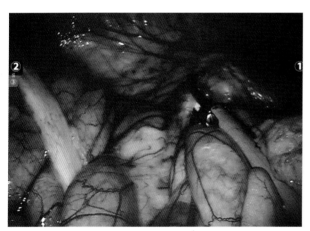

A 游离肝曲

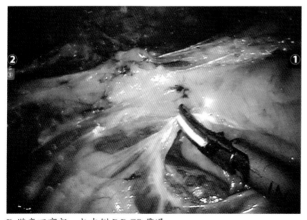

B 游离回盲部，与内侧 RRCS 贯通

图 2-3-18 游离肝曲及回盲部

2.3 讨论

机器人手术系统由视频系统、机械臂系统和医师控制台 3 部分组成[3]。视频系统为主刀医师提供放大 10~15 倍的高清三维图像，赋予手术视野真实的深度感，增加医师对手术的把握。机械臂所持专用器械具有独特的可转腕结构，可以540° 旋转，突破了双手的动作限制，使操作更灵活，尤为适合狭小空间内的手术。主刀医师坐于控制台前，实时同步控制床旁机械臂的全部动作，无需长时间站立，显著减轻了生理疲劳[4,5]。

对于机器人在结直肠手术中的应用，有证据表明机器人辅助手术可以降低术中转开腹手术的比例[2,6,7]，可以获得更多的淋巴结[8]。机器人右半结肠切除术在复发率、术后住院时间、术后并发症以及肿瘤学结果方面与传统的腹腔镜右半结肠切除术相比没有显著差异[9,10]，然而在手术时长以及手术费用方面，机器人右半结肠切除术所需要的手术时间更长且费用更高[11,12]。机器人术式灵活的机械臂以及 3D 视野可以有效完成保留神经的全结肠系膜切除术（complete mesocolic excision，CME），这可能有利于患者更早地恢复排尿和肠道功能[13]。因此关注患者术后的生活质量有助于进一步评估机器人手术的效果。

2.4 小结

机器人右半结肠切除术在手术视野以及操作精细度方面的优点是肯定的，然而其长期生存率、复发率等远期疗效仍不明确，仍需更多循证医学证据所支持。另外，相关应用规范和指南也亟待制订，以便更好地指导结直肠外科医师工作。

（蔡正昊、徐玺谟、冯波）

参考文献

[1] ABU GAZALA M, WEXNER S D. Re-appraisal and consideration of minimally invasive surgery in colorectal cancer[J]. Gastroenterol Rep (Oxf), 2017, 5(1):1-10.

[2] RAWLINGS A L, WOODLAND J H, VEGUNTA R K, et al. Robotic versus laparoscopic colectomy. Surg Endosc[J]. 2007, 21(10):1701-1708.

[3] DIANA M, MARESCAUX J. Robotic surgery[J]. Br J Surg. 2015,102(2):e15-28.

[4] HEEMSKERK J, ZANDBERGEN H R, KEET S W M, et al. Relax, It's Just Laparoscopy! A Prospective Randomized Trial on Heart Rate Variability of the Surgeon in Robot-Assisted versus Conventional Laparoscopic Cholecystectomy[J]. Digest Surg, 2014,31(3):225-232.

[5] BUTLER K A, KAPETANAKIS V E, SMITH B E, et al. Surgeon Fatigue and Postural Stability: Is Robotic Better Than Laparoscopic Surgery? [J]. J Laparoendosc Adv S, 2013,23(4):343-346.

[6] LUJAN H J, PLASENCIA G, RIVERA B X, et al. Advantages of Robotic Right Colectomy With Intracorporeal Anastomosis[J]. Surg Laparosc Endosc Percutan Tech, 2018,28(1):36-41.

[7] SOLAINI L, CAVALIERE D, PECCHINI F, et al. Robotic versus laparoscopic right colectomy with intracorporeal anastomosis: a multicenter comparative analysis on short-term outcomes[J]. Surg Endosc, 2019,33(6):1898-1902.

[8] NGU J C Y, NG Y Y R. Robotics confers an advantage in right hemicolectomy with intracorporeal anastomosis when matched against conventional laparoscopy[J]. J Robot Surg, 2018,12(4):647-653.

[9] MEMON S, HERIOT A G, MURPHY D G, et al. Robotic versus laparoscopic proctectomy for rectal cancer: a meta-analysis[J]. Ann Surg Oncol, 2012,19(7):2095-2101.

[10] TRASTULLI S, FARINELLA E, CIROCCHI R, et al. Robotic resection compared with laparoscopic rectal resection for cancer: systematic review and meta-analysis of short-term outcome[J]. Colorectal Dis, 2012,14(4):e134-156.

[11] BROHOLM M, POMMERGAARD H C, GOGENUR I. Possible benefits of robot-assisted rectal cancer surgery regarding urological and sexual dysfunction: a systematic review and meta-analysis[J]. Colorectal Disease, 2015,17(5):375-381.

[12] DESOUZA A L, PRASAD L M, PARK J J, et al. Robotic assistance in right hemicolectomy: is there a role?[J]. Dis Colon Rectum, 2010,53(7):1000-1006.

[13] KIM J Y, KIM N K, LEE K Y, et al. A comparative study of voiding and sexual function after total mesorectal excision with autonomic nerve preservation for rectal cancer: laparoscopic versus robotic surgery[J]. Ann Surg Oncol, 2012,19(8):2485-2493.

第四章
单孔及减孔腹腔镜右半结肠手术

第一节

单孔 3D 腹腔镜右半结肠癌根治术

■ 1.1 概述

近三十余年来，腹腔镜已成熟应用于临床各个学科领域，并得到了前所未有的迅猛发展。从最初的标清腹腔镜、高清腹腔镜，发展到现在的超高清腹腔镜、4K 腹腔镜及 3D 腹腔镜，腹腔镜光学成像系统有了进一步改进和突破，让手术视野更加清晰，手术操作更加精细和无血化。3D 腹腔镜在视觉成像上，让外科医生能够从二维空间拓展到三维空间，使得手术视野中的组织器官更加具体化和立体化。3D 视野里实现了对组织器官的前后、上下及左右空间的立体展示，能够直观地观察到组织器官的毗邻关系，尤其在腹腔较深的部位，能够展现出逼真的解剖学层次感和纵深感。因此，在结直肠肿瘤手术中，3D 腹腔镜可以帮助外科医生进入到正确的解剖层面和间隙中，实现膜解剖和手术全程的无血化。

3D 腹腔镜系统也有其不足之处，手术中医护人员需要佩戴 3D 眼镜，长时间佩戴 3D 眼镜易产生视觉疲劳感，有的术者会产生眩晕等不适，有研究显示长期佩戴 3D 眼镜会发生辐辏反射障碍。此外，3D 腹腔镜多为 0° 镜头，其视野相较于 30° 镜头要窄。

3D 腹腔镜右半结肠癌 CME 术中可以清晰辨识升结肠及其系膜周围相关的筋膜结构，通过辨识镜下重要解剖标志，进入到神圣外科平面，才能实现全结肠系膜切除术。下面重点介绍改良单孔 3D 腹腔镜右半结肠癌 CME 手术要点及相关筋膜解剖特点。

■ 1.2 改良单孔 3D 腹腔镜右半结肠癌 CME 手术

1.2.1 患者体位、术者站位及 Trocar 放置位置

患者呈"人"字形分腿仰卧位，主刀位于患者左侧，扶镜手位于患者两腿之间。经脐向下 3cm 安装多通道穿刺器（multi-port），左锁骨中线脐上 2cm 安置 12mm 穿刺器作为主操作孔，同时该穿刺孔可作为术后引流管的开孔（图 2-4-1、图 2-4-2）。3D 腹腔镜镜头可以通过多通道穿刺器的 10mm 孔进入腹腔，主刀左手抓钳通过多通道穿刺器上的 5mm 或者 12mm 孔进入腹腔操作，右手能量器械可以通过多通道穿刺器的 12mm 孔或者引流管开孔（12mm）进入腹腔操作，通过左右手器械的内外交叉操作来实现右半结肠 CME 和 D3 根治术。右半结肠手术入路最常见的包括：中间入路、尾侧入路、外侧入路，以及头尾结合入路等。无论采取哪种入路，都要遵循肿瘤不接触原则、整块切除原则。

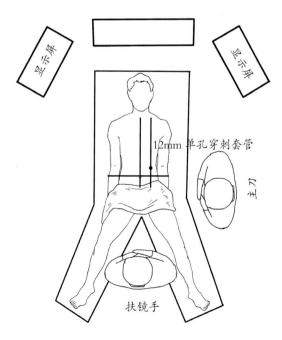

显示屏　显示屏

12mm 单孔穿刺套管

主刀

扶镜手

图 2-4-1　术者站位及穿刺器布局

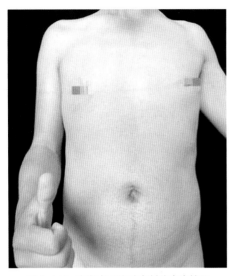

图 2-4-2 患者术后腹壁穿刺孔愈合情况

以中间入路为例，首先，在 3D 腹腔镜下将小肠移向左侧腹腔，将横结肠及大网膜推向头侧，显露胰腺下方的肠系膜下血管脊（图 2-4-3），将升结肠平铺展开，辨识回结肠血管蒂，然后将回结肠血管蒂用抓钳向腹侧提起，可以观察到回结肠血管下窝（inferior fossa of ileocolic vessel, IFIV），该处是中间入路的门户，由回结肠血管下窝进入右侧 Toldt's 间隙（升结肠后间隙），见图 2-4-4。

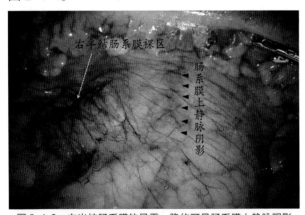

图 2-4-3 右半结肠系膜的显露，隐约可见肠系膜上静脉阴影

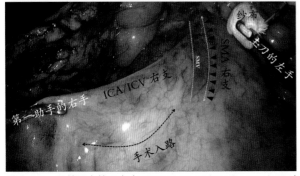

图 2-4-4 回结肠血管下窝（inferior fossa of ileocolic vessel, IFIV）

然后，在 3D 腹腔镜头指引下，沿着肠系膜下血管脊切开其表面的腹膜，显露外科干，清扫回结肠动脉、右结肠动脉、中结肠动脉根部淋巴结，完成 D3 根治术。

中间入路的优点在于，层面优先，保证了升结肠脏层系膜的完整性，3D 腹腔镜可以安全显露外科干腹侧尤其背侧解剖位置，及其外科干与动脉的毗邻关系，保证了结肠所属动脉根部淋巴结的整块切除，符合肿瘤不接触原则，同时减少了术中并发症和副损伤，对组织的翻动少，体位改变少，手术步骤连贯性好等。

1.2.2 单孔 3D 腹腔镜下的右半结肠癌 CME 筋膜解剖特点

右半结肠系膜及其构成

2009 年，德国的 Hohenberger 报道了全结肠系膜切除术（complete mesocolic excision, CME）及中央血管结扎（central vessel ligation, CVL）治疗结肠癌，可以降低局部复发率并提高总生存率[1-3]。结肠系膜是在胚胎发育过程中，组织器官沿着血管神经轴旋转，将结肠固定于体壁的支撑结构，该结构呈信封样，内容物包括一定容量的脂肪组织、神经、血管、淋巴管道及淋巴结，见图 2-4-5。意大利文艺复兴时期著名的达芬奇曾描绘过小肠和结肠系膜的形态和结构。Coffey 等[4-8]认为：系膜是具有一定生理功能的器官，根据系膜的位置，可分为脏层系膜和壁层系膜。事实上，我们对于右半结肠系膜知之甚少，尤其系膜的范围及系膜的根部在何处，尚不清楚。从胚胎发育来看，右半结肠系膜与小肠系膜和横结肠系膜相延续，并没有明确的界限，而右半结肠 CME 切除范围需要根据肿瘤的部位来确定肠管及系膜的切除范围。

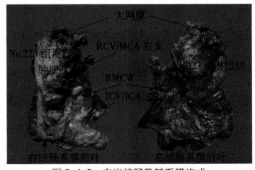

图 2-4-5 右半结肠及其系膜构成

如肿瘤位于盲肠或者升结肠，则行标准右半结肠 CME，即尾侧包括回肠末端 10cm 长度左右的肠管及其系膜，头侧以中结肠动脉右支的投影处为界包括升结肠及其系膜，以肠系膜上静脉（superior mesentery vein, SMV）左侧壁为右半结肠系膜的根部，即内侧界。外科干为回结肠静脉根部到 Henle's 干根部之间的肠系膜上静脉，因其解剖部位相对恒定，故常以外科干为 D3 根治术的解剖学标志。而肠系膜上动脉（superior mesentery artery, SMA）与肠系膜上静脉的解剖关系相对复杂，且不恒定。

若肿瘤位于结肠肝曲，则需行扩大右半结肠 CME，即切除头侧以中结肠动脉投影为解剖学标志的全部右半结肠及其系膜。右半结肠系膜的脏层（右结肠系膜前叶）覆盖着腹膜，脊柱偏右侧可见纵向的 SMV 投影，略呈淡蓝色，以此为解剖学标志，沿着该投影的左侧由尾侧向头侧切开后腹膜，实施中枢侧的 D3 淋巴结根治术。

右结肠系膜的腹前叶被覆一层完整的腹膜（peritoneal visceral layer, 脏层腹膜），在 3D 腹腔镜下可以清晰地观察到其下方的微血管神经网络，系膜的背侧叶（dorsal layer）被覆一层菲薄的筋膜，该层筋膜下方亦可以看到筋膜下微血管神经网络，将这层筋膜称为右结肠系膜后叶（right mesocolic visceral fascia, 脏层筋膜亦或 posterior layer, 后叶）。右结肠系膜前后叶像信封结构一样将进出右结肠的脉管、神经、淋巴结及脂肪组织包裹其中，并构成了右结肠系膜内容物。结肠和小肠均由中肠发育而来，在中肠旋转的过程中，以 SMA 为轴发生逆时针旋转，最终可以观察到回肠末端和升结肠及其系膜是连续的，且升结肠依靠其系膜的后叶及背侧的脏层筋膜将升结肠及其系膜固定于腹后壁。

右半结肠 CME 就是沿着腹后壁的壁层筋膜面的系膜床将右半结肠及其系膜完好无损地整块移除（house moving），类似于搬家一样，要保持右半结肠及其系膜的完好无损，而非破坏性切除（damaged excision）。

右结肠系膜在十二指肠降部和水平部微薄，其前后叶贴合紧密，其内缺乏脂肪等组织，仅观察到其内的微血管神经网络，将该处称为右结肠系膜窗（right mesocolic window, RMCW）。透过右结肠系膜窗可以观察到其背侧的十二指肠和胰头，从背侧隧道式分离到该处时，一定要小心解剖，避免捅破右结肠系膜窗，见图 3。

右结肠系膜根部附着于 SMA 表面的自主神经丛上，右半结肠 CME 理论上要从 SMA 表面的自主神经丛上整块搬走，但是，SMA 与 SMV 常常关系复杂，有时 SMA 位于 SMV 的背侧，而外科干的解剖位置相对恒定，故临床上常以外科干为标志完成中枢侧的淋巴结清扫及系膜根的切除。笔者通过多年时间，采用左右手器械的内外交叉操作及辅助牵引的技术，实现了术中张力的维持。

右侧 Toldt's 融合筋膜及 Toldt's 筋膜间隙

首先，要了解什么是筋膜及融合筋膜，筋膜是体壁、脏器在胚胎发育过程中，随着器官沿着中轴线旋转，包绕体壁或者脏器形成的，主要是由胶原纤维、微血管神经网络、结缔组织组成的一薄层膜状结构。可以这样理解，筋膜是没有脂肪组织作为填充物的薄如蝉翼的膜状结构，筋膜与微血管神经网络常常附着在一起。在体壁、脏器旋转的过程中，彼此相互附着、融合与分离，彼此间形成了筋膜间隙和融合筋膜[9, 10]。当彼此间融合不够紧密时，体壁之间、脏器之间以及体壁与脏器之间存在筋膜间隙，该间隙是胚胎旋转过程中贴近，彼此间可以沿着该筋膜间隙钝性推移而分离的。当彼此间贴近并相互紧密融合，形成所谓的融合筋膜后，是体壁间、器官间筋膜间的融合，融合筋膜是无法分开的。此外，需要特别指出，体壁间、脏器间、体壁与脏器间的筋膜不止一层，可能是对层筋膜，细心的外科医生可以观察到这点。

Toldt's 筋膜在很多文献中提及，但一直是一个混沌的概念。Toldt's 筋膜是否存在，或者其存在形式是筋膜还是融合筋膜，或者仅仅是一个筋膜间隙？ 1879 年，奥地利解剖学家 Carl Toldt 描述了结肠系膜存在于成年人，并在其解剖学教科书中详细描述了结肠系膜和其后方的后腹膜间存在一个筋膜平面，是由结肠系膜的脏层筋膜与后腹膜的壁层腹膜（Toldt's 筋膜）融合而成，实际上就是现在认为的 Toldt's 融合筋膜[4, 11]，见图 2-4-6。

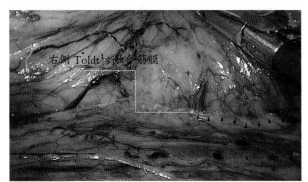

图 2-4-6   右侧 Toldt's 融合筋膜

右半结肠系膜后叶的脏层筋膜背侧是 Toldt's 筋膜，而 Toldt's 筋膜背侧是泌尿生殖筋膜。正确的解剖层面应该在泌尿生殖筋膜的前方与 Toldt's 筋膜的后方，即所谓的 Toldt's 间隙进行解剖分离，见图 2-4-7。当解剖层面接近侧腹壁时，可清晰地观察到 Toldt's 白线，即 Toldt's 筋膜最外侧。

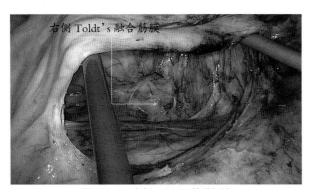

图 2-4-7   右侧 Toldt's 筋膜间隙

日本的 Mike 和 Kano[12-13] 详细描述了腹盆腔的筋膜构成：体壁是以肌肉层为中心，呈对称性分布；由腹腔内层开始，依次是腹膜、腹膜下筋膜深叶、腹膜下筋膜浅叶及肌层。即将体壁理解为"洋葱皮样结构"，该结构有助于外科医师理解解剖层面的解剖角度并非直线，而是具有一定的弧度，并于术中正确进入到筋膜间隙。Mike 认为 Toldt's 间隙应该在 Toldt's 筋膜与泌尿生殖筋膜之间，而很多时候，外科医生是在 Toldt's 筋膜

前方与右半结肠系膜后叶的脏层筋膜之间游离，见图 2-4-8 中的 A、B。

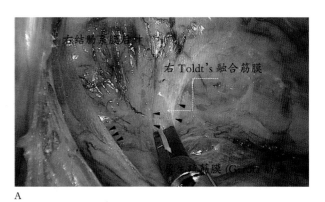

A

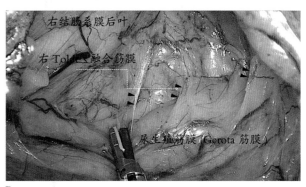

B

图 2-4-8   右侧 Toldt's 融合筋膜及其后方的筋膜间隙

笔者在临床实践中通过 3D 腹腔镜观察。Toldt's 筋膜是结肠系膜后叶的脏层筋膜与腹后壁的壁层筋膜在胚胎发育时，肠管及其系膜旋转过程中形成的薄层筋膜。其因人而异，一般瘦人更容易观察到在结肠系膜后叶的背侧微薄的 Toldt's 筋膜，而肥胖的患者很难观察到这层筋膜，当接近侧腹壁时，Toldt's 筋膜往往融合成一条白线，称其为 Toldt's 白线，其实就是 Toldt's 融合筋膜。

3D 腹腔镜在右半结肠 CME 手术中将 Toldt's 间隙（space）表现得淋漓尽致，左手抓钳掀起右结肠系膜后叶筋膜，将摄像头缓慢深入其内，可以观察到神奇的 Toldt's 间隙，仿佛进入到了筋膜的世界里，右侧 Toldt's 间隙里，腹侧为掀起的右结肠系膜后叶及 Toldt's 筋膜层，背侧为泌尿生殖筋膜层面，快到达侧腹壁时，可观察到 Toldt's 融合白线，再向头侧拓展该空间，可以观察到十二指肠、胰腺前筋膜，而紧贴筋膜下方的微血管神经网络更是清晰可见。

Gerota 筋膜及泌尿生殖筋膜

1883 年，Emil Zuckerkandl 的文章"肾脏的支撑结构"中描述了肾周筋膜结构，在腰方肌前筋膜与肾脏的后方可以观察到另一个膜性平面，该筋膜平面呈网状膜性结构（a web-like membrane）[14-15]。但是，其并没有表述肾脏前筋膜。12 年后，即 1895 年，D. Gerota 的文章"关于肾脏附属结构的发现"一文中描述了肾脏前筋膜的存在，并用 Zuckerkandl 的名字命名了肾后筋膜。Gerota 筋膜与 Zuckerkandl 筋膜在肾脏下方彼此靠近并贴合，输尿管和生殖血管位于 Gerota 筋膜后方下行，而 Gerota 筋膜向下腹及盆腔延展形成泌尿生殖筋膜（urogenital fascia, UGF），3D 腹腔镜下可观察到紧贴该筋膜背侧的微血管神经网络，见图 2-4-9、图 2-4-10。泌尿生殖筋膜进入盆腔后与盆壁脏层筋膜相延续，当到达盆底与肛提肌表面的筋膜、盆壁层筋膜、Waldeyer 筋膜、骶骨直肠韧带等相互融合。

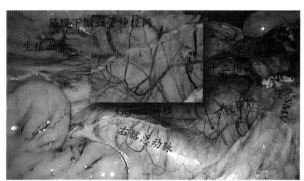

图 2-4-9　Gerota 筋膜下微血管神经网络

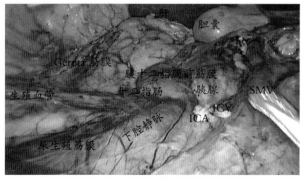

图 2-4-10　可见 Gerota 筋膜背侧的生殖血管

胰十二指肠前筋膜

在 3D 腹腔镜摄像头的引导下，主刀的左手抓钳和右手能量器械很容易进入到右 Toldt's 筋膜间隙内，向头侧拓展 Toldt's 间隙，一直到右结肠系膜

窗。可以观察到十二指肠降部和水平起始部，右侧的 Toldt's 融合筋膜向十二指肠前筋膜延伸至胰前筋膜的后方，Toldt's 融合筋膜向十二指肠及胰腺后方延伸，与左侧 Treitz 融合筋膜相延续[16, 17]。将右结肠系膜后叶完整掀起后，在十二指肠和胰腺表面即右结肠系膜床，可以看到完整的胰十二指肠前筋膜层，见图 2-4-11 中的 A、B。

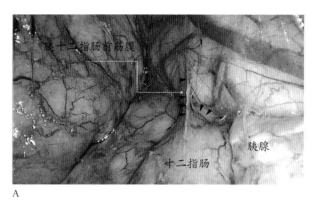

A

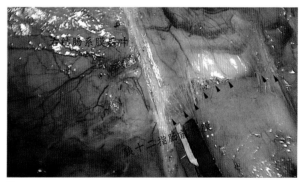

B

图 2-4-11　胰十二指肠前筋膜（anterior pancreaticoduodenal fascia）

Fredet 筋膜

1924 年，Rouviére 首先描述了在右结肠系膜后叶与胰十二指肠前筋膜之间存在一层融合筋膜，称之为 Fredet 融合筋膜[18]（图 2-4-12 中的 A）。日本的 Makio Kike 提出了右侧的 Toldt's 融合筋膜在十二指肠降部外侧和十二指肠水平起始部延伸入十二指肠及胰腺的背侧。在十二指肠水平部和空肠起始段由 Treitz 韧带将其固定于胰腺下缘脊柱左侧，Treitz 韧带背侧向胰腺后方延伸，在胰腺背侧的胰后筋膜与 Gerota 筋膜之间存在一层融合筋膜，将其称为 Treitz 胰后融合筋膜，也就是说，右侧的 Toldt's 融合筋膜与 Treitz 胰后融合筋膜是连续的。

因此，在 3D 腹腔镜头的指引下，继续拓展右侧 Toldt's 间隙到达十二指肠降部和水平起始部时，要切断十二指肠缘的 Toldt's 融合筋膜进而转向十二指肠腹侧，沿着胰十二指肠前筋膜表面继续向头侧拓展。当到达胰腺前筋膜表面时，将右结肠后叶腹侧及头侧挑起，可以观察到右结肠系膜后叶的脏层筋膜与背侧的胰十二指肠前筋膜之间存在 Fredet 融合筋膜，沿着该融合筋膜背侧游离是外科神圣平面（holy plane）。在 3D 腹腔镜的立体视野下，可以观察到胰十二指肠前筋膜背侧的 Henle's 干，在掀起的右结肠系膜后叶筋膜下方可以隐约观察到副右结肠静脉，一般先结扎切断副右结肠静脉或者右结肠静脉，避免在提拉右结肠系膜时撕裂该处血管，造成出血（图 2-4-12 中的 B）。

在 Fredet 融合筋膜后方，沿着胰十二指肠前筋膜表面继续向头侧拓展，可以观察到胰十二指肠前静脉、胃网膜右静脉。因此，在胰十二指肠前筋膜与 Fredet 融合筋膜之间拓展平面可以安全地显露 Henle's 干及其分支血管。

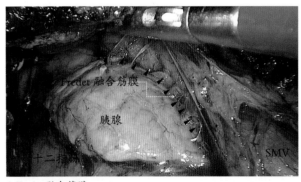

A Fredet 融合筋膜

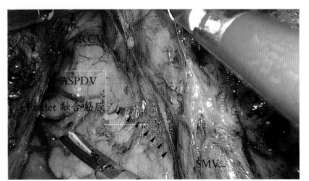

B Fredet 融合筋膜背侧隐约可见胃结肠 Henle's 干（GTH）

图 2-4-12　Fredet 融合筋膜

外科干及 Henle's 干

外科干（surgical trunk）是指回结肠静脉（ICV）起始部到 Henle's 干之间的肠系膜上静脉（图 2-4-13）。外科干的解剖位置相对恒定，而肠系膜上动脉与肠系膜上静脉的关系相对不固定，变异较多，且右结肠血管常发生缺如。若 SMA 位于 SMV 左侧或者前面，沿着 SMA 表面进行淋巴结清扫是可行的，但是容易损伤 SMA 表面的自主神经。若 SMA 位于 SMV 后方，则很难沿着 SMA 清扫淋巴结。

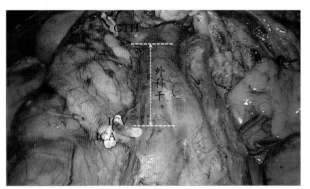

图 2-4-13　外科干位于回结肠静脉与 Henle's 干之间

冯波教授[19] 将胃结肠 Henle's 干（gastrocolic trunk of Henle, GTH）分为四型：0 型（两支型）为胰十二指肠上前静脉（ASPDV）和胃网膜右静脉（RGEV）汇合成 GTH；I 型（三支型）为中结肠静脉（MCV）或者副中结肠静脉（aMCV）与 ASPDV 及 RGEV 汇合成 GTH；II 型（四支型）为右结肠静脉（RCV）与 MCV、ASPDV 及 RGEV 共同汇合成 GTH，亦有罕见的回结肠静脉汇入 GTH；III 型（五支型）为副右结肠静脉（aRCV）亦或 aMCV 与 RCV、MCV、ASPDV 及 RGEV 共同汇合成 GTH。熟悉 GTH 的分型将有助于淋巴结的清扫及右结肠系膜的完整切除[20-21]。此外，当显露 GTH 后，可避免过度牵拉右结肠系膜造成 GTH 损伤出血。（图 2-4-14、图 2-4-15）。

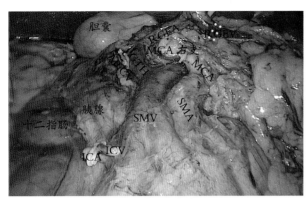

图 2-4-14 外科干头侧的 GTH

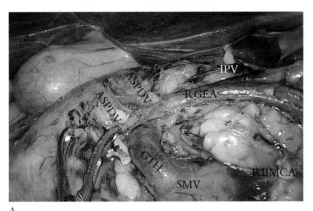

A

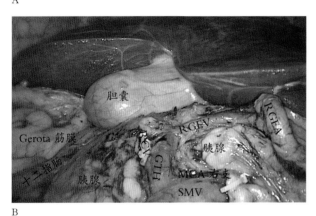

B

图 2-4-15 GTH 的解剖构成存在个体差异

1.2.3 3D 腹腔镜右半结肠癌 D3 根治术

虽然右半结肠癌 CME 手术是金标准，但是右半结肠癌 CME 手术并不排斥 D3 根治术，笔者认为 D3 根治术是 CME 必要补充，而 CME+CVL 其实包括了 D3 根治术的清扫范围[22]。右半结肠癌 D3 根治术要求将第三站即主淋巴结切底清除，包括 No.203 组淋巴结、No.213 组淋巴结及 No.223 组淋巴结的廓清（图 2-4-16）。No.203 组淋巴结位于回结肠动脉（ICA）的根部，即外科干的起始部，手术当中需要充分显露回结肠动静脉予以分别根部结扎为妥（图 2-4-17）。No.213 组淋巴结

位于右结肠动脉根部（RCA），但是右结肠动脉常缺如，有文献报道 RCA 起源于 SMA 占 32%。而 No.223 组为中结肠动脉（MCA）根部的淋巴结，因此术中要彻底廓清中结肠动脉起始部的淋巴结，并根据原发肿瘤的位置决定是否在根部离断 MCA（图 2-4-18）。

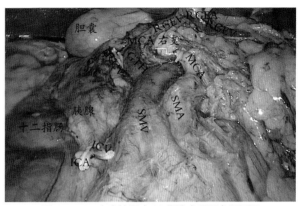

图 2-4-16 右半结肠癌 D3 根治术后手术野展示

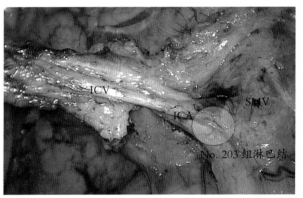

图 2-4-17 回结肠动脉根部的 No.203 组淋巴结清扫

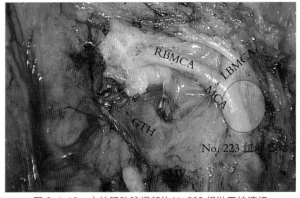

图 2-4-18 中结肠动脉根部的 No.223 组淋巴结清扫

1.2.4 单孔 3D 腹腔镜下回肠与横结肠吻合技术

3D 腹腔镜除了能够实现右半结肠癌 CME 手术及手术全程的无血化操作外，还在消化道重建尤其是回肠与横结肠吻合时具有很大的优势。最

常见的吻合方式包括功能性端端吻合（functional end-to-end anastomosis，FEEA，图 2-4-19）、顺蠕动叠加吻合（overlap Ⅰ式和 overlap Ⅱ式，图 2-4-20 和图 2-4-21），而 FEEA 吻合属于逆蠕动的吻合方式，此处重点介绍 overlap Ⅰ式和 overlap Ⅱ式。

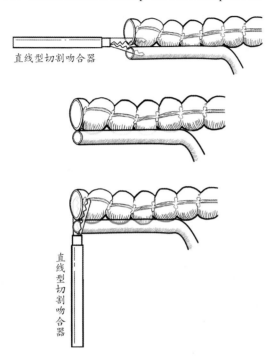

图 2-4-19　功能性端端吻合（FEEA）

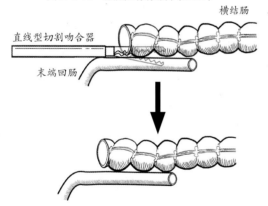

图 2-4-20　回肠与横结肠 overlap Ⅰ式吻合示意图

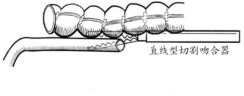

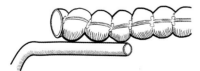

图 2-4-21　回肠与横结肠 overlap Ⅱ式吻合示意图

首先，在预切除线附近切断肠管并移除肿瘤后，将回肠末端系膜对侧肠管与横结肠系膜对侧结肠带顺蠕动叠加放置，距横结肠断端 3cm 处的系膜对侧开直径约 1cm 的小孔，距回肠末端 7cm 处的系膜对侧开 0.5cm 的小孔，然后将 60mm 直线切割吻合器自患者右侧向左侧插入上述小孔内并激发吻合器完成吻合，退出吻合器观察吻合口内无活动性出血后，用 3-0 的倒刺线连续缝合关闭共同开口，完成 overlap Ⅰ式吻合（图 2-4-20）。如果在距离横结肠断端 7cm 系膜对侧开孔，在距离回肠末端 3cm 系膜对侧开孔，然后将 60mm 直线切割吻合器自患者的左侧向右侧插入上述小孔内激发吻合器完成吻合，共同开口同样用倒刺线连续缝合关闭，该吻合方法属于 overlap Ⅱ式，见图 2-4-21 和图 2-4-22。

理论上认为，横结肠残端血液循环相较于小肠要差，故横结肠开孔远离残端更安全，因此，笔者推荐单孔腹腔镜下采用 overlap Ⅱ式为佳。此外，共同开口的关闭，在 3D 腹腔镜下能够依靠其三维立体视野，清晰稳妥地抓持缝针，轻松实现黏膜对黏膜、浆膜对浆膜的内翻 Gambee 缝合法，无需助手的帮助即可顺利完成吻合。

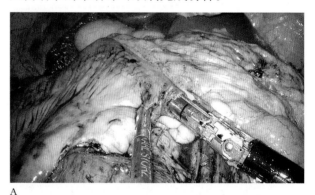

A

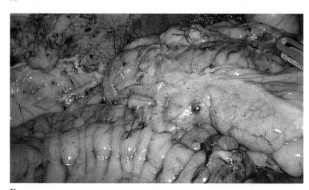

B

图 2-4-22　回肠与横结肠 overlap Ⅱ式吻合术中情况

■ 1.3 小结

　　3D 腹腔镜在右半结肠癌 CME 手术中，尽显其优点：手术野清晰、三维空间感尤其是纵深感极强，尤其进入到较深在的部位如右侧 Toldt's 融合筋膜间隙内，如若身临其境，将右结肠及其系膜相关的膜解剖关系展示得淋漓尽致。在胰头部显露胰十二指肠前筋膜下方的 GTH 的各分支时，可以很好地辨识各分支汇入 GTH 的毗邻关系，可以减少医源性损伤。而当完成 CME+D3 根治术行消化道重建时，尤其在关闭共同开口时，镜下采用 Gambee 缝合技术更加便捷，夹持针及肠管各层间的对合更加安全可靠。

　　此外，3D 腹腔镜导光束和镜头光纤在镜子尾部避免了对主刀器械的干扰。简言之，清晰、精准、安全，是 3D 腹腔镜在右半结肠癌 CME 手术中带给外科医生的感受，而笔者通过大量临床实践得出单孔 3D 腹腔镜在加速康复及美容效果方面要明显优于传统多孔腹腔镜手术。当然，随着单孔手术器械、腹腔镜硬件设备的推陈出新，应用软件的研发，实时导航及更加智能化的操作，将改变外科医生对疾病的认识并带动单孔腹腔镜外科技术继续提高。3D+4K+ 荧光已成为现实，而光学腹腔镜向功能腹腔镜的发展指日可待，多孔腹腔镜手术向单孔、自然孔道（NOTES）手术发展成为可能。

（燕速）

参考文献

[1] HOHENBERGER W, WEBER K, MATZEL K, et al. Standardized surgery for colonic cancer: complete mesocolic excision and central ligation—technical notes and outcome[J]. Colorectal Dis, 2009, 11(4): 354–364. DOI: 10.1111/j.1463–1318.2008. 01735. x. Epub 2009 Nov 5.

[2] KESSLER H, HOHENBERGER W. Extended lymphadenectomy in colon cancer is crucial[J]. World J Surg, 2013, 37(8): 1789–1798. DOI: 10.1007/s00268–013–2130–6.

[3] WEST N P, HOHENBERGER W, WEBER K, et al. Complete mesocolic excision with central vascular ligation produces an oncologically superior specimen compared with standard surgery for carcinoma of the colon[J]. J Clin Oncol, 2010, 28(2): 272–278. DOI: 10.1200/JCO.2009.24.1448. Epub 2009 Nov 30.

[4] SEHGAL R, COFFEY J C. Historical development of mesenteric anatomy provides a universally applicable anatomic paradigm for complete/total mesocolic excision[J]. Gastroenterol Rep (Oxf), 2014, 2(4): 245–250. DOI: 10.1093/gastro/gou046. Epub 2014 Jul 16.

[5] COFFEY J C, O'LEARY D P. The mesentery: structure, function, and role in disease[J]. Lancet Gastroenterol Hepatol, 2016, 1(3): 238–247. DOI: 10.1016/S2468–1253(16)30026–7. Epub 2016 Oct 12.

[6] COFFEY J C, SEHGAL R, CULLIGAN K, et al. Terminology and nomenclature in colonic surgery: universal application of a rule–based approach derived from updates on mesenteric anatomy[J]. Tech Coloproctol, 2014, 18(9): 789–794. DOI: 10.1007/s10151–014–1184–2. Epub 2014 Jun 27.

[7] CULLIGAN K, COFFEY J C, KIRAN R P, et al. The mesocolon: a prospective observational study[J]. Colorectal Dis, 2012, 14(4): 421–428. DOI: 10.1111/j.1463–1318. 2012. 02935. x.

[8] BYRNES K G, WALSH D, DOCKERY P, et al. Anatomy of the mesentery: Current understanding and mechanisms of attachment[J]. Semin Cell Dev Biol, 2019, 92:12–17. DOI: 10.1016/j. semcdb. 2018. 10. 004. Epub 2018 Oct 15.

[9] ADSTRUM S, HEDLEY G, SCHLEIP R, et al. Defining the fascial system[J]. J Bodyw Mov Ther, 2017,21(1):173–177. DOI: 10.1016/j.jbmt.2016.11.003.

[10] ADSTRUM S, NICHOLSON H. A history of fascia[J]. Clin Anat, 2019,32(7):862−870. DOI: 10.1002/ca.23371.

[11] LIANG J T, HUANG J, CHEN T C, et al. The Toldt fascia: A historic review and surgical implications in complete mesocolic excision for colon cancer[J]. Asian J Surg, 2019, 42(1): 1−5. DOI: 10.1016/j.asjsur.2018.11.006. Epub 2018 Dec 3.

[12] MIKE M, KANO N. Laparoscopic surgery for colon cancer: a review of the fascial composition of the abdominal cavity[J]. Surg Today, 2015, 45(2): 129−139. DOI: 10.1007/s00595−014−0857−9. Epub 2014 Feb 11.

[13] MIKE M, KANO N. Reappraisal of the vascular anatomy of the colon and consequences for the definition of surgical resection[J]. Dig Surg, 2013, 30(4−6): 383−392. DOI: 10.1159/000343156. Epub 2013 Oct 10.

[14] CHESBROUGH R M, BURKHARD T K, MARTINEZ A J, et al. Gerota versus Zuckerkandl: the renal fascia revisited[J]. Radiology, 1989, 173(3): 845−846.

[15] AMIN M, BLANDFORD A T, POLK H C JR. Renal fascia of Gerota[J]. Urology, 1976, 7(1):1−3.

[16] CHO B H, KIMURA W, SONG C H, et al. An investigation of the embryologic development of the fascia used as the basis for pancreaticoduodenal mobilization[J]. J Hepatobiliary Pancreat Surg, 2009, 16(6): 824−831. DOI: 10.1007/s00534−009−0126−2. Epub 2009 Jun 11.

[17] REICH P, SCHREIBER H W, LIERSE W. The mesoduodenum[J]. Langenbecks Arch Chir, 1988, 373(3): 182−188.

[18] GARCIA−GRANERO A, PELLINO G, FRASSON M, et al. The fusion fascia of Fredet: an important embryological landmark for complete mesocolic excision and D3−lymphadenectomy in right colon cancer[J]. Surg Endosc, 2019, 33(11): 3842−3850. DOI: 10.1007/s00464−019−06869−w. Epub 2019 May 28.

[19] HE Z, SU H, YE K, et al. Anatomical characteristics and classifications of gastrocolic trunk of Henle in laparoscopic right colectomy: preliminary results of multicenter observational study[J]. Surg Endosc, 2019, 18. DOI: 10.1007/s00464−019−07247−2. [Epub ahead of print]

[20] KUZU M A, ISMAIL E, CELIK S, et al. Variations in the Vascular Anatomy of the Right Colon and Implications for Right−Sided Colon Surgery[J]. Dis Colon Rectum, 2017, 60(3): 290−298. DOI: 10.1097/DCR.0000000000000777.

[21] MIYAZAWA M, KAWAI M, HIRONO S, et al. Preoperative evaluation of the confluent drainage veins to the gastrocolic trunk of Henle: understanding the surgical vascular anatomy during pancreaticoduodenectomy[J]. J Hepatobiliary Pancreat Sci, 2015, 22(5): 386−391. DOI: 10.1002/jhbp.205. Epub 2015 Jan 7.

[22] WEST N P, KOBAYASHI H, TAKAHASHI K, et al. Understanding Optimal Colonic Cancer Surgery: Comparison of Japanese D3 Resection and European Complete Mesocolic Excision With Central Vascular Ligation[J]. J Clin Oncol, 2012, 30(15): 1763−1769. DOI: 10.1200/JCO.2011.38.3992. Epub 2012 Apr 2.

第二节

单孔加一腹腔镜下根治性右半结肠切除术

2.1 概述

随着腔镜技术的成熟及器械的发展，单孔腹腔镜手术（single incision laparoscopic surgery，SILS）应运而生。但因存在同轴效应、暴露困难、器械要求等问题[1, 2]，限制了其在临床的推广。近年来，单孔加一腹腔镜手术（single incision plus one port laparoscopic surgery，SILS+1）逐渐受到腹腔镜外科医师的关注。SILS+1 在单孔基础上增加一个操作孔，将单孔操作中的"小三角"重新变回"大三角"，在一定程度上改善器械干扰等问题，大大降低操作难度[3]。此外，消化道肿瘤手术后通常需放置腹腔引流管，利于早期发现腹腔出血、吻合口漏等并发症[4]，而 SILS+1 可利用此操作孔放置引流管，在不额外增加手术切口的前提下，使围手术期更加安全，找到手术难度与微创美容之间相对合理的平衡点。

笔者所在的中心于 2017 年正式开展单孔加一手术，目前已成功应用于消化道肿瘤的治疗，疗效满意。本文将介绍单孔加一技术在根治性右半结肠手术中的应用。

2.2 单孔加一腹腔镜下根治性右半结肠切除术

2.2.1 患者信息

患者，女，69 岁，主诉右下腹闷痛伴排便性状改变半年，无手术史，入院查体未见明显异常，肠镜示升结肠见一巨大肿物，质硬，易出血，表面坏死。

病理：腺癌。

腹部 CT：升结肠近肝曲肠壁不规则增厚，最厚约 1.3cm，增强后不均等明显强化，肠周脂肪间隙尚清，未见明显肿大淋巴结，考虑升结肠癌可能。

术前诊断：升结肠癌 cT2-3N0M0，Ⅰ-ⅡA 期。

2.2.2 手术步骤

患者体位、术者站位及 Trocar 放置位置

患者仰卧位，右腿外展 45°，似"才"字形。术者位于患者左侧，助手位于患者右侧，扶镜手位于术者左侧，器械护士位于术者右侧（图 2-4-23）。于脐上取 1cm 切口，置入 Trocar 作为观察孔，调节气腹压力至 12mmHg 左右。

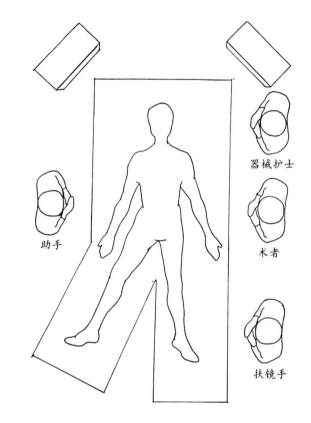

图 2-4-23 患者体位及术者站位

腹腔探查

首先进行全腹腔的探查，一方面明确肝脏、腹膜等是否有癌转移，另一方面观察患者腹腔条件及肿瘤情况，评估是否可行单孔加一手术。

放置单孔设备

延长脐上观察孔，取 3~4cm 绕脐切口（若患者肚脐较浅，亦可选择经脐切口），置入单孔设备。建议：①选择直径较大的单孔设备，可在不增加切口长度的前提下，加大外部操作空间，减少器械间的干扰；②选择四通道单孔设备：镜头位于上方通道，其余三通道可根据实际操作需要，选择不同的通道作为辅助操作孔或助手孔。然后，于左侧肋缘下 3cm 锁骨中线置入 12mm Trocar 作为术者主操作孔（图 2-4-24）。

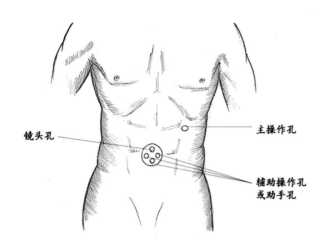

图 2-4-24　单孔设备及主操作孔位置

尾侧背侧入路游离右半结肠外侧

患者取头低 30° 并向左侧倾斜 15° 体位，将小肠、网膜等腹腔内容物牵拉至左上腹，充分暴露右下腹小肠系膜根部。助手提起小肠系膜内侧缘向患者腹壁侧及头侧方向牵拉保持张力，主刀左手提起回盲部肠系膜，于右侧髂血管上方 1~2cm 处"黄白交界线"切开背侧膜桥（图 2-4-25），进入右侧肾前筋膜与升结肠系膜背侧叶之间的融合筋膜间隙（右 Toldt's 间隙）（图 2-4-26），由尾侧向头侧拓展升结肠后间隙，于十二指肠水平部上缘切开原始后腹膜，进入横结肠后间隙，显露十二指肠、胰腺。

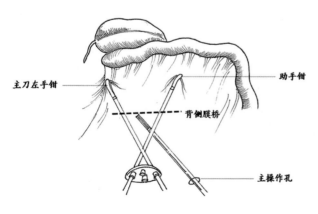

图 2-4-25　切开背侧膜桥

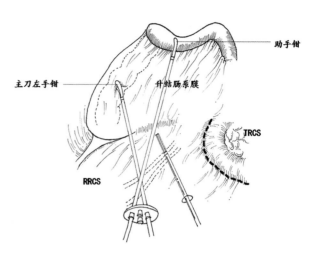

图 2-4-26　拓展右 Toldt's 间隙（RRCS: 升结肠后间隙；TRCS: 横结肠后间隙）

游离范围：左侧至肠系膜上静脉右侧，右侧至升结肠旁沟系膜，上方至胰头及十二指肠降部上段。然后放置一小纱条于十二指肠前方，为下一步手术操作形成标识，至此完成"尾侧背侧入路"的处理。

中间入路游离右半结肠内侧

恢复体位至取头高脚低位，放下右结肠及小肠系膜。选取横结肠中血管附近系膜为提拉点，用一次性荷包针悬吊横结肠，该方式比人为提拉更加稳定，而且可弥补单个助手钳暴露欠佳的缺点。助手夹持回结肠血管蒂向患者右下方牵拉，充分暴露并张紧肠系膜上静脉走行区。在回结肠血管投影下方切开腹侧膜桥（图 2-4-27），进入小肠升结肠间隙，将回肠系膜背侧叶切穿，与后方已分离的升结肠后间隙贯通。以回结肠动静脉、肠系膜上静脉作为位置参考标志切开肠系膜，游离并根部离断回结肠血管（图 2-4-28），然后沿肠系膜上静脉左侧向头侧解剖，依次结扎中结肠动脉右支、中结肠静脉，并进一步解剖 Henle's 干及其分支。本例 Henle's 干为胃胰结肠干，其中结肠回流静脉数目为 1 支，故为 Henle's 干 I 型[6]。最后离断上右结肠静脉，完成"中间入路"的游离（图 2-4-29）。

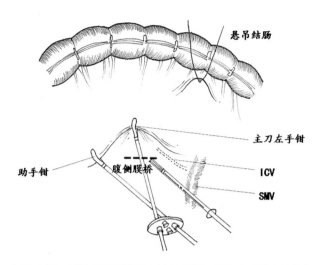

图 2-4-27　切开腹侧膜桥（ICV: 回结肠静脉；SMV: 肠系膜上静脉）

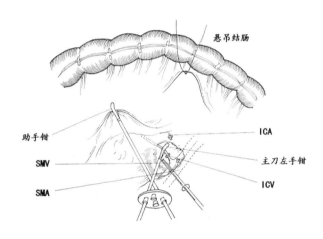

图 2-4-28　离断回结肠血管（ICV: 回结肠静脉；ICA: 回结肠动脉；SMV: 肠系膜上静脉；SMV: 肠系膜上动脉）

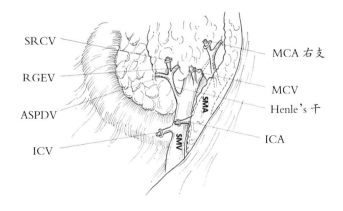

图 2-4-29　血管解剖（SMV: 肠系膜上静脉；SMV: 肠系膜上动脉；ICV: 回结肠静脉；ICA: 回结肠动脉；MCV: 中结肠静脉；MCA: 中结肠动脉；SRCV: 上右结肠静脉；RGEV: 胃网膜右静脉；ASPDV: 胰十二指肠上前静脉）

头侧入路游离横结肠上区

松解悬吊横结肠的缝线，本例为升结肠肿瘤，拟行标准右半结肠切除术不需清扫No.6组淋巴结，故于胃大弯侧血管弓外切断胃结肠韧带，进入小网膜囊，并沿弓外向幽门方向游离，找到胃系膜与横结肠系膜间隙并分离（图2-4-30），与横结肠后间隙会师，继续离断肝结肠韧带，裸化横结肠，最后完成右半结肠及系膜游离。

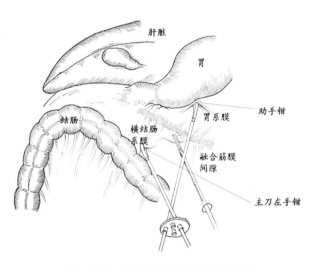

图 2-4-30　分离胃系膜与横结肠系膜间隙

切除右半结肠

距肿瘤约10cm离断横结肠，裁剪小肠系膜，于回肠末端约15cm离断回肠（图2-4-31）。经绕脐切口取出标本，明确切缘是否足够。

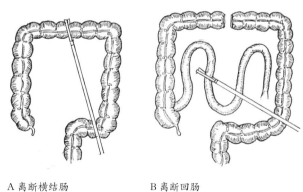

A 离断横结肠　　　　　　B 离断回肠

图 2-4-31　离断肠管

消化道重建

用直线切割闭合器行回肠、横结肠侧侧吻合，该步骤可在全腔镜下完成（图2-4-32），有效避免过度牵拉肠管导致系膜血管出血等风险，若横结肠与回肠比较游离，也可尝试通过绕脐切口完成直视下吻合（图2-4-33），这样能避免关闭共同开口时出现吻合口狭窄，而且可以有效缩短手术时间。

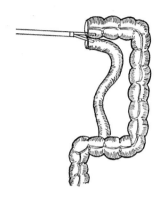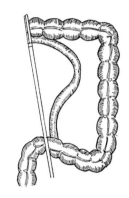

A 横结肠回肠侧侧吻合　　　　　B 关闭共同开口

图 2-4-32　全腔镜下吻合

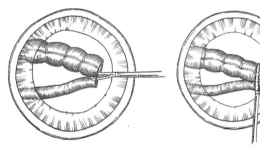

A 横结肠回肠侧侧吻合　　　　　B 关闭共同开口

图 2-4-33　直视下吻合

■ 2.3 讨论

2.3.1 单孔加一结肠手术的适应证与相对禁忌证

任何新术式的顺利开展均需要经过一定例数的学习曲线，经验不足时勉强手术反而不利于医患双方。因此，建议对于早期开展单孔加一术式的中心应严格把控手术适应证。笔者认为单孔加一的适应证包括：①肿瘤分期 T3 以内；②肿瘤直径 ≤ 5cm；③ BMI ≤ 30kg/m²；④无手术区域广泛粘连。而相对禁忌证有：①肿瘤局部外侵明显；②伴有远处转移；③身体不能耐受腹腔镜手术；④ BMI > 30kg/m²。

2.3.2 单孔加一结肠手术的操作技巧

Ⅰ. 保证同等切口长度的前提下，尽量选择直径较大的单孔设备：单孔设备的底座为切口保护

圈，大号的保护圈能把切口撑的更大，一方面可以加大外部操作空间，减少器械间的干扰，另一方面使得单孔设备密闭性更好。

Ⅱ. 术前定位：开展单孔加一术式的病例大多较早期且肿块较小，通过术中探查经常无法触及肿物，有时会影响术式的选择。术前通过纳米碳、亚甲蓝或自体血定位，可有效明确肿块位置，利于手术顺利开展。

Ⅲ. 充分利用悬吊技术及体位的调整：单孔加一手术助手仅有一把操作钳辅助暴露，因此容易出现暴露欠佳的局面，此时可充分利用悬吊技术（包括子宫悬吊、横结肠悬吊等）或磁性拉钩[6]等设备辅助。另外通过患者体位的变化，利用重力作用达到更佳的暴露效果也是重要的技巧之一。

Ⅳ. 交叉技术：单孔加一手术中，术者左手钳、助手钳、腔镜镜头三个器械均通过单孔设备进入，在变换位置的时候仍然会出现器械干扰等情况，此时我们建议尽可能将镜头立于其他两个器械头端上方，从上往下看更符合术者操作的视角，而术者左手钳及助手钳钳夹组织后分别向对侧牵拉，使得两个器械在腔内做个交叉，从而获得更大的展开平面。

Ⅴ. 关键点位的选择，尽量减少助手钳的频繁摆动：单孔加一手术点位的选择尤其关键，要达到单支钳充分暴露术区的效果。此外，为了减少单孔设备内器械的干扰，助手钳应尽量减少摆动或变换位置次数，以术者左手钳及镜头摆动为主。

Ⅵ. 小纱布的妙用：纱布自身有一定的粗糙性，充分利用这个摩擦力，可有效达到阻挡肠管等目的。

Ⅶ. 一体镜及长柄器械的使用：目前大部分中心腔镜的操作钳及镜头均同等长度，故在操作摆动时，尾端容易"打架"，且有的腔镜镜头尾端还有光纤，在左右摆动时更容易与其他两个器械相撞，此时如可利用一体镜可有效避免光纤摆动引起的干扰，或者可利用长柄的操作钳，将器械与镜头的活动平面分开，也可有效降低操作难度。

■ 2.4 小结

单孔加一腹腔镜技术是术者通过主动"减孔"从而达到更微创的目的，目前已在多个国家与地区的结直肠领域开展，具有一定的安全性与可行性[7, 8]。笔者所在的中心的经验认为，单孔加一腹腔镜手术在保证根治度的前提下，在手术时间、出血量等方面与传统腹腔镜手术无明显差异，而在减少术后患者疼痛及切口美观性方面有明显的优势，更加符合当代快速康复外科发展的趋势[9]。单孔加一手术是对传统腹腔镜技术的继承、提高和创新，代表了精准微创外科发展的未来方向，具有良好的社会效益和应用前景。该手术强调主刀医生熟练的手术技巧及助手、扶镜手稳定配合，也为有条件地开展"机器人"手术做好技术储备。这一手术具有一定难度，需由具备娴熟腹腔镜技术的外科医师操作及熟练的团队配合来完成，其远期疗效也有待于多中心大样本前瞻性临床研究进一步证实。

（臧卫东、滕文浩）

参考文献

[1] DALTON S J, GHOSH A, GREENSLADE G L, et al. Laparoscopic colorectal surgery － why would you not want to have it and, more importantly, not be trained in it? A consecutive series of 500 elective resections with anastomoses[J]. Colorectal Dis, 2011, 13(2): 144−149.

[2] MADHOUN N, KELLER D S, HAAS E M. Review of single incision laparoscopic surgery in colorectal surgery[J]. World J Gastroenterol, 2015, 21(38): 10824−10829.

[3] KELLER D S, FLORES−GONZALEZ J R, SANDHU J, et al. SILS v SILS+1: a Case−Matched Comparison for Colorectal Surgery[J]. J Gastrointest Surg, 2015, 19(10): 1875−1879.

[4] 陈创奇. 加速康复外科理念下胃肠道手术放置引流管的争议与对策[J]. 消化肿瘤杂志（电子版），2017, 9(4): 234−239.

[5] 冯波，严夏霖，张森，等. 腹腔镜右半结肠癌根治术 Henle's 干的解剖技巧[J]. 中华胃肠外科杂志，2017, 20(6): 635−638.

[6] STEINBERG R L, JOHNSON B A, MESKAWI M, et al. Magnet−Assisted Robotic Prostatectomy Using the da Vinci SP Robot: An Initial Case Series[J]. J Endourol, 2019, 33(10): 829−834.

[7] LIU R, WANG Y, ZHANG Z, et al. Assessment of treatment options for rectosigmoid cancer: single−incision plus one port laparoscopic surgery, single−incision laparoscopic surgery, and conventional laparoscopic surgery[J]. Surg Endosc, 2017, 31(6): 2437−2450.

[8] UMEMURA A, SUTO T, FUJIWARA H, et al. Retrospective case−matched study between reduced port laparoscopic rectopexy and conventional laparoscopic rectopexy for rectal prolapse[J]. J Minim Access Surg, 2019, 15(4): 316−319.

[9] 滕文浩，魏丞，姜雯雯，等. 单孔加一孔联合 ERAS 在高位直肠及乙状结肠癌中的应用[J]. 肿瘤代谢与营养电子杂志，2019, 06(1): 53−57.

特别鸣谢：人人教育培训学校人人美术分校（绘图）

第五章
经阴道腹腔镜右半结肠切除术

■ 1.1 概述

腹腔镜技术作为微创手术在结直肠外科开展已经有二十余年，但是微创理念的贯彻程度在右半结肠手术、左半结肠手术、直肠手术实施中不尽相同。现阶段受人关注的减孔手术、单孔手术、单孔加一、经阴道取标本（NOSES）等方式都是旨在减少腹壁的创伤，或者使腹壁无切口。比如，对于某些右半结肠、左半结肠手术而言，如果完全腔镜下完成肿瘤切除手术，并消化道重建，经自然腔道取出标本后，腹部切口是可以避免的。但对一些需要做转流性造口的直肠癌手术，腹部切口却必不可少，可以经此腹部切口取标本，同时又用于转流性造口。

自本世纪以来，人们一直试图经自然腔道（natural-orifice transluminal endoscopic surgery, NOTES）实施结直肠手术，以期进一步减少腹部创伤。至今已经成功实施仅胃、经阴道的胆囊切除术和阑尾切除术[1-3]，以及经阴道乙状结肠切除[4]。

在经自然腔道的结直肠手术中，均为经阴道途径，而且这种尝试还离不开腹部 Trocar 的帮助。多数情况下经阴道置入内镜和主操作器械，同时需要经腹置入 2~3 个 5mm 辅助 Trocar 帮助完成手术，所以也称之为 hybrid NOTES 手术[5, 6]。近年来在直肠手术中，经肛门的全直肠系膜切除术（transanal total mesorectal excision, taTME）得到了迅速的发展，这种由下而上的手术方式，其视角和手术操作均是经肛门这一自然腔道完成，似乎能达到 NOTES 手术这一目的[7]。但是单纯 taTME 手术，忽视腹腔内的探查，似乎又违背肿瘤外科手术探查的原则。

目前经自然腔道的结肠手术，只能实现经肛门[8]、或经阴道[9]取出标本，或者通过 hybrid

NOTES 技术在经腹、腔镜器械的帮助下经阴道完成结肠切除手术。北京协和医院妇产科于 2015 年开展经阴道附件切除术，随后又开展全子宫切除手术（NOETS），在此启发之下，我们于 2018 年开始尝试经阴道右半结肠切除术，并取得成功。在全球首先报道了该术式[10]。在随后的一年时间里，严格掌握适应证，完成了 10 例手术。现将手术步骤介绍如下。

■ 1.2 经阴道腹腔镜右半结肠切除术

经阴道穹隆切口进入腹膜腔，放置单孔腹腔镜装置（图 2-5-1），建立气腹，维持气腹压力 14 mmHg。置入内镜并观察腹腔内情况，调整患者体位至头低并抬高右侧，以使小肠坠入左侧腹腔，显露升结肠系膜前叶。于盲肠远端用超声刀剪开脏层腹膜，进入结肠后间隙（图 2-5-2），并沿此间隙向头侧和内侧解剖。切开右结肠尾侧及外侧腹膜直至结肠肝曲，上方直至显露十二指肠及胰腺头部，内侧至显露肠系膜上血管。

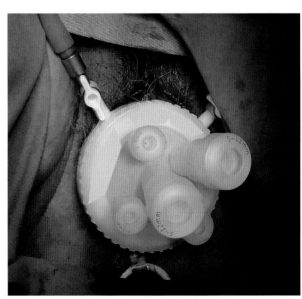

图 2-5-1　经阴道单孔腹腔镜装置

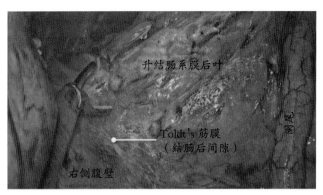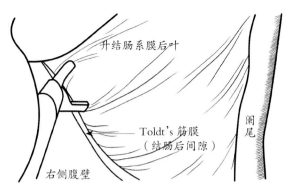

图 2-5-2　于盲肠远端经尾侧入路进入 Toldt's 间隙

距离回盲部 10cm 处，用切割闭合器离断小肠肠管，超声刀离断小肠系膜，继续向中央区域寻找和显露回结肠血管。切断回结肠血管后，沿肠系膜上血管右侧向头侧解剖，分离胰十二指肠前筋膜（图 2-5-3）。此时可以显露 Henle's 干及其属支，选择性离断上右结肠静脉，保留胰十二指肠前上静脉和胃网膜右静脉。

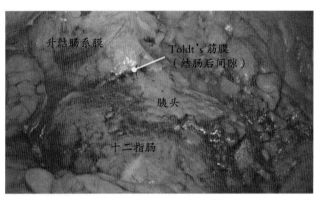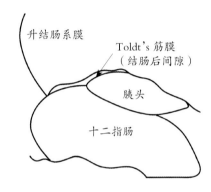

图 2-5-3　分离胰十二指肠前筋膜，显露十二指肠和胰头区域

于右 1/3 处离断横结肠系膜和结肠中血管右支（图 2-5-4），在胃网膜血管弓下切断胃结肠韧带直至幽门下与外侧游离术野汇合。用切割闭合器于拟切除处离断结肠，至此右半结肠标本完全游离。

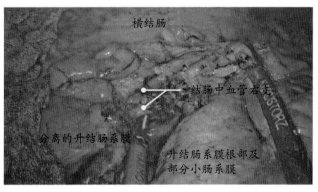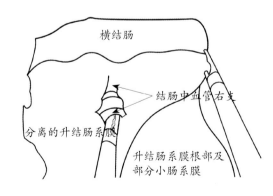

图 2-5-4　离断横结肠系膜中的中结肠血管右支

用切割闭合器行空肠 – 横结肠侧侧吻合，并关闭共同开口。经阴道取出标本后，连续缝合阴道穹隆切口，不放置腹腔引流管。

1.3　小结

随着微创理念在腹腔镜手术中深入，许多临床研究也证实了腹腔镜技术在结直肠手术中的安全性和远期疗效。与此同时，人们也在不断研究腹壁切口的微创化，包括单孔手术的开展、经阴道等自然腔道的标本取出等。经自然腔道的结肠手术也在尝试开展过程中，但是一直以来需要多个腹壁 Trocar 的帮助 [5, 6]。根据我们已完成的 10 例完全腹腔镜右半结肠切除术，从以下几方面跟读者分享我们的初步经验。

首先对于患者的选择，建议选择绝经后患者，避免因阴道切口对患者生理和心理造成影响。肿瘤性质以良性肿瘤为主，大小不超过 5cm。

其次，这样经阴道手术实际是一种单孔腹腔镜手术，与经脐单孔手术相比，还存在视野平坦的问题，给手术操作造成更多的困难。所以，我们建议在手术初期选择无需进行中央组淋巴结清扫的病例，避免因手术操作困难造成的肠系膜上静脉及属支的出血。我们的第 8 例手术在清扫回结肠血管根部淋巴结时，回结肠动脉出血，较为汹涌，无法在经阴道视野下止血，转为腹腔镜手术后止血成功。因此，对于分期偏晚，或者中央组淋巴结肿大，需行 D3 根治术的患者，不建议选择此方式。

再次，手术步骤中找到结肠后间隙至关重要，

清晰的术野和熟悉的层面可以增强术者信心。离断肠管和系膜的顺序可能与传统腹腔镜手术操作有别，经阴道视野先处理小肠肠管、再小肠系膜，再结肠系膜、结肠肠管可能更利于手术的操作。

最后，独特的术野和单孔腹腔镜的操作过程，可能出现少见的失误。我们无选择地开展腹腔镜结直肠手术已逾十年，对吻合前检查肠管的顺应性已成为常规，但是第二例患者的小肠在扭转状况下完成了吻合，还是因为术中视野及操作受限制所造成。

我们报道的经阴道完全腹腔镜手术，可能是全球首例报道的经自然腔道、无经腹辅助的右半结肠切除术 [10]。其实，任何一项外科技术的创新都应该经过循证的模式，首先验证其安全性和可行性；然后再进行大规模的前瞻性的临床对照研究以取得更坚实的临床疗效证据。所以完全经阴道途径的右半结肠切除术目前处于开展初期，还不宜扩大推广范围，应继续积累病例。遵循客观规律，按照 IDEAL 框架 [11]，循证开展创新，以免造成不必要的伤害。

（肖毅）

参考文献

[1] MARESCAUX J, DALLEMAGNE B, PERRETTA S, et al. Surgery without scars report of transluminal cholecystectomy in a human being[J]. Arch Surg, 2007,142:823.

[2] ZORRON R, FILGUEIRAS M, MAGGIONI L C, et al. Transvaginal cholecystectomy: report of the first case[J]. Surg Innov, 2007, 14:279-283.

[3] PALANIVELU C, RAJAN P S, RANGARAJAN M, et al. Transvaginal endoscopic appendectomy in humans: a unique approach to NOTES—world's first report[J]. Surg Endosc, 2008, 22(5):1343-1347.

[4] LACY A M, DELGADO S, ROJAS O A, et al. MA-NOS radical sigmoidectomy: report of a transvaginal resection in the human[J]. Surg Endosc, 2008, 22:1717-1723.

[5] BULIAN D R, RUNKEL N, BURGHARDT J, et al. Natural Orifice Transluminal Endoscopic Surgery (NOTES) for colon resections—analysis of the first 139 patients of the German NOTES Registry (GNR)[J]. Int J Colorectal Dis, 2014, Jul, 29(7):853-861.

[6] MOLONEY J M, GAN P S. Hybrid Transvaginal NOTES and Mini-Laparoscopic Colectomy: Benefit Through Synergy[J]. JSLS, 2016,20(4).

[7] SYLLA P, RATTNER D W, DELGADO S, et al. NOTES transanal rectal cancer resection using transanal endoscopic microsurgery and laparoscopic assistance[J]. Surg Endosc, 2010,24:1205−1210.

[8] PARK J S, KANG H, PARK S Y, et al. Long−term outcomes after Natural Orifice Specimen Extraction versus conventional laparoscopy—assisted surgery for rectal cancer: a matched case—control study[J].Ann Surg Treat Res, 2018,94(1):26−35.

[9] KAYAALP C, YAGCI M A. Laparoscopic Right Colon Resection With Transvaginal Extraction: A Systematic Review of 90 Cases[J].Surg Laparosc Endosc Percutan Tech, 2015,25(5):384−391.

[10] XIAO Y, XU L, ZHANG J J, et al. Transvaginal laparoscopic right colectomy for colon neoplasia[J]. Gastroenterol Rep (Oxf), 2020,8(1):76−78.

[11] DIMICK J B, SEDRAKYAN A, MCCULLOCH P. The IDEAL Framework for Evaluating Surgical Innovation: How It Can Be Used to Improve the Quality of Evidence[J]. JAMA Surg, 2019. DOI:10.1001/jamasurg.2019.0903.

第六章
经自然孔标本取出技术在右半结肠手术中的应用

第一节

腹部无辅助切口经阴道拖出标本的腹腔镜下右半结肠癌根治术

■ 1.1 概述

腹部无辅助切口经阴道拖出标本的腹腔镜下右半结肠癌根治术（NOSES Ⅷ A）的取出途径适用于女性患者。该术式的操作可简述为在腹腔内完全游离切断右半结肠，经阴道将右半结肠标本取出体外，再进行全腹腔镜下末端回肠与横结肠的功能性端端吻合。该术式的难点主要体现在两个方面：一是腹腔镜手术的共性关键技术，包括正确地辨认解剖标识，合理的手术入路，完整地切除系膜，系膜根部血管结扎和淋巴结清扫，以及重要组织器官的显露和保护。另一个是 NOSES 手术特有的操作步骤，即全腹腔镜下进行消化道重建，重建难度超过其他术式，对术者和助手的要求较高，在标本经阴道取出的过程中，无菌术、无瘤术的精准运用至关重要[1]。本节介绍该术式的操作步骤、手术技巧以及注意事项。

■ 1.2 腹部无辅助切口经阴道拖出标本的腹腔镜下右半结肠癌根治术（NOSES Ⅷ A）

1.2.1 患者信息

女性，62 岁，主诉间断性腹痛半年余。

肠镜：升结肠一菜花样肿物，表面破溃，质脆易出血。

活检病理：中分化腺癌。

CT：升结肠近肝曲肠壁增厚，管腔狭窄。

术前分期：cT3N0-1M0。

1.2.2 手术步骤

腹腔探查

进入患者腹腔后，进行腹腔探查，探查原发灶并明确肝脏、腹膜、盆腔及肠系膜有无转移灶及种植（图 2-6-1）。

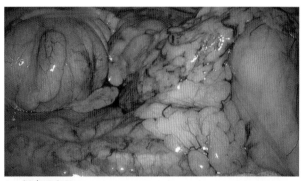

A 探查原发灶

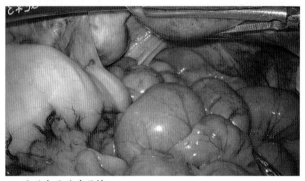

B 盆腔未见肿瘤种植

图 2-6-1 腹腔探查

回结肠动静脉根部解剖与离断

术者左手持钳，沿肠系膜上静脉充分暴露系膜表面。此时可见回结肠动静脉与肠系膜上静脉夹角有一凹陷薄弱处（图 2-6-2），用超声刀打开此处系膜，慢慢分离裸化血管。沿 Toldt's 间隙向上、向外侧分离，呈洞穴状，向上游离可见十二指肠，表明间隙正确（图 2-6-3）。在回结肠动静脉根部尽量打开肠系膜上静脉鞘，向上分离，在其右侧与后方相贯通。裸化回结肠动静脉根部，清扫淋巴脂肪组织，用血管夹双重结扎切断（图 2-6-4 中的 A、B）。

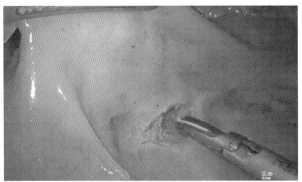

图 2-6-2　凹陷薄弱处

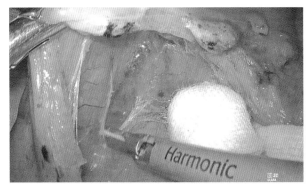

图 2-6-3　注意保护十二指肠

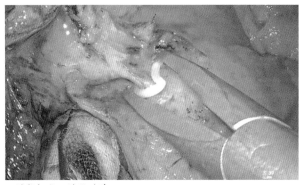

A 结扎切断回结肠动脉

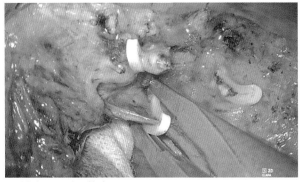

B 结扎切断回结肠静脉

图 2-6-4　结扎切断回结肠血管

右结肠动静脉根部的处理

沿着 Toldt's 筋膜在十二指肠表面游离，仔细分离后可见右结肠静脉、胃网膜右静脉、Henle's 干共同汇合进入肠系膜上静脉，沿肠系膜上静脉向上分离可见右结肠动脉，结扎切断右结肠静脉（图 2-6-5），在根部双重结扎切断。

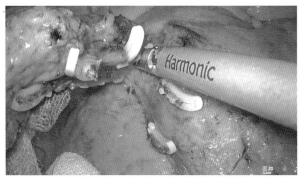

A 结扎切断右结肠动脉

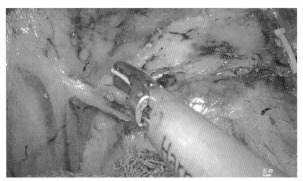

B 结扎切断右结肠静脉

图 2-6-5　结扎切断右结肠血管

结肠中动静脉根部的处理

在分离完右结肠动静脉之后，继续向上分离。在胰颈表面透一层薄膜可见胃窦后壁即停止分离，随即垫一块小纱条。沿肠系膜上静脉向上分离，于胰腺下缘双重结扎切断中结肠动静脉（图 2-6-6）。至此供应右半结肠血管均解剖离断。

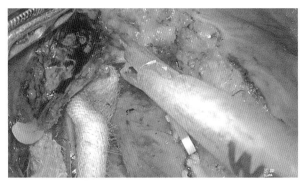

A 结扎切断结肠中动脉

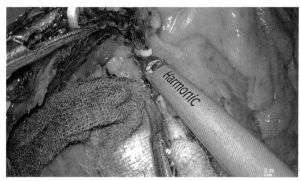

B 结扎切断结肠中静脉

图 2-6-6 结扎切断结肠中血管

回肠系膜的处理

当盲肠下部腹膜打透贯穿后，其根部附着的筋膜尽量打开，使回肠的游离度变大一些，便于镜下肠管吻合（图 2-6-7）。助手提起末端回肠，术者用超声刀裁剪回肠系膜，注意系膜的血运走行与方向。切割至末端回肠壁，向近端裸化 2cm 肠管。

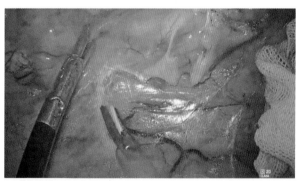

A 游离末端回肠系膜

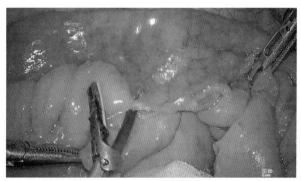

B 裁剪回肠系膜

图 2-6-7 回肠系膜的处理

大网膜及 No.6 组淋巴结的处理

判断横结肠预切定线，游离大网膜（图 2-6-8）。用超声刀裁剪右侧大网膜至横结肠壁。将其拉向右侧腹腔，助手左手持钳提起胃壁，可见胃

网膜右动静脉走行。从横结肠向其分离切断胃结肠韧带进入网膜腔。沿胃网膜右动静脉血管弓外缘向右侧分离切断（图 2-6-8），分离至胰头可见胃网膜右静脉与 Henle's 干，同时与下方游离间隙贯通。

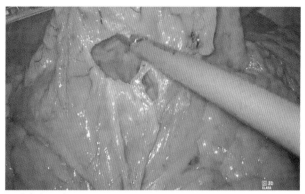

A 游离大网膜

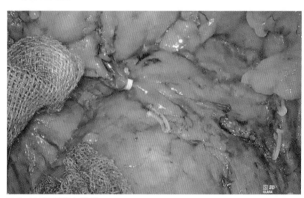

B 切断胃网膜右静脉

图 2-6-8 大网膜及 No.6 组淋巴结的处理

横结肠系膜的处理

在胃窦十二指肠胰头区离断后，可见垫于系膜后方的纱布条，将其横行切开，向横结肠系膜无血管方向分离（图 2-6-9）。结扎离断边缘血管，进一步向横结肠预切定线分离，裸化肠壁 1cm（图 2-6-10）。

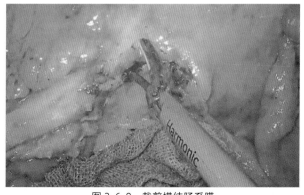

图 2-6-9 裁剪横结肠系膜

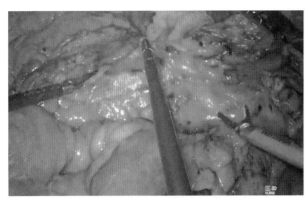

图 2-6-10　裸化横结肠肠壁

标本的切除

用直线切割器在横结肠预切定线处缝合切割肠管（图 2-6-11），将近端翻向右下腹，此时其在右结肠旁沟及肝下的附着处清晰可见，并可见后方垫的纱布条。用超声刀在纱布条的指示和保护下沿右结肠旁沟向右髂窝分离，直至与下方贯通。在回肠裸化区，血运分界线清晰可见，用直线切割闭合器在血运线内侧横断回肠（图 2-6-12）。至此，右半结肠切除完成，将标本置于盆腔。

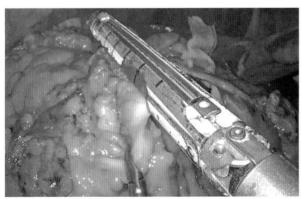

图 2-6-11　切断横结肠

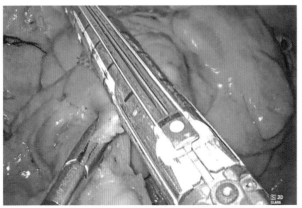

图 2-6-12　切断回肠

消化道重建

将横结肠拉直摆放，并将末端回肠拉至上腹部与横结肠平行摆放。将回结肠末端一角用剪刀沿吻合钉剪开 5mm 小口（图 2-6-13），助手经右下腹 12mm 的 Trocar 置入 60mm 直线切割闭合器，将钉座侧置入回肠肠腔内并含住。同样在横结肠断端一角剪开约 10mm 小口（图 2-6-14），助手和术者将结肠提起，将直线切割闭合器钉仓侧套入结肠肠腔内（图 2-6-15），确认无误后击发，完成回肠横结肠侧侧吻合。检查吻合口内腔有无

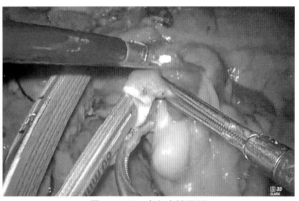

图 2-6-13　套入末端回肠

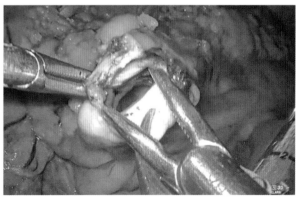

图 2-6-14　切开横结肠

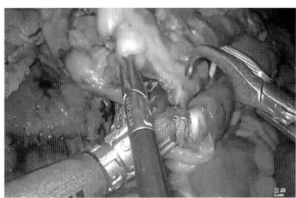

图 2-6-15　吻合

明显出血，确认无出血后，提起断端，术者经左上腹 12mm Trocar 置入直线切割器，横行闭合残端，完成功能性端端吻合（图 2-6-16），切下的残端组织用取物袋经 12mm 的 Trocar 取出。镜下浆肌层缝合回横吻合结合处，以减轻吻合口张力。至此完成右半结肠切除后的消化道重建。

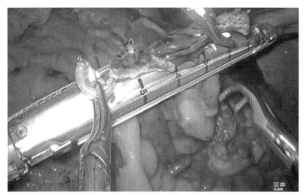

图 2-6-16　闭合开口

标本取出

在切开阴道之前，术者需换位置于病人右侧，同时转换腹腔镜显示器位置，病人体位由头高足低位改为足高头低位，助手于体外用举宫器将子宫抬起，进而充分暴露阴道后穹隆。术者横行切开阴道 3cm（图 2-6-17），纵向牵拉将切口扩展至 5~6cm，助手用卵圆钳经阴道后穹隆切口将无菌塑料保护套送入腹腔（图 2-6-18）。术者与助手配合，撑开无菌套，将标本的一端置入其中（图 2-6-19），助手于体外用卵圆钳夹持住标本一端慢慢向外牵拉，术者与助手将标本顺畅置入保护套内，缓缓从阴道拉出标本及保护套，至此标本移出体外，缝合阴道切口（图 2-6-20）。

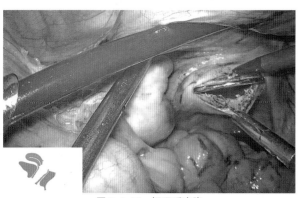

图 2-6-17　切开后穹隆

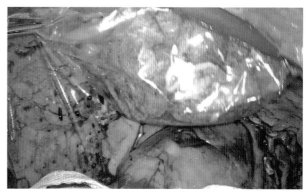

图 2-6-18　保护套送至盆腔

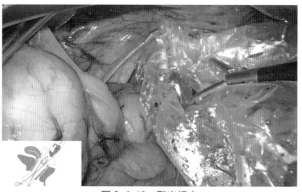

图 2-6-19　取出标本

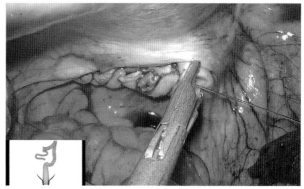

图 2-6-20　缝合阴道切口

■ 1.3 讨论

1.3.1 肠系膜上静脉外科干的解剖与显露

评价右半结肠癌的根治效果主要有两个标准：一是肠系膜上静脉外科干的解剖和暴露，二是胰十二指肠前筋膜切除的完整性。肠系膜上静脉外科干是指回结肠静脉汇入肠系膜上静脉处至胃结肠静脉干之间的一段静脉，平均长度约 3.8cm。其右侧主要有回结肠静脉、右结肠静脉以及胃结肠静脉干汇入。其左侧毗邻肠系膜上动脉，其发出的回结肠动脉、右结肠动脉、结肠中动脉都从外科干前方走向右结肠，也有少数病人从后方走向右结肠。为了保证右半结肠切除的完整性，必须要充分暴露肠系膜上静脉外科干，并在各分支的血管根部结扎切断各个血管。

1.3.2 右结肠动脉解剖变异

右结肠动脉起自肠系膜上动脉的中部，中结肠动脉的稍下方（有时可与中结肠动脉合为一干），沿腹后壁腹膜深面横行向右，至升结肠附近分出升降两支。升支多与结肠中动脉的右支吻合，降支与回结肠动脉升支吻合，供给升结肠和肝曲血液。右结肠动脉血供来自肠系膜上动脉主干的占40%，来自中结肠动脉的占30%，由回结肠动脉分出者占12%，另有18%的人无右结肠动脉，右半结肠由回结肠动脉及中结肠动脉供血。由于右结肠动脉血管变异较多，因此在处理该血管时，术者应当更加谨慎细致，充分考虑各种可能出现的情况。

1.3.3 消化道重建的方式选择

常规右半结肠切除术采用的吻合方法是回肠与横结肠的端侧吻合。然而，在NOSES Ⅷ式中，消化道重建方式是回肠和横结肠的功能性端端吻合。该方法仅需使用四把直线切割器即可完成吻合，是腹腔镜下右半结肠消化道重建的一种安全可行的吻合方法，也是目前NOSES Ⅷ式中唯一能完成全腔镜下吻合的方法。与端侧吻合相比，功能性端端吻合主要表现为以下几方面优势：①减少吻合口狭窄，这种吻合方式的吻合口径宽大，

可以避免吻合口狭窄的发生，也可解决肠管两端管径粗细不均的问题；②操作方式简单快速，可缩短手术时间，降低手术难度，减轻术中污染可能；③避免了端侧吻合形成的回肠盲袋，端侧吻合在结肠侧方会形成的一个盲端，该盲端往往是术后出现并发症的一个主要因素，同时也可避免端侧吻合在一侧肠管出现的无血管区，降低吻合口血运不良的可能性。由于右半结肠的肠内容物较多，术中若操作不当容易引起肠内容物进入腹腔，导致腹腔感染。因此，在进行消化道重建时，需严格注意无菌操作，如吸引器及时清除肠内容物，碘伏纱布条的消毒等，这些操作对术者和助手之间的配合提出了更高的要求。

■ 1.4 小结

本文对腹部无辅助切口经阴道拖出标本的腹腔镜下右半结肠癌根治术进行了简要介绍。该术式技术上可行，经阴道取标本是手术成功的关键，需要注意：①准确判断肿瘤的大小及位置；②阴道切口大小要适当；③由于标本两端都是闭合的，往往肠腔内积气，取标本时形成气囊，不利于标本取出。故当一部分标本取出体外时，可在阴道外剖开肠管，减压吸净肠腔内气体，使标本易取出。

（刘正、王锡山）

参考文献

GUAN X, LIU Z, LONGO A, et al. International consensus on natural orifice specimen extraction surgery (NOSES) for colorectal cancer[J]. Gastroenterol Rep (Oxf), 2019,7(1):24−31. DOI:10.1093/gastro/goy055.

第二节

腹部无辅助切口经直肠取标本的腹腔镜下右半结肠癌根治术

■ 2.1 概述

传统的腹腔镜辅助右半结肠癌根治术需作腹部辅助切口取出标本。常用的腹部辅助切口有上

腹正中切口、右侧旁正中切口或耻骨联合上方横切口。近年来由王锡山教授提出的腹部无辅助切口经自然腔道取标本手术，避免了腹部的辅助切口，能进一步减小手术创伤，减少术后切口疼痛、感染等风险。

腹部无辅助切口的腹腔镜下右半结肠癌根治术可分为经阴道取标本及经直肠取标本两种术式[1]，

分别命名为 NOSES Ⅷ A 法和 NOSES Ⅷ B 法。A 法经阴道取标本，通常在阴道后穹隆横行切开阴道后壁，经阴道取出手术标本。B 法选择在腹膜反折以上的直肠前壁做切口，经直肠取出手术标本，然后闭合该切口。本章主要介绍腹部无辅助切口经直肠取标本的腹腔镜右半结肠癌根治术（NOSES Ⅷ B 法）。

■ 2.2 腹部无辅助切口经直肠取标本的腹腔镜下右半结肠癌根治术

2.2.1 患者信息

男性，61 岁，主诉大便习惯改变 6 月余，检查发现升结肠肿物 2 周。

外院肠镜：升结肠侧向发育型肿瘤，大小约 2cm×3cm，肠镜通过顺畅。

病理：中分化腺癌。

CT：升结肠局部肠壁增厚，考虑升结肠癌。

术前分期：cT2N0M0。

2.2.2 手术步骤

腹盆腔探查及手术方案制定

患者麻醉成功后，取截石位，常规放置 Trocar 进入腹腔，全面探查腹盆腔，明确肝脏、腹膜、肠系膜等有无远处转移，并探查肿瘤的位置、大小、浸润深度等情况，决定具体手术方式。对肿瘤未浸润浆膜、直径 < 3cm 且系膜脂肪组织较少的患者，可考虑行经直肠取标本手术。若肿瘤浸透浆膜、侵犯周围腹膜或器官需行联合脏器切除、肿瘤直径过大或系膜脂肪含量丰富等情况不适宜行该术式（图 2-6-21）。

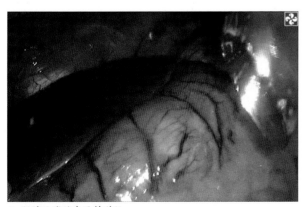

A　肝脏及腹腔未见转移灶

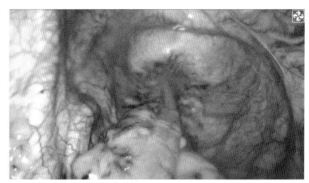

B　盆腔及腹膜未见转移病灶

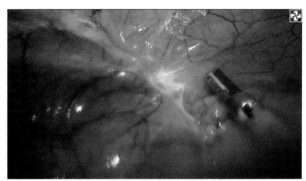

C　肿瘤位于升结肠中段，质地软，未浸透浆膜，周围未见明显肿大淋巴结

图 2-6-21　手术方案制定

打开回结肠血管蒂下缘系膜进入 Toldt's 间隙

患者取至头低足高位，将小肠、大网膜等移至患者左上腹，沿肠系膜上静脉表面充分暴露结肠系膜，可见回结肠血管在结肠系膜上的投影。助手使用抓钳向右下方腹侧提拉回结肠血管蒂，张紧结肠系膜，在回结肠血管与肠系膜上静脉交汇处下方的薄弱处用超声刀打开结肠系膜，进入 Toldt's 间隙（即右结肠后间隙，位于右侧结肠系膜及 Gerota 筋膜之间）。沿该间隙向上、向外侧分离拓展，局部呈洞穴状，向上游离可见十二指肠水平部，表明进入的间隙正确。该处层面过深容易进入肾前筋膜的后方而损伤输尿管或精索血管等，层面过浅容易进入结肠系膜内而损伤系膜血管导致出血（图 2-6-22）。

回结肠血管处理及淋巴结清扫

牵拉张紧回结肠血管蒂，在回结肠动静脉根部打开肠系膜上静脉鞘，向上分离，在其右侧与后方相贯通。裸化回结肠动静脉根部，清扫淋巴脂肪组织，血管夹结扎切断（图 2-6-23）。

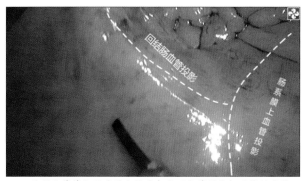

A　回结肠血管蒂与肠系膜上静脉夹角下方薄弱处打开结肠系膜

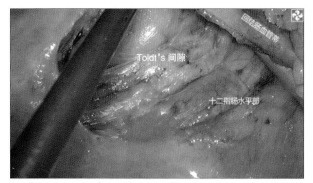

B　拓展 Toldt's 间隙（右结肠后间隙）

图 2-6-22　进入 Toldt's 间隙

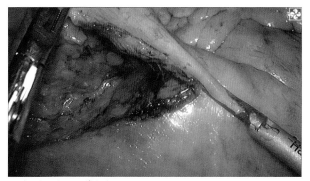

A　解剖回结肠血管根部

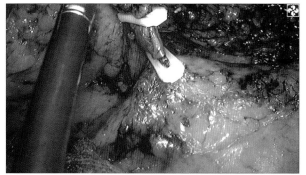

B　清扫回结肠动静脉根部淋巴结并结扎离断该血管

图 2-6-23　回结肠血管处理及淋巴结清扫

右结肠血管及中结肠血管的处理

以肠系膜上静脉为主线，向上继续分离可见右结肠动静脉，清扫其周围淋巴结，并从根部结扎切断。沿着 Toldt's 间隙在十二指肠水平部及胰

头表面游离，显露副右结肠静脉、胃网膜右静脉、胃结肠静脉干等结构，根部结扎副右结肠静脉。解剖中结肠动脉，根据预判的切除范围结扎切断中结肠动脉（若肿瘤位于升结肠保留中结肠动脉左支；若行扩大右半结肠切除术，则根部结扎离断中结肠动脉）（图 2-6-24）。

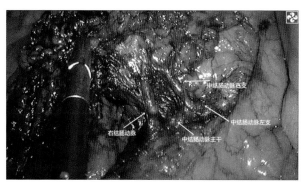

A　裸化右结肠血管、中结肠血管

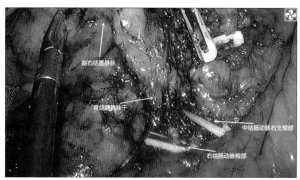

B　结扎切断右结肠动脉、中结肠动脉右支，显露胃结肠静脉干，结扎副右结肠静脉

图 2-6-24　右结肠血管及中结肠血管的处理

结肠系膜的游离

沿 Toldt's 间隙由内向外拓展分离，直至右侧结肠旁沟，注意避免破坏右半结肠系膜及 Gerota 筋膜的完整性，保护右侧输尿管、生殖血管、胰腺、十二指肠等，完整游离末端回肠系膜、升结肠系膜及右侧横结肠系膜（图 2-6-25）。

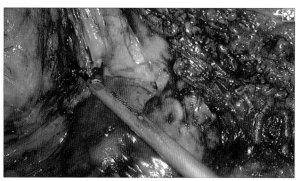

图 2-6-25　右半结肠内侧继续游离，拓展 Toldt's 间隙

回肠及其系膜的处理

沿 Toldt's 间隙扩展至右侧结肠旁沟后，转向尾侧入路打开回肠后方腹膜及右侧结肠旁沟腹膜反折线。游离小肠系膜与腹膜反折处，使得末段回肠的游离度变大，便于腔镜下肠管吻合、消化道重建。观察系膜的血运走行与方向，切割回肠系膜，裸化肠管（图 2-6-26）。

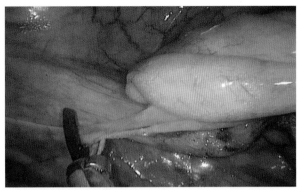

A　打开盲肠后外方腹膜

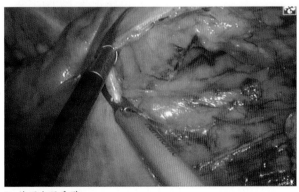

B　处理小肠系膜

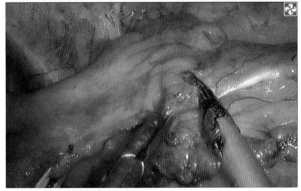

C　裁剪回肠系膜，裸化回肠肠壁

图 2-6-26　回肠及其系膜的处理

大网膜的处理

判断横结肠预切定线，游离大网膜。使用超声刀裁剪右侧大网膜至横结肠壁，提起胃壁，显露并切断胃结肠韧带，进入网膜腔。沿胃网膜右

动静脉弓外缘向右侧分离切断，直至胃网膜右静脉在胰头前方汇入 Henle's 干处，与下方游离间隙贯通（图 2-6-27）。

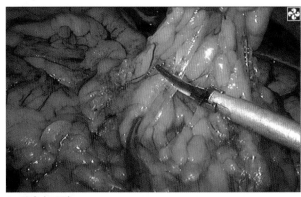

A　游离大网膜

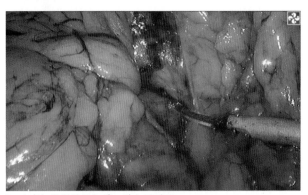

B　分离切断胃结肠韧带，进入网膜腔

图 2-6-27　大网膜的处理

横结肠系膜的处理

在胃窦十二指肠胰头区离断横结肠系膜后，将系膜横行切开，向横结肠系膜无血管方向分离，结扎离断边缘血管，裸化横结肠壁（图 2-6-28）。

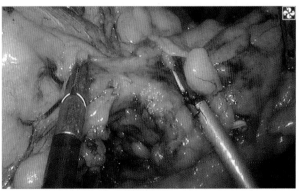

图 2-6-28　裁剪横结肠系膜，裸化横结肠肠壁

标本切除

使用腹腔内切割闭合器在横结肠预定切割线处闭合切割肠管。将近端翻向右下腹，此时近端

肠管在右侧结肠旁沟及肝曲的附着处清晰可见，沿肝曲、右侧结肠旁沟向右侧髂窝分离，直至完全贯通。在回肠的血运分界线处用直线切割闭合器离断回肠。至此右半结肠切除完成，将标本置入标本袋中，置于盆腔（图 2-6-29）。

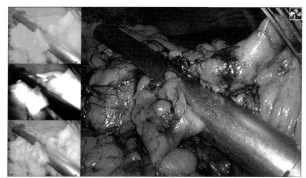

A 荧光腹腔镜协助判断横结肠血运分界线，闭合切割横结肠

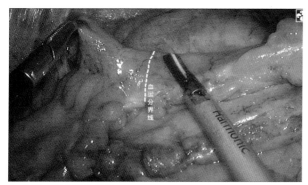

B 末端回肠血运分界线

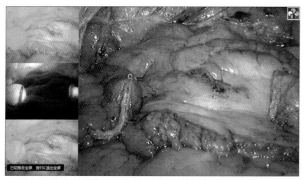

C 荧光腹腔镜辅助在血运分界线处闭合切割回肠

图 2-6-29 标本切除

消化道重建

将横结肠拉直摆放，并将末端回肠上拉至上腹部与横结肠重叠摆放。将横结肠断端与距末端回肠断端 7cm 处肠管缝合一针固定。检查两侧肠管血运，估计吻合口两侧张力。分别于回肠断端对系膜侧与相应未知的横结肠对系膜侧做 1cm 切口，碘伏纱布消毒肠腔后，置入腹腔镜切割闭合器，确认无误后击发，完成回肠 - 横结肠的侧侧吻合。

再次消毒肠腔，检查吻合口有无出血。确认无出血后，在肠管共同开口处缝合三针固定（共同开口两端及中间），分别牵拉缝合线，使共同开口呈一直线并远离对侧肠管，用腹腔镜切割闭合器闭合肠管共同开口，完成回肠 - 横结肠重叠式三角吻合（图 2-6-30）。

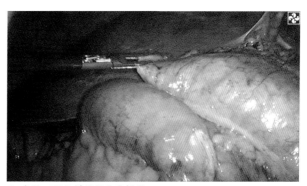

A 末端回肠与横结肠重叠摆放

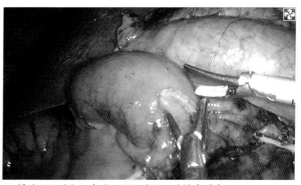

B 横结肠断端与距末端回肠断端 7cm 处缝合固定

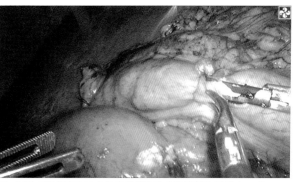

C 末端回肠断端及对应位置的横结肠对系膜侧分别做 1cm 小口

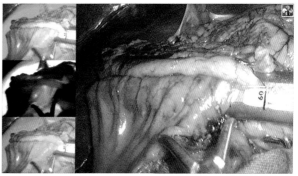

D 经两小口置入腹腔镜切割闭合器，完成回肠 - 横结肠侧侧吻合

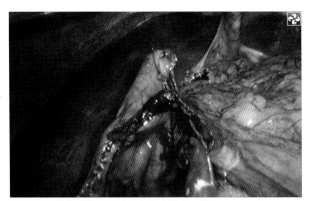

E　两侧肠管断端缺口两端及中间各缝合 1 针

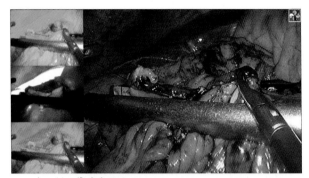

F　闭合两侧肠管的共同开口

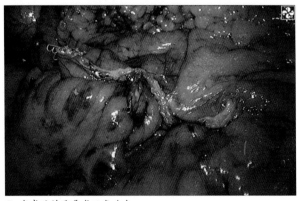

G　完成后的重叠式三角吻合

图 2-6-30　消化道重建

标本取出

　　术者转换位置到患者右侧，调整腹腔镜显示器转位置。患者由头高足低位转换成头低足高位。助手经肛用稀释碘伏水充分冲洗直肠。直肠上段用超声刀做长约 3cm 横切口，将保护套经 Trocar 置入腹腔内，助手使用卵圆钳经肛至直肠上段开口处并将保护套经肛拖出。术者与助手配合将标本顺畅置入保护套中，同时第二助手将卵圆钳经保护套于体外置入腹腔并夹持住肠管一端，缓慢经直肠 - 肛门拖出标本及保护套，至此完成标本的取出。检查直肠腔内无出血等副损伤后，在直肠上段开口的两端及中间各缝合一针固定，术者

及助手分别牵拉缝线使开口呈一直线且远离对侧肠壁，用腹腔镜切割闭合器关闭该开口，完成吻合。必要时可行浆肌层缝合包埋吻合口。蒸馏水彻底冲洗腹盆腔后，于盆腔置引流管一根，停止气腹，排除气体，关闭 Trocar 孔（图 2-6-31）。

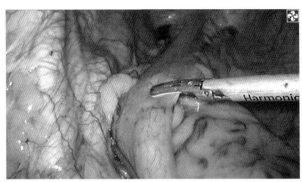

A　取直肠上段横切口打开直肠

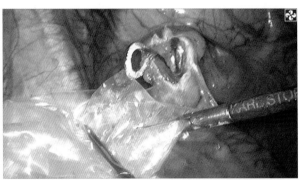

B　经腹壁 Trocar 置入保护套，同时卵圆钳经肛送至直肠开口处

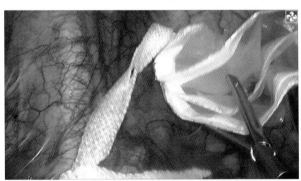

C　使用卵圆钳经肛由直肠上段开口拖出保护套

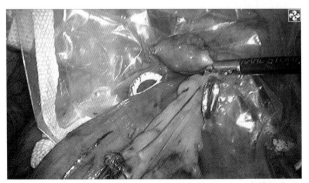

D　卵圆钳于保护套内再次经肛送至直肠上段开口处，夹持标本肠管一端

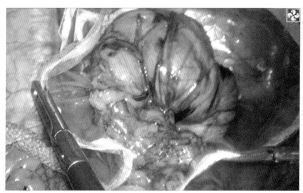

E 经肛将标本拖出体外

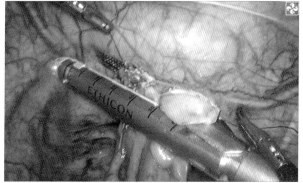

F 直肠上段开口两端及中间各缝合一针后，直线切割闭合器关闭直肠切口

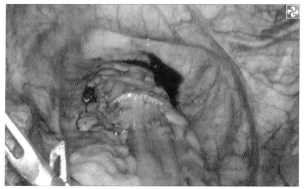

G 闭合后的直肠上段切口

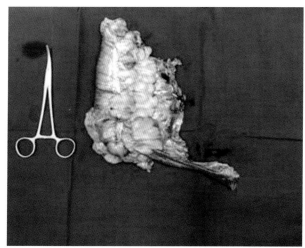

H 术后标本

图 2-6-31　标本取出

2.3 讨论

完全的结肠系膜切除及胃结肠静脉干的解剖显露是右半结肠癌根治术的两个重点及难点。完全结肠系膜切除（CME）的概念是由 Hohenberger W 等在胚胎学和解剖学基础上首先提出的并付诸临床实践 [2, 3]。CME 理论的技术要点在于完整锐性游离脏层筋膜，保持结肠系膜及胰十二指肠前筋膜的完整性，清扫系膜根部淋巴结，高位结扎肿瘤的供血血管 [4, 5]。本质上是对完全直肠系膜切除的一种延续，且其对解剖层次和血管根部结扎的强调也是肿瘤外科治疗中的主要趋势与要求，客观上推动了结肠肿瘤治疗的规范化开展 [6]。

右半结肠毗邻脏器较多，局部血管关系复杂，其中最为复杂与困难的就是右半结肠静脉系统中的胃结肠静脉干。胃结肠静脉干（即 Henle's 干）最早由德国教授 Henle [7] 于 1868 年提出，由部分胃及结肠的静脉汇合而成，在胰腺下缘汇入肠系膜上静脉。主要的分支有胃网膜右静脉、副右结肠静脉、胰十二指肠上静脉，部分外科干亦收纳右结肠静脉等的回流。Henle's 干解剖变异甚多 [8]，主干粗短，过度牵拉容易撕裂造成致命性的大出血。目前临床对其属支分型方法较多 [9]，各有优劣。我们认为，无论哪种分型方法，都需要对胃结肠静脉干的属支有清晰的了解。在临床实践中遵循 CME 原则沿 Toldt's 间隙仔细解剖，充分暴露 Henle's 干及其属支，在属支血管根部分别结扎各属支，避免撕破主干导致严重出血。

传统的腹腔镜辅助右半结肠切除术中多采用回肠与横结肠的端侧吻合。在腹部无辅助切口经直肠取标本的腹腔镜下右半结肠癌根治术中，消化道重建方式是回肠和横结肠的重叠式三角吻合。该方法已经证实是腹腔镜下右半结肠切除术后消化道重建的一种安全可行的吻合方法 [10, 11]。

我们认为与端侧吻合相比，重叠式三角吻合主要表现为以下几个方面的优势：①减少吻合口狭窄，这种吻合方式的吻合口径较为宽大，可以避免吻合口狭窄的发生，同时也可以解决肠管两端孔径粗细不均的问题；②操作方式简单快速，可缩短手术时间，降低手术难度，减少术中污染的可能；③避免了端侧吻合形成的回肠盲袋，端侧吻合后在结肠侧方会形成一个盲端，该盲端往往是术后出现并发症的一个主要因素，同时也可避免端侧吻合在一侧肠管出现的无血管区，降低吻合口血运不良的可能性。

与功能性端端吻合相比，重叠式三角吻合主要表现为以下几方面优势：①由于末端回肠与横结肠重叠式三角吻合，与功能性端端吻合相比所需要耗费的肠管及系膜更少，减少肠管及系膜的损伤，降低吻合口出现张力及并发症的可能性；②吻合呈重叠式，吻合口两端肠管的蠕动方向一致，降低了肠内容物淤滞及逆蠕动，从而影响肠道功能和吻合口的愈合的可能性。

在新版的结直肠肿瘤经自然腔道取标本手术专家共识[1]中，根据取标本途径的不同，右半结肠 NOSES 术可分经阴道及经直肠两种方法。经直肠取标本手术适用于肿瘤较小（小于 3cm）、肿瘤未浸润浆膜、标本容易取出的男性患者，及部分可经自然腔道取标本手术但因个人原因拒绝经阴道取标本手术的女性患者。对肿瘤体积偏大、肠系膜肥厚或肿瘤局部浸润较深的患者，仍以经阴道或经腹取标本为妥。围手术期过程中需严格掌握无菌及无瘤原则，做好充足的肠道的准备，术中操作及取标本时避免过度接触及挤压肿瘤。同时在日常诊疗中，应严格把握适应证，选择合适病人，以期最大程度发挥 NOSES 术的优势，为患者造福。

（周海涛、王锡山）

参考文献

[1] 中国 NOSES 联盟，中国医师协会结直肠肿瘤专业委员会 NOSES 专委会 . 结直肠肿瘤经自然腔道取标本手术专家共识（2019 版）[J/CD]. 中华结直肠疾病电子杂志，2019, 8(4): 336−342.

[2] WEST N P, HOHENBERGER W, WEBER K, et al. Complete mesocolic excision with central vascular ligation produces an oncologically superior specimen compared with standard surgery for carcinoma of the colon[J]. Journal of clinical oncology : official journal of the American Society of Clinical Oncology, 2010, 28(2):272−278. DOI: 10.1200/JCO.2009.24.1448.

[3] HOHENBERGER W, WEBER K, MATZEL K, et al. Standardized surgery for colonic cancer: complete mesocolic excision and central ligation—technical notes and outcome[J]. Colorectal disease : the official journal of the Association of Coloproctology of Great Britain and Ireland, 2009, 11(4):354−364; discussion 364−365. DOI: 10.1111/j.1463−1318.2008.01735.x.

[4] BERTELSEN C A. Complete mesocolic excision an assessment of feasibility and outcome [J].Danish medical journal, 2017, 64(2):pii: B5334.

[5] 龚建平 . 右半结肠癌根治术的外科膜解剖 [J]. 中华结直肠疾病电子杂志，2015, 4(6):600−601.

[6] GAO Z, WANG C, CUI Y, et al. Efficacy and Safety of Complete Mesocolic Excision in Patients With Colon Cancer: Three−year Results From a Prospective, Nonrandomized, Double−blind, Controlled Trial[J]. Annals of surgery, 2018. DOI: 10.1097/SLA.0000000000003012.

[7]HENLE J. Handbuch der systematischen anatomie des menschen. III. 1.: Handbuch der gefaesslehre des menschen note 1 [M]. Braunschweig, germany: Friedrich vieweg und sohn.1968:371.

[8] OGINO T, TAKEMASA I, HORITSUGI G, et al. Preoperative evaluation of venous anatomy in laparoscopic complete mesocolic excision for right colon cancer[J]. Annals of surgical oncology, 2014, 21 Suppl 3:S429-435. DOI: 10.1245/s10434-014-3572-2.

[9] KUZU M A, İSMAIL E, CELIK S, et al. Variations in the Vascular Anatomy of the Right Colon and Implications for Right-Sided Colon Surgery[J]. Diseases of the colon and rectum, 2017, 60(3):290-298. DOI: 10.1097/DCR.0000000000000777.

[10] 王雪玮, 王鹏, 洪军, 等. 重叠式三角吻合法在完全腹腔镜右半结肠癌切除术中的应用 [J]. 中华胃肠外科杂志, 2018, 21(11):1249-1254.

[11] 苏昊, 包满都拉, 王鹏, 等. 重叠三角吻合在完全腹腔镜横结肠癌根治术中的应用效果 [J]. 中华肿瘤杂志, 2019(03):188-192.

腹部外横内纵小切口取标本的全腹腔镜下右半肠癌根治术（类 -NOSES Ⅷ术）

3.1 概述

2004 年提出了经自然腔道内镜手术（natural orifice transluminal endoscopic surgery，NOTES）的概念，并引起了外科医生的广泛关注[1]。但 NOTES 手术技术难度大、学习曲线长、配套配标准高、适应人群局限，尚未在结直肠癌手术中得到推广和普及。基于上述难题，王锡山提出了腹部无辅助切口的经自然腔道取标本手术（natural orifice specimen extraction surgery，NOSES），目前包括 10 种术式，普遍适用于结直肠的各个部位[2]。NOSES 巧妙地运用了 NOTES 理念和常规腹腔镜操作技术，更加符合现阶段微创技术发展趋势，更适于临床推广，目前已在全国多家中心得到了广泛应用[3]。针对 NOSES Ⅷ式的禁忌证笔者团队进行了深入的思考，随着技术的提高，在全腔镜下完成较肥胖者、肿瘤大于 5cm 者、肿瘤侵犯周围组织器官的右半结肠切除及吻合已经没有技术壁垒，确定标本取出途径将成为重要环节。传统腹腔镜右半结肠切除术多采用上方正中或旁正中切口取出标本[4]，依据 NOSES 的理念，提出了类 -NOSES 的概念[5, 6]，完成全腹腔镜切除及消化道重建后，取下腹部外横内纵小切口，置入切口保护套，在切口保护套及自制取物袋的"双套两重保护"下取出右半结肠癌切除标本，达到良好的效果。

▮ 3.2 腹部外横内纵小切口取标本的全腹腔镜下右半肠癌根治术（类 -NOSES Ⅷ术）

3.2.1 患者信息

女性，54 岁，主诉间断右腹部疼痛伴腹胀 2 月余，既往无手术史及外伤史。

电子肠镜：升结肠见一隆起型肿块，占据肠腔 1/3，菜花状，质脆易出血。

活检病理：腺癌。

CT：升结肠中段肠壁增厚，系膜取未见明显肿大淋巴结，考虑升结肠恶性肿瘤。

术前分期：cT3N0M0。

3.2.2 手术步骤

腹腔探查

常规 5 孔法，入腹探查，以明确有无肝脏、腹膜及肠系膜癌转移（图 2-6-32）。

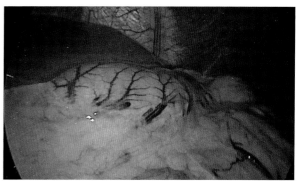

A 肝脏未及转移病灶

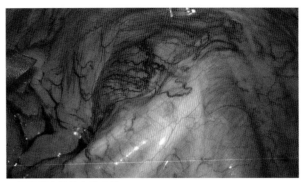

B 肠系膜未见肿大淋巴结

图 2-6-32　腹腔探查

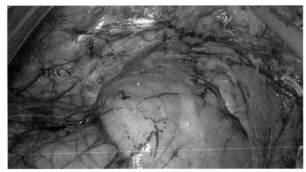

C　拓展 TRCS

图 2-6-33　中间入路起步点

中间入路结扎肠系膜血管

采用中间入路起步：以回结肠血管（ICV/ICA）在肠系膜表面投影为解剖标志（图 2-6-33 中的 A），打开结肠系膜，进入 Toldt's 筋膜与结肠系膜间的天然外科平面[7]，即 RRCS。小心分离、充分打开的 RRCS 间隙（图 2-6-33 中的 B）。传统完全中间入路，年轻外科医生在寻找并拓展 RRCS 时往往难以精准把握手术层面，层面过深容易进入肾前筋膜后方而损伤其后的输尿管、精索血管等重要结构，或层面过浅进入结肠系膜导致出血。寻找到外科平面，进一步拓展间隙，暴露十二指肠，此为进入横结肠后间隙（TRCS）的标志（图 2-6-33 中的 C）。

术者继而以肠系膜上静脉（SMV）为主线，自尾侧向头侧逐步打开血管鞘，逐步裸露 SMV、SMA 及其分支，清扫外科干，并将分支依次结扎，进一步解剖 Henle's 干及其分支（图 2-6-34）。

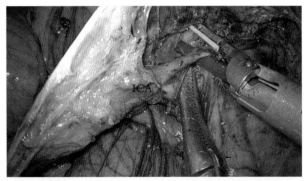

A 回结肠静脉，ICV

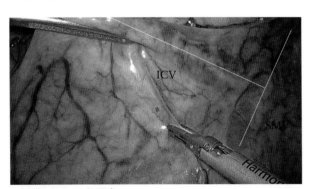

A　ICV 和 SMV 投影线

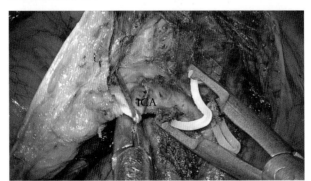

B 回结肠动脉，ICA

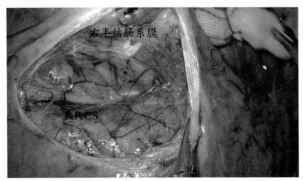

B　打开右结肠系膜，拓展 RRCS

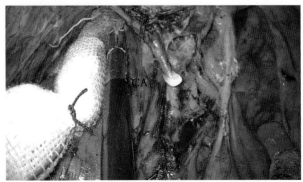

C 右结肠动脉，RCA

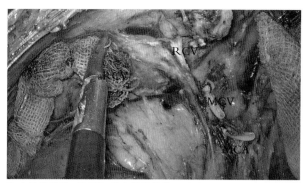

D 右结肠静脉，RCV 副右结肠静脉，aRCV

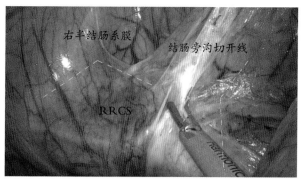

A 起步

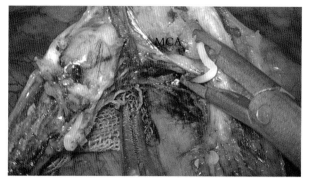

E 结肠中动脉，MCA

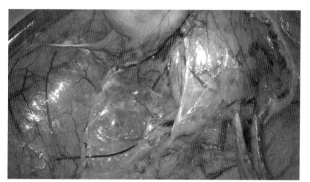

B 向上拓展 RRCS 至肝曲

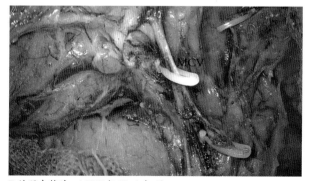

F 结肠中静脉，MCV 与 Henle's 干

图 2-6-34　中间入路结扎肠系膜根部血管

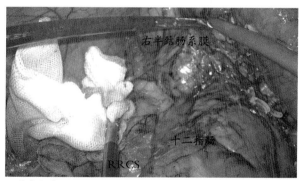

C 游离肝曲

右结肠后间隙（RRCS）的拓展

　　助手提起阑尾与回盲部，术者自尾侧打开右结肠旁沟腹膜反折线（图 2-6-35 中的 A），进入 RRCS，因内侧入路已经游离充分，寻找间隙相对容易。此间隙内无重要的器官与复杂结构，分离相对容易、安全。助手将肠系膜向左侧牵引，术者自尾侧向头侧扩展 RRCS（图 2-6-35 中的 B）至结肠肝曲水平，同时向内侧暴露十二指肠，此为进入横结肠后间隙（TRCS）的标志（图 2-6-35 中的 C、D）。手术进行至此，与内侧游离间隙相贯通。

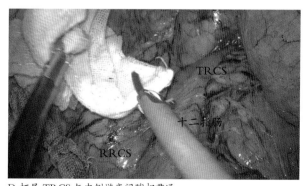

D 拓展 TRCS 与内侧游离间隙相贯通

图 2-6-35　由下而上、由外到内游离右半结肠及系膜

幽门下淋巴结清扫

　　由于患者肿瘤位于升结肠，可以行幽门下淋巴结清扫。保留胃网膜右动静脉（RGEV&RGVA）（图 2-6-36）。

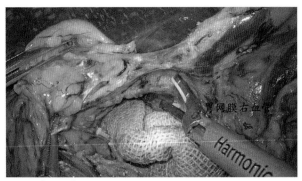

A 胃网膜右血管，RGEV&RGEA

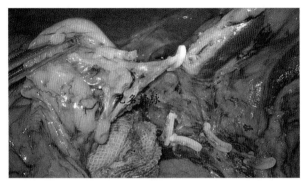

B 结扎切断无名静脉（RGVA 与 RCV 的交通支）

图 2-6-36　No.6 组淋巴结清扫

消化道重建及标本取出

消化道重建可以采用完全腹腔镜下完成（图2-6-37）。将切除的标本和所有纱条都放入自制的保护套内（图 2-6-37 中的 F）。多采用直线切割缝合器行侧侧吻合，包括功能性端端吻合（顺蠕动、Overlap 法）和功能性侧侧吻合（逆蠕动、FETE 法）。共同开口闭合方式多样，在腹腔镜下使用直线切割缝合器闭合、可吸收线行间断或连续缝合关闭或使用倒刺线连续缝合关闭均可。

取下腹部外横内纵小切口，在下腹双侧髂前上棘水平以下，一般在耻骨联合与脐连线中点或沿患者下腹部皮肤自然弧形皱褶，长度一般约5cm，入腹：采用"外横内纵"的方式，切开皮肤，皮下脂肪，分离皮下组织形成"菱形"，纵行切开前鞘，不切断腹直肌，以止血钳在两腹直肌间分离。用拉钩扩展暴露腹膜。随后纵行切开腹膜进入腹腔，注意勿损伤膀胱。置入切口保护套，在切口保护套及自制保护套"双套保护"下，严格按照无菌无瘤原则，取出切除的右半结肠标本及纱布条。

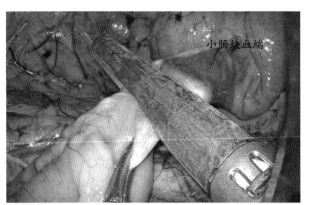

A 切割闭合小肠

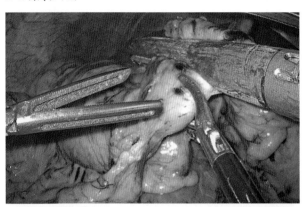

B 右半结肠标本背面

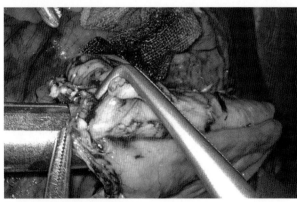

C 回肠结肠功能性端端吻合

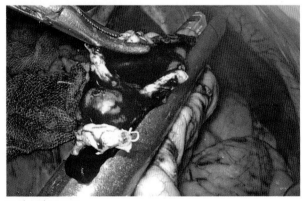

D 关闭共同开口

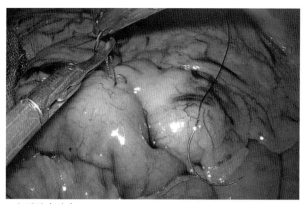

E 加固缝合吻合口

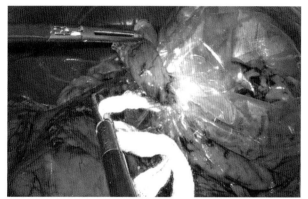

F 将切除标本及纱条放入自制切口保护套内

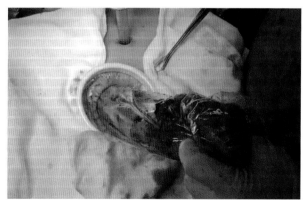

G 在切口保护套及自制保护套"双套保护"下，取出切除标本及纱布条

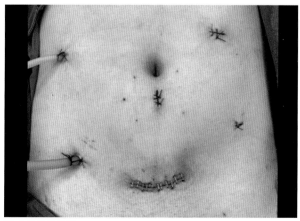

H 术后腹壁照片

图 2-6-37　小切口辅助进行消化道重建及标本取出

■ 3.3 讨论

3.3.1 类-NOSES 概念的提出

腹腔镜手术以其出血量少、围手术期并发症发生率低、伤口感染和切口疝发生率低、肠道功能恢复早、住院时间缩短等优势成为结直肠癌根治手术的首选方式[8]，并逐步替代开腹手术。目前，腹腔镜手术已发展出多孔、双孔和单孔等技术，吻合方式可分为体内和体外吻合，标本取出方式有经腹壁辅助切口和经自然腔道[9, 10]两种。腹部无辅助切口经自然腔道取标本手术（NOSES）术式，普遍适用于各个部位的结直肠肿瘤手术，该种术式实现了腹腔镜下切除吻合、标本经自然腔道取出及腹部无辅助切口，堪称"微创中的微创"。然而 NOSES 手术有严格的手术适应证，并非适用于所有患者。

对不适宜接受 NOSES 术的患者，王锡山教授团队经过研究，依据 NOSES 的理念，采用在全腔镜下完成切除、吻合后，将标本及纱条置入自制取物袋内，在患者下腹部作外横内纵切口，置入切口保护套，在切口保护套及自制取物袋的"双套两重保护"下取出结直肠肿瘤标本，实现无菌无瘤操作，取得良好的效果，这类手术称为"类-NOSES 术"[5, 6]，其定义为全腹腔镜下手术切除肿瘤及消化道重建与 NOSES 术相同，但由于性别、肿瘤大小等原因，必须经腹壁辅助切口取标本，腹壁切口一般选择相对隐蔽、疼痛轻或原手术瘢痕处的位置，临床应用取得良好效果。

3.3.2 "借道 NOSES"的概念及结直肠 NOSES 手术无菌无瘤的再认识

NOSES 手术保证结直肠肿瘤的根治性，同时表现出优秀的微创效果，堪称为"微创中的微创"[11]。王锡山教授团队依据 NOSES 的理念结合腹腔镜直肠癌前切除术同时行回肠预防造口的客观事实，在国内首先提出"借道 NOSES"的概念，其定义为使用腹腔镜气器械、TEM 或软质内镜等设备完成腹腔内手术操作，包括肿瘤的切除、区域淋巴结的清扫、系膜裁剪及裸化、消化道重建等一系列操作，标本取出时，借道于必要切口，如回肠保护造口切口、多脏器切除切口（如直肠癌联合肝转移瘤切除手术），完成标本取出，这一类手术体现了 NOSES 减小手术创伤，使患者最大限度获益的潜在优势[12]。

NOSES 手术发展初期饱受无菌无瘤问题的质疑，但常规腹腔镜仍存在的有关无菌无瘤的操作往往被忽略：①直接经 Trocar 孔取出沾满血的纱条，导致含有肿瘤细胞的血液反流回腹腔（图 2-6-38 中的 A）；②直接经 Trocar 孔取出清扫的淋巴结、肠管闭合端等其他组织（图 2-6-38 中的 B）；③经腹部切口取出标本的过程，难以避免对切除标本的挤压，增加了肿瘤细胞反流回腹腔的可能。

王锡山教授团队针对上述普遍被忽略的无菌无瘤问题，进行了认真总结，提出自己的理念。首先，我们不再经 Trocar 取出进入腹腔的纱条，将其与切除的标本一并放置于自制的保护套内取出；其次，单独切除的小型标本，也应在保护套的保护下经 Trocar 取出（例如无菌手套的拇指）；最后，我们团队常规采用腹腔镜下完全切除标本，将切除的标本及纱条放入自制的保护套内，在切口保护套及自制保护套"双套保护"下，取出切除的标本及纱布条，所有患者手术后常规行3000ml 温蒸馏水冲洗腹盆腔，针对术中判定 T4期的患者，行术中常温灌注化疗，严格控制和防范腹腔感染、腹腔肿瘤种植、切口种植转移的发生。基于上述操作的不断完善，可以说目前的 NOSES 及相关手术已经进入了"无菌无瘤操作新时代"。

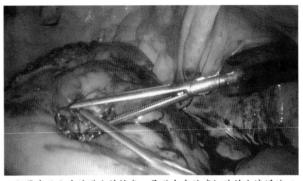

A 经戳卡孔取出沾满血的纱条，导致含有肿瘤细胞的血液返流回腹腔

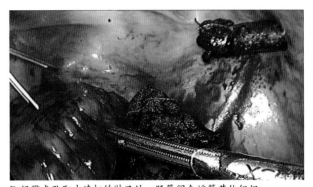

B 经戳卡孔取出清扫的淋巴结、肠管闭合端等其他组织

图 2-6-38　腹腔镜无菌无瘤的操作的误区

■ 3.4 小结

右半结肠癌手术是 NOSES 手术中的明星术式，手术入路多种可供选择[13, 14]，因右半血管变异多、解剖复杂[15, 16]、视觉冲击力强、消化道重建可观赏性强，一直受到同道关注。类 -NOSES 手术与 NOSES 手术一脉相承，术式全程关注无菌无瘤操作，标本的取出也体现了"NOSES 微创中的微创"的理念。该术式技术上可行，术者操作相对简便，手术安全性高，可供结直肠外科医生参考。

（陈海鹏、王锡山）

参考文献

[1] MUSQUERA M, PERI L. Is LESS/NOTES surgery the new gold standard of minimally invasive surgery?[J]. Archivos Espanoles de Urologia, 2013, 66(1):161-167.

[2] 王锡山. 经自然腔道取标本手术——结直肠肿瘤 [M]. 北京：人民卫生出版社, 2016.

[3] 关旭，王贵玉，周主青，等. 79 家医院 718 例结直肠肿瘤经自然腔道取标本手术回顾性研究 [J]. 中华结直肠疾病电子杂志, 2017, 6(6):469-477.

[4] 中华医学会外科学分会腹腔镜与内镜外科学组，中华医学会外科学分会结直肠外科学组，中国医师协会外科医师分会结直肠外科医师委员会，等. 腹腔镜结直肠癌根治术操作指南 (2018 版) [J]. 中华消化外科杂志, 2018, 17(9). DOI: 10.3760/cma.j.issn.1673-9752.2018.09.001.

[5] 陈海鹏，马晓龙，原皓，等.全腹腔镜下吻合、下腹部外横内纵切口取标本术（类 -NOSES）在结直肠癌中的应用效果 [J].结直肠肛门外科,2019,25(03):253–258.

[6] 陈海鹏，马晓龙，卢召，等.下腹部外横内纵小切口取标本的全腹腔镜下右半肠癌根治术（右半类 NOSES 术）[J].中国肿瘤外科杂志,2019,11(01):10–14.

[7] 欧阳满照，陈小伍，丁自海.Toldt's 间隙的 CT 影像解剖学观察及临床意义 [J].中国临床解剖学杂志,2013, 31(2):161–164.

[8] Colon Cancer Laparoscopic or Open Resection Study G, et al. Survival after laparoscopic surgery versus open surgery for colon cancer:long—term outcome of a randomised clinical trial[J].Lancet Oncol,2009,10(1):44–52.

[9] BERGAMASCHI R, HO Y H.Laparoscopic right hemicolectomy with intracorporeal anastomosis:Letter to the"How I do it"[J]. Tech Coloproctol, 2010,14: 359–363. Tech Coloproctol, 2011,15(3):359–360.

[10] 中国 NOSES 联盟，中国医师协会结直肠肿瘤专业委员会 NOSES 专委会 . 结直肠肿瘤经自然腔道取标本手术专家共识 (2017) [J]. 中华结直肠疾病电子杂志，2017, (4): 266–272.

[11] 王锡山 . 结直肠肿瘤 NOSES 术关键问题的思考与探索 [J]. 中华结直肠疾病电子杂志，2018,(4):315–319.

[12] 杨明，陈海鹏，张麟，等 .134 例腹部无辅助切口经造口取标本的直肠癌前切除术（造口借道 NOSES 手术）近期疗效分析 [J]. 结直肠肛门外科杂志,2020,26（2）:137–142,153.

[13] ZOU L, XIONG W, MO D, et al. Laparoscopic Radical Extended Right Hemicolectomy Using a Caudal–to–Cranial Approach[J]. Annals of surgical oncology, 2016, 23(8):2562–2563. DOI: 10.1245/s10434–016–5215–2.

[14] 郑民华 . 腹腔镜右半结肠癌根治术的难点与争议 [J]. 中华普外科手术学杂志 (电子版), 2018(3).

[15] OGINO T, TAKEMASA I, HORITSUGI G, et al. Preoperative evaluation of venous anatomy in laparoscopic complete mesocolic excision for right colon cancer[J]. Annals of surgical oncology, 2014, 21 Suppl 3:S429–435. DOI: 10.1245/s10434–014–3572–2.

[16] KUZU M A, İSMAIL E, ÇELIK S, et al. Variations in the Vascular Anatomy of the Right Colon and Implications for Right–Sided Colon Surgery[J]. Diseases of the colon and rectum, 2017, 60(3):290–298. DOI: 10.1097/DCR.0000000000000777.

第四节

腹部无辅助切口经直肠取出标本的腹腔镜下多原发癌（右半 + 直肠）根治术

■ 4.1 概述

近年来，结直肠多原发癌 (multiple primary colorectal cancer, MPCRC) 的发生率、确诊率也逐步上升。MPCRC 于 1880 年由 Czerny 首先报道，是指同个体的结肠或直肠同时或先后发生 2 个或 2 个以上的互相独立的原发性恶性肿瘤。其诊断标准如下：①每一肿瘤都是恶性肿瘤；②每一肿瘤有各自的病理形态；③排除彼此互为转移的可能性；④肿瘤发生在不连续的不同部位，2 个肿瘤间距＞ 5cm[1]。

右半结肠合并直肠癌的患者需要行右半结肠癌根治术和直肠癌根治术，涉及脏器多，加之右半结肠毗邻器官多、血管关系复杂、解剖变异大，经自然腔道取标本（NOSES）手术从自然腔道肛门或阴道取出标本，是一种创伤更小、效果更好的微创手术方式，真正实现了从小切口到无切口的转变。根据王锡山教授主编的《NOSES 经自然腔道取标本手术——结直肠肿瘤》这一微创外科领域的著作，NOSES 已经发展成具有 10 种术式，手术范围包括结直肠各个肠段，具有完善的理论体系的手术方式，理论上 NOSES 可以应用于 MPCRC 的治疗。行右半结肠 NOSES 时标本的取出途径仅适用于阴道，但合并直肠癌时可借助肛门一并取出右半结肠标本和直肠标本。

4.2 腹部无辅助切口经直肠取出标本的腹腔镜下多原发癌（右半 + 直肠）根治术

4.2.1 患者信息

女性，45 岁，主诉间歇性右上腹痛半月，既往右乳腺癌手术史。

肠镜：盲肠见一肿物，表面溃疡，占肠腔 2/3 周；直肠距肛缘 6cm 见一肿物，大小 2.3cm×1.4cm。

活检病理：均为腺癌。

CT：未见远处转移（图 2-6-39）。

术前分期：结肠 cT2NxM0，直肠 cT1N0M0。

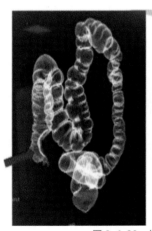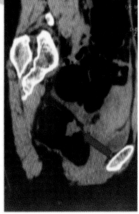

图 2-6-39　结肠三维 CT

4.2.2 手术步骤

腹腔探查

进入患者腹腔后，进行腹腔探查，无肝脏、腹膜等远处转移及腹水（图 2-6-40），肿瘤位于右半结肠及直肠腹膜返折附近，两处肿瘤均未侵出浆膜，肿瘤环径 < 5cm，可经肛门完成标本取出。

右半结肠解剖与分离

Ⅰ. 右半结肠系膜血管的解剖与离断。术者左手持钳，采用内侧入路，沿肠系膜上静脉充分暴露系膜表面。此时可见回结肠动静脉与肠系膜上

静脉夹角有一凹陷薄弱处（图 2-6-41 中的 A），用超声刀打开此处系膜（图 2-6-41 中的 B），慢慢分离裸化血管。沿 Toldt's 间隙向上、向外侧分离，呈洞穴状，向上游离可见十二指肠，沿着 Toldt's 筋膜在十二指肠表面游离，仔细分离后可见右结肠静脉、胃网膜右静脉、Henle's 干共同汇合进入肠系膜上静脉。裸化并清扫 ICA、RCA 根部淋巴脂肪组织，用血管夹双重结扎切断（图 2-6-42 中的 A、B）。于胰腺下缘双重结扎切断中结肠动静脉（图 2-6-42 中的 C）。至此供应右半结肠血管均解剖离断（图 2-6-42 中的 D）。

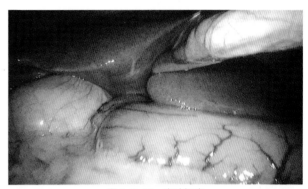

图 2-6-40　腹腔探查

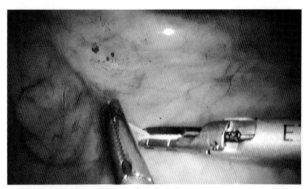

A 肠系膜上静脉与回结肠血管的交角处

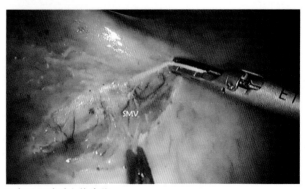

B 打开肠系膜上静脉鞘

图 2-6-41

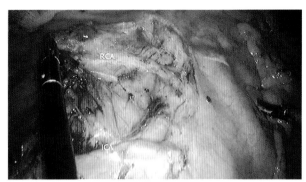

A 裸化并清扫 ICA、RCA

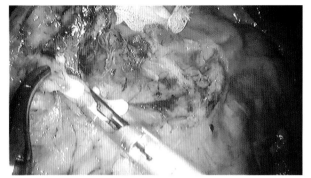

B 结扎切断 ICA

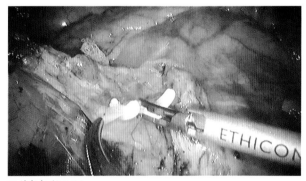

C 结扎切断 RCA

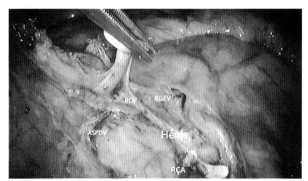

D 术区展示

图 2-6-42　右半结肠系膜血管的处理

Ⅱ. 右半结肠系膜的游离。继续沿 Toldt's 间隙进一步向外侧、上方及下方分离，裁剪回肠系膜，向近端裸化 2cm 肠管（图 2-6-43 中的 A ）。判断横结肠预切定线，游离大网膜（图 2-6-43 中的 B ）。用超声刀裁剪右侧大网膜至横结肠壁。

沿胃网膜右动静脉血管弓外缘向右侧分离切断（图 2-6-43 中的 C ），分离至胰头可见胃网膜右静脉与 Henle's 干，同时与下方游离间隙贯通。从横结肠向其分离切断胃结肠韧带进入网膜腔（图 2-6-43 中的 D ）。结扎离断横结肠边缘血管，进一步向横结肠预切定线分离，裸化肠壁 1cm。

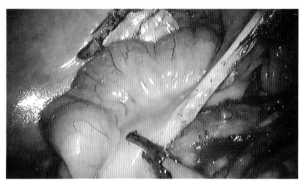

A 处理回肠系膜血管

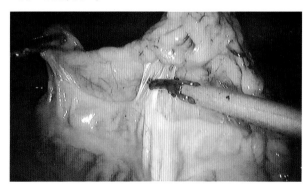

B 游离大网膜

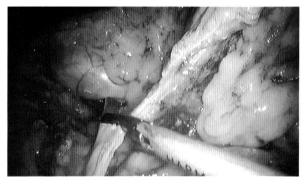

C 沿胃网膜右动静脉血管弓外缘向右侧分离

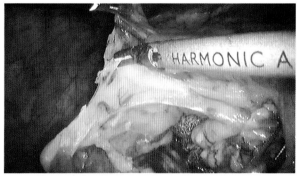

D 裸化横结肠系膜血管

图 2-6-43

Ⅲ.标本的切除及消化道重建。用直线切割器在预切线处闭合切断横结肠及回肠肠管（图2-6-44中的A、B），至此，右半结肠切除完成。将横结肠拉直摆放，并将末端回肠拉至上腹部与横结肠平行摆放。将直线切割闭合器钉仓侧套入结肠肠腔内，完成回肠横结肠侧侧吻合（图2-6-44中的C）。检查吻合口内腔有无明显出血，确认无出血后，提起断端，应用直线切割器横行闭合残端，完成功能性端端吻合（图2-6-44中的D），镜下浆肌层缝合回横吻合结合处，以减轻吻合口张力。至此完成右半结肠切除后的消化道重建。

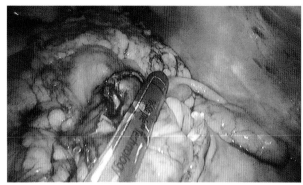

D 横行闭合残端

图2-6-44　标本的切除及消化道重建

直肠解剖与分离

Ⅰ.肠系膜下动脉根的游离与离断。术者在骶骨岬下方3~5cm直肠系膜薄弱处切割第一刀（图2-6-45中的A），提起直肠系膜向肠系膜下动静脉根部方向及左侧系膜游离，沿此Toldt's筋膜上下游离扩展空间（图2-6-45中的B）。分离裸化肠系膜下动静脉，充分裸化后进行结扎切断（图2-6-45中的C、D）。

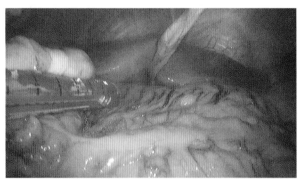

A 闭合切断横结肠

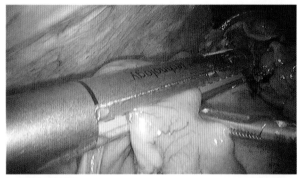

B 闭合切断回肠

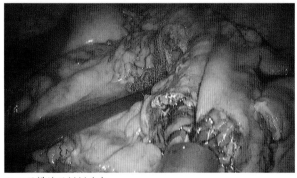

C 回肠横结肠侧侧吻合

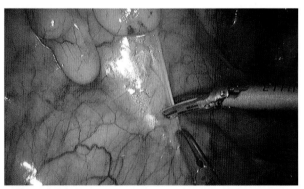

A 第一刀切入点

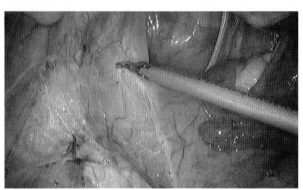

B 进入Toldt's间隙

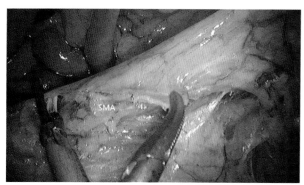

C 裸化 SMA 并结扎切断

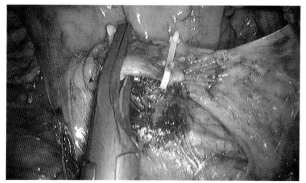

D 裸化 SMA 并结扎切断

图 2-6-45 肠系膜下动脉根的游离与离断

Ⅱ. 直肠系膜的游离。游离过程中可见左侧输尿管走行及蠕动，注意保护（图 2-6-46 中的 A）。向下向外游离至左侧髂总动脉分叉处（图 2-6-46 中的 B）。沿骶前间隙向下方分离，可见下腹下神经走行，在分叉处沿神经表面用超声刀匀速推行分离。向下游离范围与直肠左右侧游离范围相结合，至肿瘤下方 5cm 左右。直肠右侧的分离与骶前分离相结合（图 2-6-46 中的 C）。游离直肠左侧至腹膜返折处与右侧会师（图 2-6-46 中的 D）。

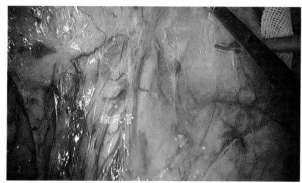

A 显露和保护输尿管和生殖血管

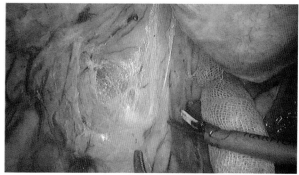

B 由骶前间隙向右游离

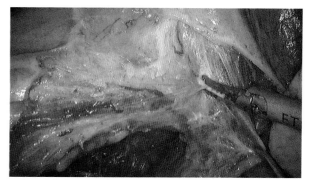

C 向下游离直肠右侧壁

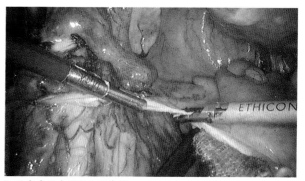

D 游离直肠左侧与右侧会师

图 2-6-46 直肠系膜的游离

Ⅲ. 直肠标本切除及标本取出。在肿瘤下方 5cm 内进行肠壁裸化，范围约 3cm。裁剪乙状结肠系膜，预判其游离长度是否可从肛门拉出体外。术者用超声刀在肿瘤下方约 2cm，横行切开肠管（图 2-6-47 中的 A）。置入无菌塑料套进入腹腔（图 2-6-47 中的 B），将游离的右半结肠标本置入套内，助手用卵圆钳缓慢经肛门拉出（图 2-6-47 中的 C）。然后术者与助手将直肠断端及游离的直肠置入套内，助手经肛用卵圆钳夹住直肠断端，缓慢经肛拉出。分离的标本拉出肛门后，在肛门外乙状结肠预切线处上荷包钳，切断直肠移去标本。将抵钉座置入乙状结肠断端，收紧荷包，冲洗消毒后，用卵圆钳将其送回腹腔。用直线切割闭合器闭合直肠残端（图 2-6-47 中的 D）。经肛门置入环形吻合器，将抵钉座与机身对接，完成端端吻合（图 2-6-47 中的 E）。

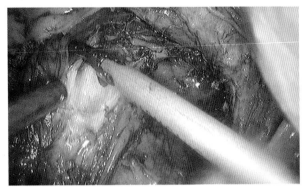

A 横行切开直肠

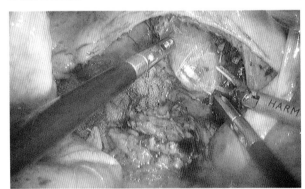

B 经肛置入无菌塑料保护套

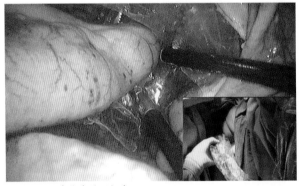

C 经肛门取出右半结肠标本

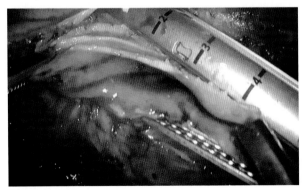

D 闭合直肠断端

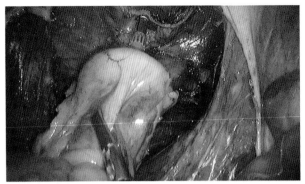

E 乙状结肠直肠端端吻合

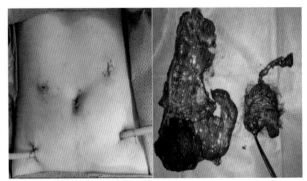

F 腹部切口及标本展示

图 2-6-47　直肠标本切除及标本取出

■ 4.3 讨论

4.3.1 右半结肠 + 直肠 NOSES 手术注意事项

该术式的难点主要体现在三个方面：①腹腔镜手术的共性关键技术，包括正确地辨认解剖标志，合理的手术入路，完整的系膜切除，系膜根部的血管结扎和淋巴结的清扫以及重要组织器官的显露和保护；②右半结肠癌和直肠癌 NOSES 特有的操作步骤，即全腹腔镜下进行两次消化道重建，重建难度超过其他术式；③该术式对术者技术以及助手配合提出了更高要求，尤其是在标本取出的过程中，无菌术、无瘤术的精准运用至关重要。

4.3.2 功能性端端吻合的优势

常规右半结肠切除术采用的吻合方法是回肠与横结肠的端侧吻合。然而，在 NOSES 的右半结肠手术中，消化道重建方式是回肠和横结肠的功能性端端吻合。该方法仅需使用四把直线切割器即可完成吻合，是腹腔镜下右半结肠消化道重建的一种安全可行的吻合方法，也是目前 NOSES 右半结肠手术中唯一能完成全腔镜下吻合的方法。

与端侧吻合相比，功能性端端吻合主要表现为以下几方面优势：①减少吻合口狭窄。这种吻合方式的吻合口径宽大，可以避免吻合口狭窄的发生，也可解决肠管两端管径粗细不均的问题；②操作方式简单快速，可缩短手术时间，降低手术难度，减轻术中污染；③避免了端侧吻合形成的回肠盲袋[2]。

4.4　小结

对于非同一肠段 MPCRC，传统开腹手术带给患者的创伤较大，需要贯穿上下腹部的"通天口"

才能完成双病灶或多病灶的同期根治。随着腹腔镜手术的普及，给 MPCRC 的治疗带来新的福音。虽然腹腔镜手术在达到根治的同时，带给患者的创伤更小，但是传统的腹腔镜手术仍需要 5~8m 的切口。为了进一步减少对患者身体及心理的创伤，经自然腔道取标本手术从自然腔道肛门和阴道取出标本，是一种创伤更小、效果更好的微创手术方式，实现了从小切口到无切口的转变。

（王贵玉、黄睿、乔天宇）

参考文献

[1] MOERTEL C G, BARGEN J A, Dockerty M B. Multiple carcinomas of the large intestine: a review of the literature and a study of 261 cases[J]. Gastroenterology, 1958, 34: 85-98.

[2] LIU Z, Wang G, Yang M, et al. Ileocolonic anastomosis after right hemicolectomy for colon cancer: functional end-to-end or end-to-side?[J]. World J Surg Oncol, 2014, 12: 306.

第五节

腹部无辅助切口经结肠-直肠-肛门取出标本的腹腔镜下右半结肠癌根治术（NOSES Ⅷ C）

5.1　概述

NOSES 是指经自然腔道（直肠、阴道或口腔等）取出标本，是腹壁等体表无辅助切口的一种微创效果极佳的外科手术，被称为"微创中的微创"[1-3]。目前，可以开展 NOSES 手术的组织器官主要涉及结直肠、胃、小肠、肝胆、胰脾、甲状腺以及妇科与泌尿系脏器等，尤其适用于结直肠肿瘤领域[4]。与传统的腹腔镜结直肠手术相比，结直肠 NOSES 手术创伤更小、痛苦更轻、恢复更快、疗效更好、并发症更少、住院费用更低、腹壁功能维持及美容效果更佳，同时促进患者身体与心理快速康复，是一种"好上加好""美上加美"

的微创外科新技术[5, 6]。

目前，腹腔镜右半结肠癌根治术的标本主要是经阴道取出（NOSES Ⅷ A），适用于无生育要求的已婚女性患者[7]；或经直肠切口取出（NOSES Ⅷ B），适用于男性患者和未婚及有生育要求的女性患者[8]。

我们在前两种术式的基础上探索出了又一种适用于右半结肠癌手术的 NOSES Ⅷ C 术式，即腹部无辅助切口经结肠—直肠—肛门取出标本的腹腔镜下右半结肠癌根治术。NOSES Ⅷ C 的主要手术过程包括：腹腔镜右半结肠根治性切除，结肠镜辅助下经横结肠左半部、结肠脾曲、降结肠、乙状结肠、直肠、肛门取出标本和腹腔镜下横结肠与回肠功能性侧侧顺行吻合。对于严格筛选的右半结肠肿瘤患者，腹部无辅助切口经结肠—直肠—肛门取出标本的腹腔镜下右半结肠癌根治术（NOSES Ⅷ C）是安全可行的[9]。

■ 5.2 腹部无辅助切口经结肠—直肠—肛门取出标本的腹腔镜下右半结肠癌根治术（NOSES Ⅷ C）

5.2.1 患者信息

男性，34 岁，BMI 24.7，主诉大便带血半年余，无手术史。

肠镜：升结肠回盲部见一菜花样肿物，大小约 4cm×5cm。

活检病理：中分化腺癌。

CT：升结肠起始段肠壁增厚，呈软组织密度肿块，伴周围多发小淋巴结，符合恶性肿瘤，全身其他部位未见明显肿块。

术后病理：中分化腺癌，pT3N0M0。

5.2.2 手术步骤

腹腔探查

在详细的术前检查和手术方案讨论的基础上，术中探查主要包括三个方面。

Ⅰ.全面探查。我们建议从右上腹顺时针方向在腹腔内进行全面探查，以确保不会忽视任何重要的脏器。探查的器官包括肝、胆囊、胃、脾、大网膜、结肠、小肠和盆腔器官与组织（图 2-6-48 中的 A、B）。

Ⅱ.肿瘤探查。肿瘤位于升结肠，应确定肿瘤位置、肿瘤大小以及肿瘤浸润深度（图 2-6-48 中的 C）。

Ⅲ.解剖结构探查。评估右半结肠、肠系膜和血管的解剖，以进一步确定手术切除的范围。

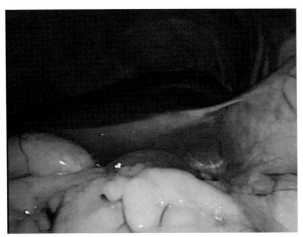

A 右肝、胆囊和大网膜

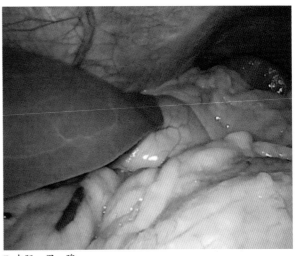

B 左肝、胃、脾

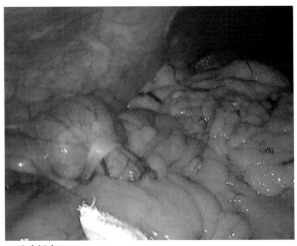

C 肿瘤探查

图 2-6-48　腹腔探查

术中解剖

Ⅰ.解剖回结肠血管。患者仰卧截石位，常规消毒铺无菌单，建立气腹后，将手术台向左下倾斜至 Trendelenburg 体位，使小肠向左上腹移动，右侧结肠系膜清晰可见，可获得最佳的手术野。回结肠血管根部通常位于十二指肠下缘（图 2-6-49 中的 A）。首先，提起回盲部附近的结肠系膜，以确认回结肠血管根部。初始切口从回结肠根部与肠系膜上静脉交汇处开始（图 2-6-49 中的 B），并向下切开系膜表层至距离回盲部约 15cm 的回肠拟切断处，向上切开系膜表层至横结肠中点拟切断处，这样标记右半结肠切除的范围。清除回结肠血管根部周围的脂肪、结缔组织和淋巴结，然后行 Hem-lock 结扎、离断回结肠动脉和静脉（图 2-6-49 中的 C）。

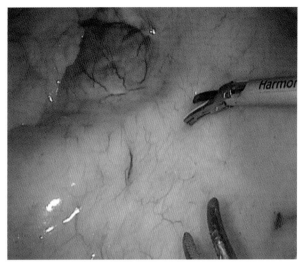

A 回结肠血管根部与十二指肠

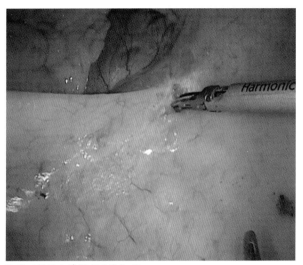

B 从回结肠血管根部开始切开

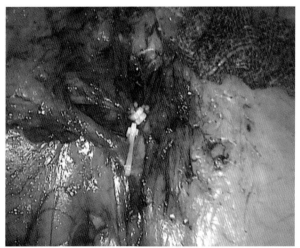

C hem-lock 夹结扎回结肠动脉和静脉

图 2-6-49　解剖回结肠血管

Ⅱ.解剖结肠右和结肠中血管。继续沿肠系膜上静脉前壁向头侧分离。清除结肠中血管根部周围的脂肪和淋巴结后，分别结扎和离断结肠中动

脉和静脉的右支（图 2-6-50 中的 A）。Helen's 干由胃网膜右静脉和右结肠静脉汇合而成。结扎和离断右结肠静脉（图 2-6-50 中的 B、C）。右结肠动脉起源多样，40% 的患者起源于肠系膜上动脉，18% 的患者没有右结肠动脉。

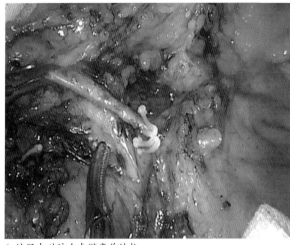

A 结肠中动脉右支游离并结扎

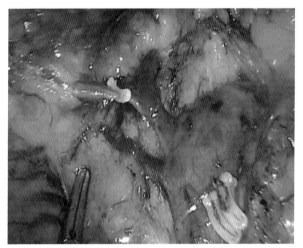

B 右结肠静脉结扎

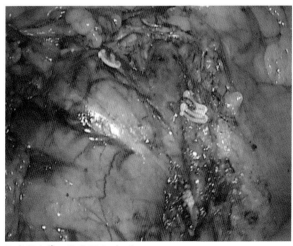

C 离断血管，显露 Helen's 干

图 2-6-50　解剖结肠右和结肠中血管

Ⅲ.解剖右结肠系膜和横结肠系膜。根据CME原则，将右侧结肠系膜从内侧向外侧游离，并沿十二指肠和胰腺头部表面分离。然后，助手用肠钳将横结肠挑起，按照开始标记的手术切除范围，裁剪横结肠系膜，在横结肠系膜显露清楚的情况下，切开横结肠中段系膜无血管区，超声刀离断朝向横结肠中段肠壁的血管。清除横结肠中点至右肠管周围脂肪组织，裸化横结肠长度为2~3cm（图2-6-51）。

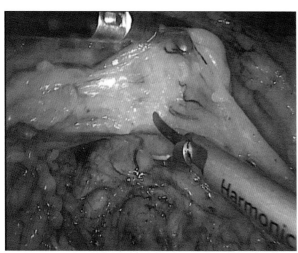

图 2-6-51　清除横结肠中点向右 2~3cm 肠管周围脂肪组织

Ⅳ.解剖大网膜和肝结肠韧带。用超声刀沿横结肠中点边缘切开大网膜。助手从腹侧抬起胃前壁。这样，胃结肠韧带被置于张力之下，可以更容易地分开。胃结肠韧带的最初分离始于横结肠中部，随后进入网膜囊（图2-6-52中的A）。沿胃网膜右动脉外缘从中间向右继续分离，即弓外游离，继续向外侧切开肝结肠韧带和右半结肠外侧韧带（图2-6-52中的B）。

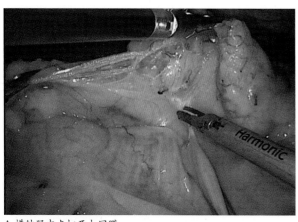

A 横结肠中点切开大网膜

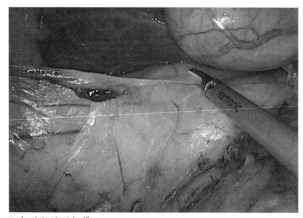

B 打开肝结肠韧带

图 2-6-52　解剖大网膜和肝结肠韧带

裁剪回结肠系膜和游离回盲部腹膜

助手用腹腔镜肠钳提起回盲部，沿手术开始标记的切除线，裁剪肠系膜，直到距离回盲部约15cm的末端回肠肠壁，裸化回肠长度为1~2cm（图2-6-53中的A）。提起回盲部向左、向上，切开回盲部下外侧腹膜（图2-6-53中的B），并沿升结肠外侧向上、向内侧游离，与上方、内侧汇合，至此，右半结肠完全游离。

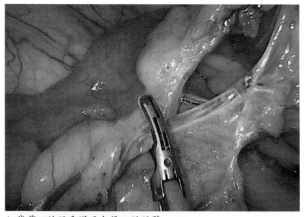

A 裁剪回结肠系膜至末段回肠肠壁

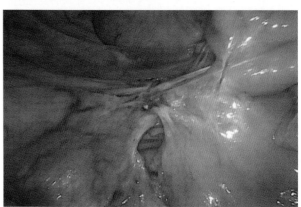

B 提起回盲部，显露下、外侧腹膜

图 2-6-53　裁剪回结肠系膜和游离回盲部腹膜

离断回肠末端与右半横结肠

　　右半结肠完全游离后，可见回肠末端明显的缺血线（图 2-6-54 中的 A），使用 60mm 直线切割闭合器于缺血线内侧拟切除处切闭末段回肠（图 2-6-54 中的 B）。末端回肠的切除残端用络合碘小纱布消毒（图 2-6-54 中的 C），然后，将络合碘小纱布放入无菌塑料袋中（图 2-6-54 中的 D）。内镜医师经肛门伸入结肠镜，到达升结肠确认升结肠中的病变后，使用 60 mm 直线切割闭合器于缺血线内侧拟切除处切闭横结肠中部（图 2-6-54 中的 E、F），横结肠残端也用络合碘小纱布消毒。

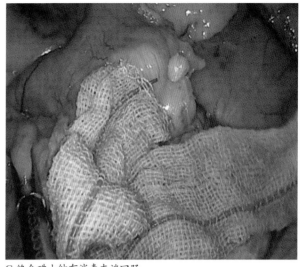

C 络合碘小纱布消毒末端回肠

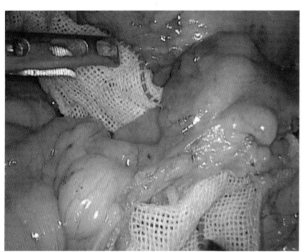

A 回肠末端的缺血边界

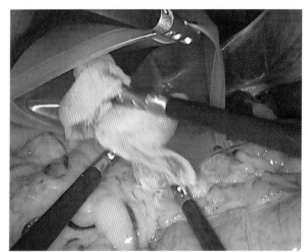

D 消毒后的络合碘小纱布放入标本袋

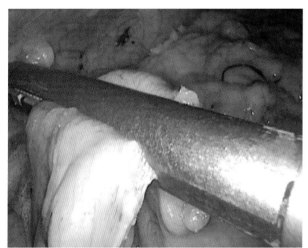

B 切割闭合器离断末端回肠

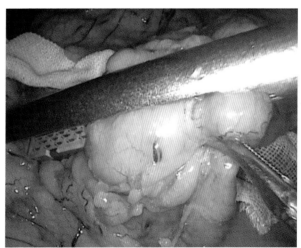

E 切割闭合器离断横结肠中部

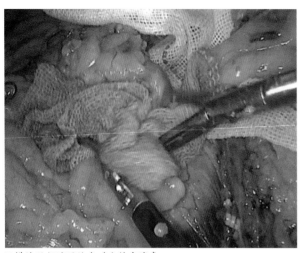

F 横结肠断端用络合碘小纱布消毒

图 2-6-54　离断回肠末端与右半横结肠

标本取出

右半结肠切除标本置入无菌保护套内并固定（图 2-6-55 中的 A）。内镜医生将结肠镜通过肛门送达横结肠闭合端（图 2-6-55 中的 B）。结肠镜灌肠后，用超声刀切开横结肠残端，用络合碘小纱布消毒。显露结肠镜的尖端再次用络合碘小纱布消毒，同时抽吸溢出的肠液（图 2-6-55 中的 C），然后，内镜医生插入结肠镜异物钳并伸出肠镜的头端，腔镜医生再次用络合碘小纱布对异物钳消毒。内镜医生张开异物钳夹住装有标本的保护套（图 2-6-55 中的 D）。在腹腔镜无损伤钳的帮助下，将装有右半结肠的标本袋移入左半横结肠，缓慢通过横结肠左半部、结肠脾曲、降结肠、乙状结肠、直肠，最后经肛门取出（图 2-6-55 中的 E~I）。

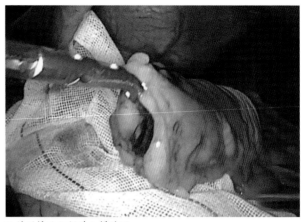

B 结肠镜从肛门进入横结肠

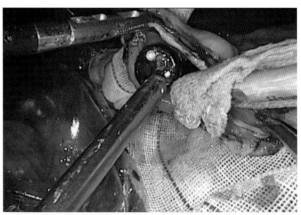

C 络合碘小纱布消毒结肠镜镜头

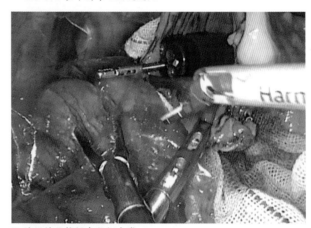

D 结肠镜异物钳夹住标本袋

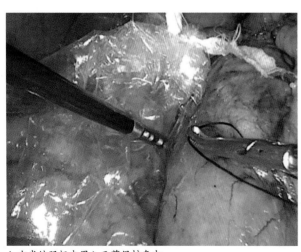

A 右半结肠标本置入无菌保护套中

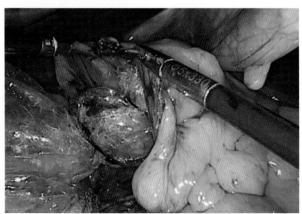

E 标本移入左半横结肠

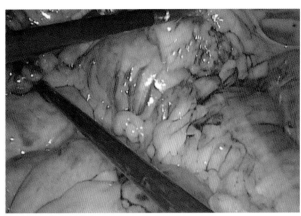

F 标本通过结肠脾曲

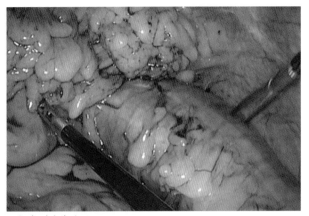

G 标本到达降结肠

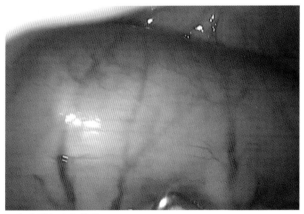

H 标本进入乙状结肠

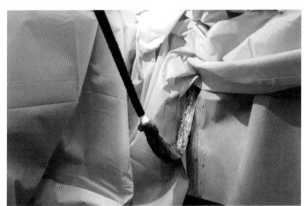

I 标本从肛门取出

图 2-6-55 标本取出

消化道重建

将打开的横结肠残端用 60mm 直线切闭器切闭（图 2-6-56 中的 A），切除的残端组织放入小标本袋中。末段回肠提拉到上腹部，将其与横结肠断端处肠管平行放置。用超声刀切开末端回肠断端的对系膜侧一小口，打开的肠腔用络合碘小纱布消毒（图 2-6-56 中的 B）。同样，在距断端约 6cm 的横结肠对系膜的肠壁上切开一小切口（图 2-6-56 中的 C），也将络合碘小纱布放入打开的肠腔内进行消毒（图 2-6-56 中的 D）。末段回肠与横结肠采用 60mm 吻合器进行功能性侧侧顺行吻合（图 2-6-56 中的 E）。仔细检查肠腔共同开口有无出血，再次用络合碘小纱布消毒共同开口的肠腔（图 2-6-56 中的 F），用免结线缝合吻合的共同开口并加固吻合口浆肌层（图 2-6-56 中的 G），以减少吻合口张力。最后，缝合关闭系膜裂孔，以避免腹内疝（图 2-6-56 中的 H），无菌生理盐水冲洗腹腔及术野，放置引流管。

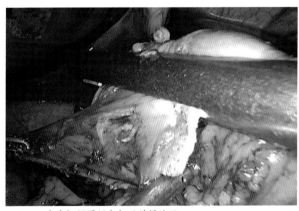

A 60mm 直线切闭器闭合打开的横结肠

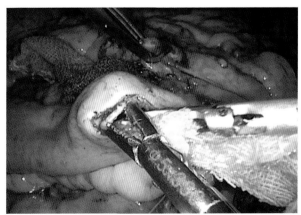

B 切开末端回肠一小口，肠腔用络合碘小纱布消毒

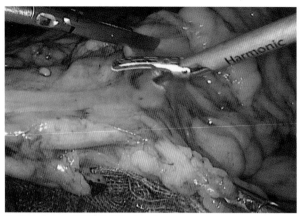

C 横结肠对系膜侧的肠壁切开一小口

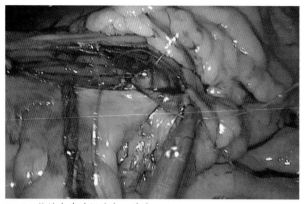

G 可吸收缝合线关闭吻合口的共同开口

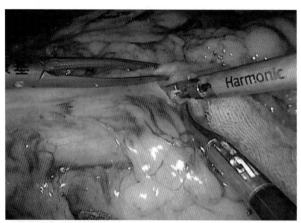

D 络合碘小纱布放入打开的结肠腔内消毒

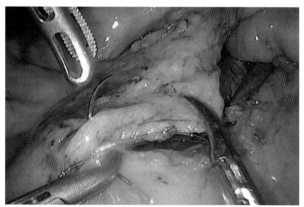

H 缝合关闭系膜裂孔

图 2-6-56　消化道重建

腹壁切口和标本的展示

见图 2-6-57 中的 A、B。

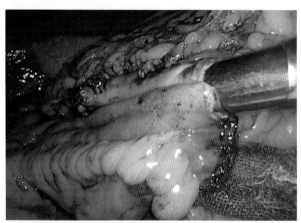

E 末段回肠和横结肠行功能性侧侧顺行吻合

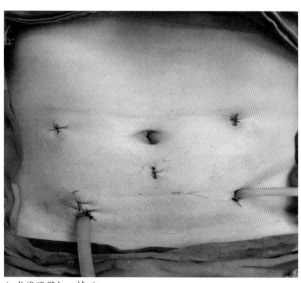

A 术毕腹壁切口情况

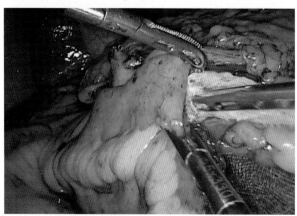

F 肠腔共同开口内用络合碘小纱布消毒

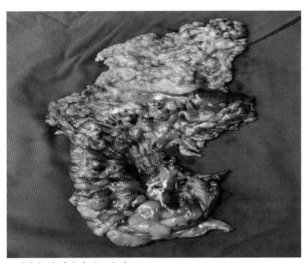

B 手术切除的右半结肠标本

图 2-6-57　标本展示

5.3 讨论

NOSES Ⅷ C 右半结肠癌根治性切除的标本取出需要跨越结肠脾曲和乙状结肠两个天然障碍，这些障碍使取标本过程变得更加复杂。目前腹腔镜切除的标本用结肠镜经横结肠、结肠脾曲、降结肠、乙状结肠、直肠、肛门取出已有多项报道：EShuis 等[10] 报道了 10 例克罗恩病病例经结肠、乙状结肠、直肠、肛门取出标本；Takayama 等[11] 报道了 1 例患者的回结肠息肉切除标本成功行该术式。Saad 等[12] 报告 1 例经结肠成功取出横结肠息肉标本病例；Kayaalp 等[13] 报告克罗恩病、类癌和盲肠腺癌共 3 例，切除标本均为右半结肠，其中，克罗恩病与前面的报道均为良性病变的标本，切除的肠管和系膜、网膜等组织相对较少，类癌病例切除的标本是先行阑尾切除后病理提示类癌，再追加右半结肠切除，因而切除的标本内没有明显的肿块，而盲肠腺癌因肿瘤直径过大而导致手术失败，改经阴道取出右半结肠标本。我们首次成功应用结肠镜将腹腔镜右半结肠癌根治性切除标本完全经横结肠、结肠脾曲、降结肠、乙状结肠、直肠、肛门完整取出，即 NOSES

Ⅷ C 术，且无并发症，术后患者快速康复，身体与心理微创效果良好，达到微创、美容与功能保护相结合的效果[9]。

NOSES Ⅷ C 手术过程中，我们必须严格遵循无菌和无瘤原则，这是评估 NOSES Ⅷ C 手术成功与否的关键，有以下几个注意的要点。

Ⅰ. 经结肠 NOSES 手术高度依赖于患者的临床情况，患者的体重指数 (BMI) 应小于 25 kg/m²，结肠的肿块周径应不大于 5cm，术中评估回结肠系膜无肥大。

Ⅱ. 腹腔镜下取出标本和重建消化道时，肠道处于开放状态，术前应做好充分的肠道准备。

Ⅲ. 在切闭肠管和功能性侧侧吻合过程中，使用络合碘小纱布对断端和肠管开口处、切开的肠腔进行消毒。

Ⅳ. 无菌标本保护套应足够长（60cm 左右），薄、紧、润滑，使标本固定、伸直，易于经肠道取出。

Ⅴ. 无菌标本保护套应在腹腔镜医生与内镜医生默契配合下，通过肠镜及异物钳引导将标本缓慢拖出，避免因损伤肠管和标本保护套，引起肠道内容物和肿瘤细胞从腹腔或肠腔脱落的可能性，严格遵循术中无菌和无瘤操作原则。

5.4 小结

对于合适病例，由具有丰富腹腔镜操作和 NOSES 手术经验的专家进行手术，NOSES Ⅷ C 治疗右半结肠癌是安全可行的，且创伤小、痛苦轻、恢复快、疗效好，以及无腹壁辅助切口、术后无明显瘢痕、美容效果良好，能取得满意的临床效果。操作过程要求腹腔镜医生与内镜医生之间的默契配合，并在术前做好充分的肠道准备，术中严格遵循无菌和无瘤操作原则，并建议在医疗设备齐全、综合实力较强的研究型医院谨慎开展。

（彭健、罗吉辉、欧阳倩晖）

参考文献

[1] WOLTHUIS A M, DE BUCK VAN OVERSTRAETEN A, D'HOORE A. Laparoscopic natural orifice specimen extraction—colectomy: a systematic review[J]. World J Gastroenterol, 2014, 20(36):12981−12992.

[2] 关旭，王贵玉，周主青，等. 79 家医院 718 例结直肠肿瘤经自然腔道取标本手术回顾性研究 [J]. 中华结直肠疾病电子杂志, 2017, 6(06):469−477.

[3] GUAN X, LIU Z, LONGO A, et al. International consensus on natural orifice specimen extraction surgery (NOSES) for colorectal cancer[J]. Gastroenterol Rep (Oxf), 2019, 7(1):24−31.

[4] 王锡山. 结直肠肿瘤经自然腔道取标本手术专家共识 [J]. 中华结直肠疾病电子杂志, 2017, 6(04):266−272.

[5] WOLTHUIS A M, FIEUWS S, VAN DEN BOSCH A, et al. Randomized clinical trial of laparoscopic colectomy with or without natural−orifice specimen extraction[J]. Br J Surg, 2015, 102(6):630−637.

[6] LEUNG A L, CHEUNG H Y, LI M K. Advances in laparoscopic colorectal surgery: a review on NOTES and transanal extraction of specimen[J]. Asian J Endosc Surg, 2014, 7(1):11−16.

[7] 王锡山. 结直肠肿瘤经阴道取标本手术的理论基础及现状与展望. 中国癌症防治杂志, 2019, 11(01):1−4.

[8] 孙鹏，李景文，耿长辉，等. 腹部无辅助切口经直肠取标本的腹腔镜下右半结肠癌根治术（CRC-NOSES−Ⅷ式 B 法）（附视频）[J]. 中华结直肠疾病电子杂志, 2019, 8(04):424−427.

[9] OUYANG Q, CHEN J, WANG W, et al. Transcolonic natural orifice specimen extraction for laparoscopic radical right hemicolectomy on ascending colon cancer: one case report and literature review[J]. Translational Cancer Research, 2020, 9(5):3734−3741.

[10] ESHUIS E J, VOERMANS R P, STOKKERS P C, et al. Laparoscopic resection with transcolonic specimen extraction for ileocaecal Crohn's disease[J]. Br J Surg, 2010, 97(4):569−574.

[11] TAKAYAMA S, HARA M, SATO M, et al. Hybrid natural orifice transluminal endoscopic surgery for ileocecal resection[J]. World J Gastrointest Surg, 2012, 4(2):41−44.

[12] SAAD S, SCHMISCHKE D, MARTIN C, et al. Hybrid laparoscopic colectomy with transluminal colonoscopic specimen extraction—a step toward natural orifice surgery[J]. Endoscopy, 2010, 42 Suppl 2:346−347.

[13] KAYAALP C, KUTLUTURK K, YAGCI M A, et al. Laparoscopic right−sided colonic resection with transluminal colonoscopic specimen extraction[J]. World J Gastrointest Endosc, 2015, 7(12):1078−1082.

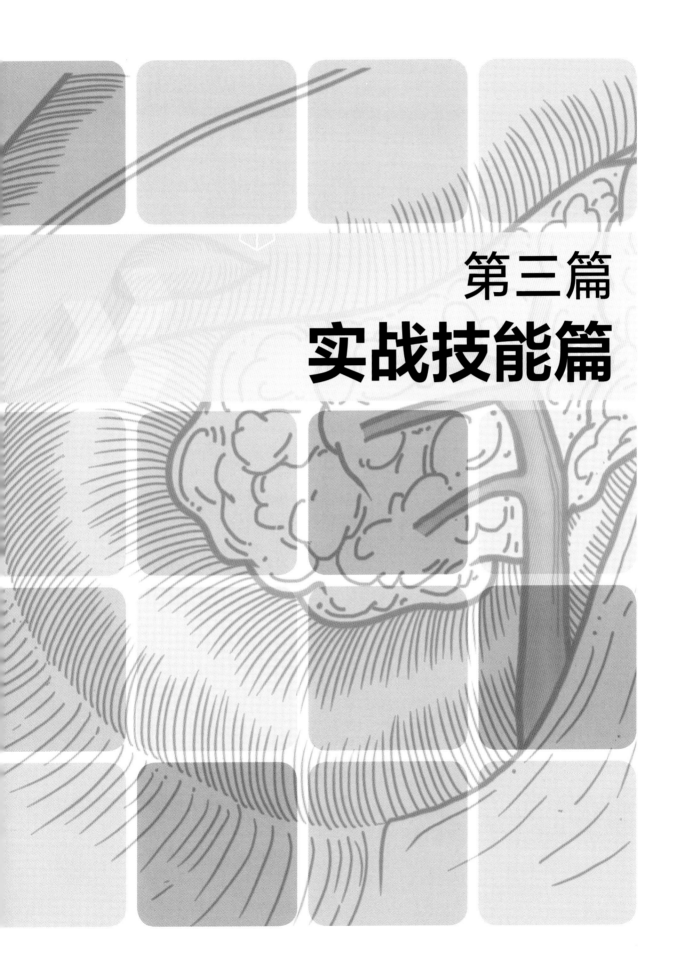

第三篇
实战技能篇

第一章
局部进展期结肠癌腹腔镜右半结肠手术

■ 1.1 概述

自从 1991 年 Jacobs 等[1]首次报道了通过腹腔镜乙状结肠切除以来，腹腔镜治疗结肠癌的有效性和安全性已经被诸多临床实验所证实，并在国内外普遍开展和应用。近年来多个结肠癌腹腔镜切除与开腹切除的多中心随机对照试验 COST、CLASICC、COLOR（randomized controlled trial，RCT）研究结果均支持腹腔镜技术治疗结肠癌与开腹手术相比具有等同的手术安全性和肿瘤学预后[2-4]。NCCN 指南推荐腹腔镜结直肠癌手术要由熟练掌握该技术的外科医生实施。术中应进行细致全面的腹腔探查。中国《结直肠癌诊疗规范（2015版）》、欧洲肿瘤内科学会（ESMO）指南及日本结直肠癌协会（JSCCR）指南等国内外学术指南也均有推荐。尽管如此，三项开腹对比腹腔镜治疗结肠癌的国际多中心 RCT 研究 COST、CLASICC、COLOR 均未纳入 T4 期肿瘤患者，腹腔镜 T4 结肠癌手术的安全性和肿瘤学预后尚缺乏高级别循证医学证据的支持。

同时，上述临床研究都是在完整结肠系膜切除（complete mesocolic excision，CME）概念之前进行的。Hohenberger 等[5]于 2009 年首次提出 CME 概念，其理念是结肠系膜的完整切除和营养血管的高位结扎，在 D3 淋巴结清扫的基础上，CME 更强调完整的系膜切除及正确的脏壁层解剖层面和膜间隙内的手术操作。CME 的应用明显地降低了局部复发率，提高了无病生存时间[6-8]。现有研究证据认为腹腔镜结肠癌 CME 手术相对于开腹 CME 手术在手术安全性和疗效方面无明显差别[9, 10]。针对右半结肠 CME 手术的特点，如何正确地在横结肠后间隙进行正确的解剖，良好的暴露 Henle's 干及相应解剖结构，减少出血、副损伤等手术风险以及正确地理解和辨识 D3 淋巴结

及包裹系膜的解剖学边界，是成功实施腹腔镜右半结肠 CME 手术的关键。

因此，如何在准确分期基础上为局部进展期结肠癌特别是 T4 结肠癌制订合理的围手术期综合治疗策略，进而提高病理缓解率和 R0 切除率，以及如何安全有效地实施腹腔镜右半结肠 CME 手术仍然需要进一步实践和探索。

■ 1.2 局部进展期结肠癌腹腔镜右半结肠手术

1.2.1 患者信息

男性，64 岁，主诉进食后腹痛腹胀 3 月余，无手术史。

肠镜：升结肠肝曲一环形生长肿块，成菜花状，表面附污苔，质脆易出血。

活检病理：腺癌。

CT 提示升结肠肝曲肠壁增厚，管腔狭窄，考虑 MT。

术前分期：cT4N0-1M0。

1.2.2 手术步骤

腹腔探查

进入患者腹腔后，进行腹腔探查，以明确有无肝脏、腹膜及肠系膜癌转移（图 3-1-1）。

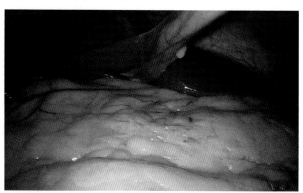

A 肝脏未及转移病灶

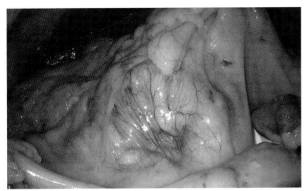

B 结肠中血管根部系膜内见融合肿大淋巴结

图 3-1-1　腹腔探查

尾侧入路分离右结肠后间隙（RRCS）

助手提起阑尾与回盲部小肠，充分张力提拉下术者自尾侧打开右结肠旁沟腹膜反折线（图 3-1-2 中的 A、B），进入 Toldt's 筋膜间隙，即 RRCS。向头侧可至肝曲（图 3-1-2 中的 B），外侧至升结肠旁沟筋膜融合处（图 3-1-2 中的 C、D），内侧暴露十二指肠降部和水平部，进入横结肠后间隙（TRCS）（图 3-1-2 中的 E、F）。暴露 SMV 系膜后侧和 Henle's 干。尾侧手术进行至此，转向中间入路。

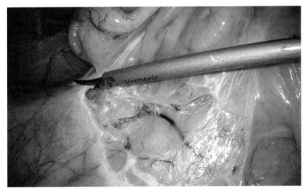

A 起步

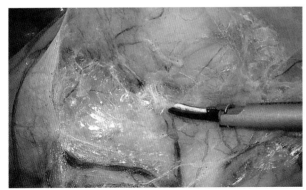

B 向上拓展 RRCS 至肝曲

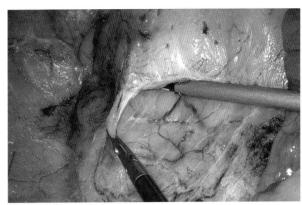

C 游离肝曲

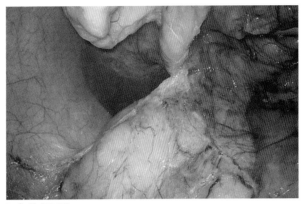

D 拓展 TRCS

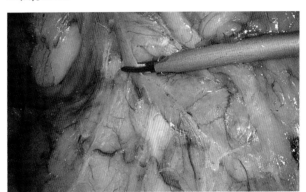

E 拓展 TRCS

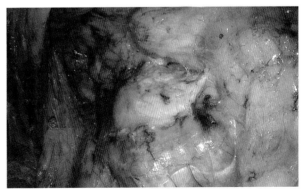

F 拓展 TRCS

图 3-1-2　由下而上、由外到内游离右半结肠及系膜

中间入路结扎肠系膜血管

起步：以回结肠血管（ICV/ICA）在肠系膜表面投影为解剖标志（图 3-1-3 中的 A），打开结肠系膜，可轻松进入 RRCS 间隙（图 3-1-3 中的 B）。助手左手牵拉结肠中血管，沿结肠中血管起始部左侧至回结肠根部投影标记切割线，有利于在牵拉过程中对清扫范围的辨识。

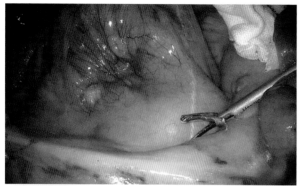

A 回结肠静脉，ICV

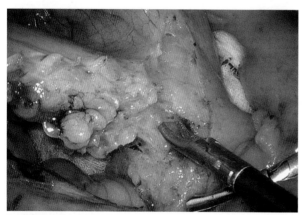

B 回结肠动脉，ICA

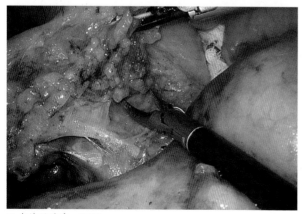

C 右结肠动脉，RCA

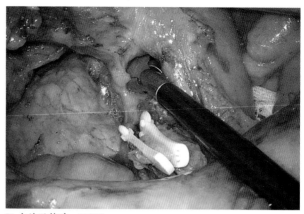

D 右结肠静脉，RCV

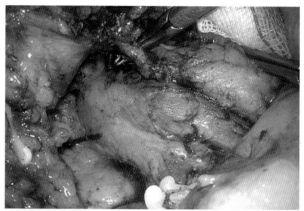

E 结肠中动脉，MCA

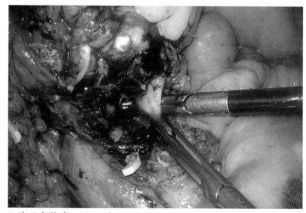

F 结肠中静脉，MCV 与 Henle's 干

图 3-1-3　中间入路结扎肠系膜血管

术者左手持分离钳逐步打开血管鞘，逐步裸露 SMV、SMA 及其分支，清扫外科干，并将分支依次结扎，进一步解剖 Henle's 干及其分支（图 3-1-4）。在清扫结肠中血管淋巴结时，率先打开胰腺表面的横结肠后间隙和结肠固有系膜与胰腺融合处，有利于完整清除 No.223 组淋巴结。

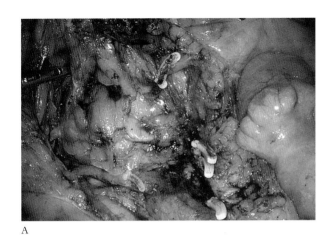

A

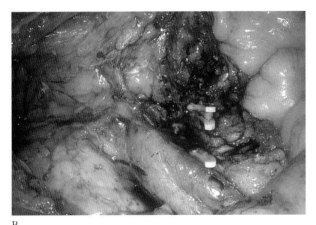

B

图 3-1-4　解剖 Henle's 干及其分支

幽门下淋巴结清扫

由于患者肿瘤位于结肠肝曲，可以行幽门下淋巴结清扫。结扎胃网膜右动静脉（RGEV/RGVA）及幽门下动脉（IPA）（图 3-1-5）。

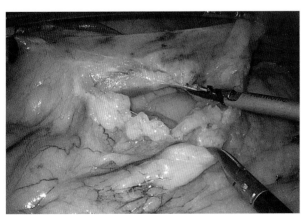

A 幽门下动脉，IPA

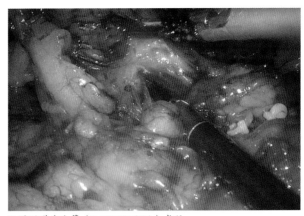

B 胃网膜右血管（RGEV/RGEA）术野

图 3-1-5　No.6 组淋巴结清扫

消化道重建

消化道重建可以采用小切口辅助下完成（图 3-1-6）。行回肠结肠吻合，可包括端端吻合、侧侧吻合及端侧吻合。

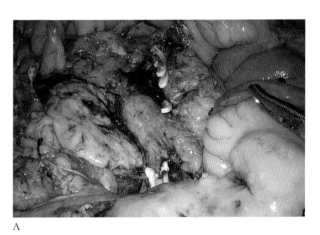

A

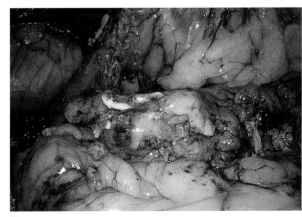

B

图 3-1-6　消化道重建

1.2.3 病例 2

患者病灶位于横结肠并侵犯空肠（图 3-1-7），行侵犯处空肠完整离断（图 3-1-8）。

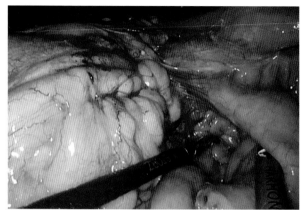

图 3-1-7 病灶位于横结肠侵犯空肠

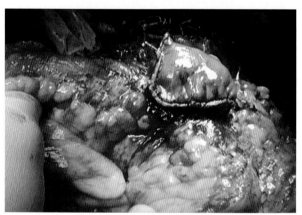

图 3-1-8 侵犯处空肠的完整离段

1.2.4 病例 3

患者病灶位于乙状结肠侵犯空肠（图 3-1-9），行侵犯处空肠完整离断（图 3-1-10）。

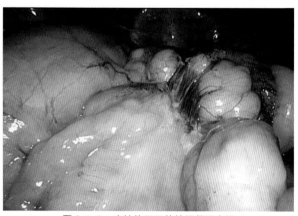

图 3-1-9 病灶位于乙状结肠侵犯空肠

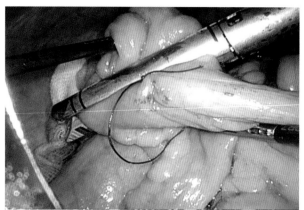

图 3-1-10 侵犯处空肠的完整离断

1.2.5 病例 4

升结肠病灶侵犯侧腹壁，电钩锐性分离，尽量不挤压触碰肿瘤（图 3-1-11）。

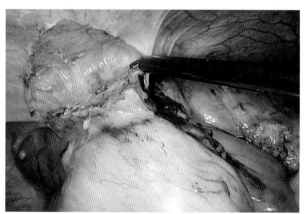

图 3-1-11 分离升结肠病灶

■ 1.3 讨论

1.3.1 局部进展期结肠癌腹腔镜手术的共识和争议

目前关于结肠癌腹腔镜切除与开腹切除的多中心随机对照试验主要有 COST、CLASICC、欧洲结肠癌腹腔镜或开腹切除研究组（colon cancer laparoscopic or open resedion study group，COLOR）的 RCT（randomized controlled trial）研究。其相关结果均支持腹腔镜技术治疗结肠癌与开腹手术相比具有等同的手术安全性和肿瘤学预后。COST 研究始于 1994 年，纳入病例 872 例，包括结肠腺癌，无腹腔严重粘连的病人。排除标准为：局部晚期肿瘤或已有转移者；直肠或横结肠癌病人；急性肠梗阻或穿孔者；伴有严重的内科疾病者；

炎性肠病、家族性息肉、妊娠和既往有恶性肿瘤病史病人。2004 年该研究报告了初步结果，腹腔镜中转开腹率为 21%（90 / 435）。腹腔镜组的平均手术时间显著长于开腹手术组（150min vs. 95min，$P < 0.01$）。两组的肠管切除长度差异无显著性意义，淋巴结检出数均为 12 枚。腹腔镜组术后住院时间、疼痛显著减少，术中并发症、术后 30 天病死率、再手术率和再入院率等两组之间无显著差异。经过 7 年中位随访时间，两组的肿瘤复发时间、5 年总存活率和无病存活率无显著差异[11]。基于 COST 研究结果，2005 年美国结直肠外科医师协会声明："对于有经验的外科医师，腹腔镜结肠癌根治术与开腹手术具有相同的癌相关存活率。"

COLOR 研究始于 1997 年，共计 1248 例进入随机分组。入组标准为年满 18 岁，单发的直肠、升结肠、降结肠和腹膜反折以上的乙状结肠腺癌病人。排除标准为：$BMI > 30kg/m^2$ 者，横结肠或结肠脾曲癌；肝肺转移者；急性小肠梗阻者；结肠多部位原发肿瘤；同时需行腹腔内其他手术者，术前发现邻近脏器受侵；既往有同侧结肠手术史；既往有其他恶性肿瘤病史者等。2005 年初步结果显示，腹腔镜手术中转开腹率为 17%（91/536）。与开腹手术相比，腹腔镜手术时间较长，腹腔镜组和开腹组的肿瘤分期、肿瘤大小和病理类型差异均无显著性意义，切缘阳性率和淋巴结清除数的差异亦无显著性意义。腹腔镜术后肠蠕动恢复时间和进流食时间均早于开腹手术，且术后镇痛药物的使用较少，术后住院时间较短[4]。2017 年报道了 10 年结果证实两组复发率、无病生存（DFS）和总生存（OS）均无差别[12]。

CLASICC 研究始于 1996 年，入组病人目的是比较传统开腹手术和腹腔镜手术对结直肠癌的疗效。病人入组标准为适合行手术切除的结直肠癌病人。排除标准为：横结肠癌病人；气腹禁忌者（如慢性心肺疾病）；急性小肠梗阻者；近 5 年内有恶性肿瘤病史者；合并其他恶性肿瘤者；妊娠以及其他胃肠道疾病需外科手术者。与开腹手术相比，术后肠蠕动恢复时间和正常进食时间两组差异无显著性意义。腹腔镜组术后平均住院时间较开腹手术组短。在结肠癌亚组中，腹腔镜组和开腹组环周切缘阳性率分别为 7% 和 5%，差异无显著性意义[3]。随访 62.9 个月两者两组复发率、DFS 和 OS 均无显著差别[13]。

据此研究结论，2006 年 NCCN 结肠癌指南开始建议将腹腔镜手术用于可治愈的结肠癌病人，由具有腹腔镜经验的外科医师完成手术，不推荐用于局部晚期肿瘤引起的急性肠梗阻或穿孔、腹腔粘连等情况，至今 2020 NCCN 指南仍旧不推荐腹腔镜手术用于梗阻、穿孔及严重粘连及侵犯周围脏器如 T4 期的结肠癌手术。根据美国癌症联合会 / 国际抗癌联盟（American joint committee on cancer/union for international cancer control，AJCC/UICC）提出的 TNM 分期标准，T 分期为 T4a 或 T4b 的结肠癌都被认为是局部晚期（T4a：肿瘤穿透脏层腹膜；T4b：肿瘤直接侵犯或粘连于其他器官或结构），占总体的 15%~20%。T4 的 Ⅱ 期结肠癌预后甚至差于 Ⅲa 期。3 个 RCT 研究 COST、CLASICC、COLOR 均将 T4 期的患者排除在外[2-4]。由于缺少 RCT 循证医学证据，腹腔镜技术能否用于治疗 T4 期结肠癌仍然存在争议[14]。

本中心回顾性分析了行腹腔镜和开腹的病理学分期为 pT4 结肠癌的配对病例样本，发现两者 5 年 OS 和 DFS 无明显差别，腹腔组出血更少，住院时间更短[15]。Masahiko Watanabe 报道了 130 例腹腔镜 T4 期结肠癌病人 5 年 OS 和 RFS 分别为 77.2% 和 63.5%[16]。Milsom JW 报道 T4 期结肠癌腹腔镜手术组 3 年 DFS 和 OS 分别为 64%、82%，开腹组分别为 64%、81%[17]。一项荟萃分析显示，在 13 项回顾性研究中，腹腔镜组与开腹组 T4 期肠癌病人分别有 1217 和 1537 例（2012–2017 年），R0 切除率均为 96%，腹腔镜组中转开腹率 5.6%~23%，5 年 DFS 和 OS 无显著差异[18]。日本 JCOG 0404 研究是一项研究局部进展期结肠癌腹腔镜对比开腹手术的 3 期 RCT 研究，入组病人为 T3~4N0~2M0，开腹组 524 例，腹腔镜组 555 例，均行标准 D3 根治手术。入组单位包括日本 30 家单位，主刀医生均有丰富的腹腔镜经验。腹腔镜组中转开腹率为 5.4%，其中肿瘤侵犯周围结构 9 例（31%），腹膜播散 4 例（14%）。腹腔镜组出血更少（30ml vs. 80ml），术后排气时间和住院时间更短。术中误损伤在腹腔镜组和开腹组分别为 3.6% 和 1.7%。术后主要并发症如漏发生率、梗阻等两组无明显差别（3.5% vs. 3.6%），开腹组伤口并发症更高，且开腹手术是术后并发症的风险因素[19]。长期预后目前尚未报道。

COST、CLASICC、COLOR 临床研究都是在 Hohenberger 提出完整结肠系膜切除（CME）概念之前进行的。Hohenberger 等于 2009 年首次提出 CME 概念[22]，其理念是结肠系膜的完整切除和主干血管的高位结扎，CME 的应用明显降低了局部复发率，提高了 DFS 和 OS。有研究表明，CME 在淋巴结检出数、切除结肠长度、系膜面积及营养血管长度等方面均优于传统结肠癌手术[20, 21]。Bae 等[22] 报道了右半结肠癌行腹腔镜 CME 手术（128 例）与开腹 CME 手术（137 例）的疗效对比，两组清扫淋巴结数量、5 年无病生存率无明显差异，腹腔镜组患者术后恢复更快，甚至 5 年总生存率优于开腹组（90.3% vs. 77.8%，P=0.02）。并且腹腔镜 CME 组术后并发症发生率明显降低，特别是淋巴漏的发生率较开腹组明显下降（10% vs. 30%，P=0.003）。在一项包含 10 项研究共 2778 例右半结肠癌的荟萃分析中发现，腹腔镜 CME 手术较开腹 CME 的总体并发症、出血、住院时间、局部和远处复发减少，淋巴结清扫数量、吻合口漏以及 3 年 DFS 和 5 年 OS 无明显差别[23]。一项倾向性评分研究发现腹腔镜右半结肠 CME 手术较开腹 CME 手术 5 年 DFS 有优势（82.7% vs. 88.7%，P=0.009），并且在 T4 亚组也有同样趋势，这可能与腹腔镜减少了术中触碰挤压有一定关系[24]。尽管多数研究倾向于腹腔镜右半结肠 CME 手术在短期并发症和预后方面具有潜在优势，但目前尚缺乏高级别 RCT 研究证据的证实。

1.3.2 手术切除范围和注意事项

日本结直肠癌协会（JSCCR）制订的 2010 版《结直肠癌治疗指南》推荐对于临床分期为 I 期（cSMN0 及 cMPN0）的结肠癌可行 D2 手术，对于临床分期为 II – III 期的则应行 D3 手术[25]。我国 2015 年版《结直肠癌诊疗规范》明确指出，对于 T2~4N0~2M0 期结肠癌患者，首选的手术方式是相应结肠切除加区域淋巴结清扫术，其中区域淋巴结清扫必须包括肠旁、中间和系膜根部淋巴结。此外，由于约 5% 的结肠肝曲癌患者可出现胰头淋巴结转移，约 4% 的患者可出现胃大弯侧胃网膜淋巴结转移，因此，对于结肠肝曲癌患者，除应切除距肿瘤以远 10~15cm 的胃大弯侧大网膜，还应清扫幽门下淋巴结[25]。

Hohenberger 认为在 SMV 右侧边缘结扎切断血管为 D2 手术，在 SMV 左侧，即肠系膜上动脉根部结扎血管清扫根部淋巴结为 D3 手术。日本结直肠癌学会推广以清扫中央组淋巴结（No.203、No.213、No.223 三组淋巴结）为 D3 手术。按照膜解剖理念，根据胚胎发育的解剖结构完整切除肿瘤受累器官及相应的原始胚胎系膜，并且根部结扎滋养血管，是膜解剖理念的核心要素。按照胚胎解剖学理论，结肠及其系膜在胚胎期就像一"信封"结构，"信封"内部的神经、血管及淋巴结结构在双层间质纤维脂肪组织中发育，并且是癌细胞扩散的最初途径。完整、彻底地切除该"信封"是清除癌细胞残留、降低复发的关键所在。对于右半结肠手术，外侧、后侧的膜解剖基本达成共识，而右半结肠内侧系膜的起始位置一直存在争议[26, 27]，在完成 D3 淋巴结根部清扫的基础上，如何最大程度完成膜解剖和胚胎层面的系膜整块切除，仍需进一步探索。笔者认为，对于局部进展期右半结肠手术，应该充分暴露并清扫与外科干伴行区域 SMA 的上方全部系膜淋巴组织，对于完整系膜切除具有重要的价值。然而该清扫范围是否最终带来生存获益尚需进一步研究。

1.3.3 T4b 结肠癌腹腔镜治疗的指征和技巧

目前关于腹腔镜与开腹治疗 T4b 结肠癌的研究较少，A. Vignali 报道腹腔镜与开腹 T4b 结肠癌 R1 切除率分别为 16.6% 和 12.5%，5 年 OS 分别为 41.8% 和 47.6%，两组间均无明显差异[28]。一项荟萃分析报道腹腔镜与开腹 T4b 结肠癌 5 年 OS（50.5% vs. 57.8%）、5 年 DFS（51.1% vs. 55.6%）均无差别，腹腔镜组中转开腹率 36.4%[29]。笔者所在团队开展了前瞻性 RCT 研究，对比 T4b 结肠癌腹腔镜与开腹的近远期疗效，目前尚在进行中（NCT02852915）。

目前 NCCN 指南不推荐腹腔镜手术用于 T4 期结肠癌，而 T4b 相关的研究证据更为缺乏。笔者认为，腹腔镜 T4b 结肠癌手术应该在准确的术前分期和充分的手术预案规划基础上，严格遵循肿瘤外科治疗原则，在保证患者获益的前提下，根据术者团队的经验和技术条件，慎重地开展。根据笔者体会，对于右半结肠肿瘤侵犯小肠或胃壁，肝脏等脏器，应该首先离断侵犯的相关脏器组织，再按照右半结肠手术常用入路进行肿瘤整块切除。对于右半结肠肿瘤侵犯肾周脂肪囊或侧腹膜等情况，应该首先离断相应的结肠主干血管并清扫相应根部淋巴组织，减少肿瘤挤压触碰可能导致的肿瘤细胞回流入血，最后对侵犯粘连部位进行解剖切除。对于右半结肠侵犯胰腺或十二指肠，可能需要行联合胰十二指肠切除或十二指肠与空肠的 Roux-Y 吻合，对腹腔镜技术要求高，需要术者根据技术条件慎重选择，必要时及时中转开腹手术。

1.3.4 局部进展期结肠癌新辅助治疗的争议

既往研究认为，可切除结肠癌 R0 切除率高，局部复发率低（< 5%），因此 NCCN 指南一直以来仅推荐需要降期的 T4b 患者行术前化疗[31]，而可切除局部进展期结肠癌新辅助治疗相关研究一直进展较为缓慢。FOxTROT 研究提示术前新辅助治疗可能提高病理学缓解率，但是否最终带来 R0 切除率和预后改善，仍然存在争议。对于 R0 切除困难的 T4b 结肠癌，如侵犯重要脏器如十二指肠等，术前新辅助治疗可能有助于提高切除效果。一项利用美国国家癌症数据库（NCDB）的倾向性评分匹配研究，也证实 T4b 期结肠癌患者接受 NAC 再手术，3 年死亡风险降低 23%，而 T3 和 T4a 患者中未见类似益处。

在缺少术前新辅助治疗带来明显生存获益的现阶段，术前新辅助治疗应该在准确分期基础上选择局部晚期结肠癌特别是 R0 切除难度较大的 T4b 期肠癌作为优势人群更为合理。同时，在精准医学时代，如何根据分子分型如 B-raf、微卫星状态等进行个体化治疗方案的选择将是未来探索的方向。

■ 1.4 小结

综上所述，近年来，随着对解剖学和肿瘤学理论的不断深入研究以及腹腔镜手术器械的更新换代，结肠癌外科治疗日益微创化、精准化，手术规范和根治程度也不断提升。同时，随着分子机制基础研究的发展和新的药物的临床应用，局部进展期结肠癌围手术期综合治疗的手段不断丰富，根据治疗目标和精准分期指导下的右半结肠癌外科治疗已经进入了新的时代。根据现有的临床问题和争议，新的 RCT 研究和高级别循证医学证据将有助于右半结肠癌治疗的进一步的规范和提高。

（李心翔、李大卫）

参考文献

[1] JACOBS M, VERDEJA J C, GOLDSTEIN H S.Minimally invasive colon resection (laparoscopic colectomy) [J]. Surg Laparosc Endosc, 1991,1(3):144−150.

[2] NELSON H, SARGENT D, WIEAND H S.Clinical Outcomes of Surgical Therapy Study Group. A

comparison of laparoscopically assisted and open coloectomy for colon cancer[J]. N Engl J Med, 2004,350: 2050−2059.

[3] JAYNE D G, GUILLOU P J, THORPE H, et al. Randomized trial of laparoscopic−assisted resection of colorectal carcinoma: 3−year results of the UK MRC CLASICC Trial Group[J]. J Clin Oncol, 2007,25(21):3061−3068.

[4] Colon Cancer Laparoscopic or Open Resection Study Group, BUUNEN M, VELDKAMP R, et al. Survival after laparoscopic surgery versus open surgery for colon cancer: long−term outcome of a randomised clinical trial[J]. Lancet Oncol, 2009,10(1):44−52.

[5] HOHENBERGER W, WEBER K, MATZEL K, et al. Standardized surgery for colonic cancer: complete mesocolic excision and central ligation—technical notes and outcome[J]. Colorectal Dis, 2009,11(4):354−364.

[6] ZURLENI T, CASSIANO A, GJONI E, et al. Surgical and oncological outcomes after complete mesocolic excision in right−sided colon cancer compared with conventional surgery: a retrospective, single−institution study[J]. Int J Colorectal Dis, 2018,33(1):1−8.

[7] AN M S, BAIK H, OH S H, et al. Oncological outcomes of complete versus conventional mesocolic excision in laparoscopic right hemicolectomy[J]. ANZ J Surg, 2018,88(10):E698−E702.

[8] ALHASSAN N, YANG M, WONG−CHONG N, et al. Comparison between conventional colectomy and complete mesocolic excision for colon cancer: a systematic review and pooled analysis : A review of CME versus conventional colectomies[J]. Surg Endosc, 2019,33(1):8−18.

[9] ATHANASIOU C D, MARKIDES G A, KOTB A, et al. Open compared with laparoscopic complete mesocolic excision with central lymphadenectomy for colon cancer: a systematic review and meta−analysis[J]. Colorectal Dis, 2016,18(7):224−235.

[10] KIM I Y, KIM B R, CHOI E H, et al. Short−term and oncologic outcomes of laparoscopic and open complete mesocolic excision and central ligation[J]. Int J Surg, 2016,27:151−157.

[11] FLESHMAN J, SARGENT D J, GREEN E, et al. Laparoscopic colectomy for cancer is not inferior to open surgery based on 5−year data from the COST Study Group trial[J]. Ann Surg, 2007,246(4):655−662.

[12] DEIJEN C L, VASMEL J E, dE LANGE−DE KLERK E S M, et al. Ten−year outcomes of a randomised trial of laparoscopic versus open surgery for colon cancer[J]. Surg Endosc, 2017,31(6):2607−2615.

[13] JAYNE D G, THORPE H C, COPELAND J, et al. Five−year follow−up of the Medical Research Council CLASICC trial of laparoscopically assisted versus open surgery for colorectal cancer[J]. Br J Surg, 2010,97(11):1638−1645.

[14] LIU Q, LUO D, LIAN P, et al. Reevaluation of laparoscopic surgery's value in pathological T4 colon cancer with comparison to open surgery: A retrospective and propensity score−matched study[J]. Int J Surg, 2018,53:12−17.

[15] LIU Q, LUO D, LIAN P, et al. Reevaluation of laparoscopic surgery's value in pathological T4 colon cancer with comparison to open surgery: A retrospective and propensity score−matched study[J]. Int J Surg. 2018,53:12−17.

[16] YAMANASHI T, NAKAMURA T, SATO T, et al. Laparoscopic surgery for locally advanced T4 colon

cancer: the long-term outcomes and prognostic factors[J]. Surg Today, 2018,48(5):534-544.

[17] SHUKLA P J, TRENCHEVA K, MERCHANT C, et al. Laparoscopic resection of t4 colon cancers: is it feasible[J]. Dis Colon Rectum, 2015,58(1):25-31.

[18] KLAVER C E L, KAPPEN T M, BORSTLAP W A A, et al. Laparoscopic surgery for T4 colon cancer: a systematic review and meta-analysis[J]. Surg Endosc, 2017,31(12):4902-4912.

[19] YAMAMOTO S, INOMATA M, KATAYAMA H, et al. Short-term surgical outcomes from a randomized controlled trial to evaluate laparoscopic and open D3 dissection for stage II/III colon cancer: Japan Clinical Oncology Group Study JCOG 0404[J]. Ann Surg, 2014,260(1):23-30.

[20] AN M S, BAIK H, OH S H, et al. Oncological outcomes of complete versus conventional mesocolic excision in laparoscopic right hemicolectomy[J]. ANZ J Surg, 2018,88(10):E698-E702.

[21] OUYANG M, LUO Z, WU J, et al. Comparison of outcomes of complete mesocolic excision with conventional radical resection performed by laparoscopic approach for right colon cancer[J]. Cancer Manag Res, 2019,11:8647-8656.

[22] BAE S U, SAKLANI A P, LIM D R, et al. Laparoscopic-assisted versus open complete mesocolic excision and central vascular ligation for right-sided colon cancer[J]. Ann Surg Oncol, 2014,21(7):2288-2294.

[23] CHAOUCH M A, DOUGAZ M W, BOUASKER I, et al. Laparoscopic Versus Open Complete Mesocolon Excision in Right Colon Cancer: A Systematic Review and Meta-Analysis[J]. World J Surg, 2019,43(12):3179-3190.

[24] SHIN J K, KIM H C, LEE W Y, et al. Laparoscopic modified mesocolic excision with central vascular ligation in right-sided colon cancer shows better short- and long-term outcomes compared with the open approach in propensity score analysis[J]. Surg Endosc, 2018,32(6):2721-2731.

[25] WATANABE T, ITABASHI M, SHIMADA Y, et al. Japanese Society for Cancer of the Colon and Rectum (JSCCR) guidelines 2010 for the treatment of colorectal cancer[J]. Int J Clin Oncol, 2012,17(1):1-29.

[26] SøNDENAA K, QUIRKE P, HOHENBERGER W, et al. The rationale behind complete mesocolic excision (CME) and a central vascular ligation for colon cancer in open and laparoscopic surgery : proceedings of a consensus conference[J]. Int J Colorectal Dis, 2014,29(4):419-428.

[27] 孙跃明. 腹腔镜右半结肠癌根治术难点与关键技术 [J]. 中华普外科手术学杂志 (电子版),2017,02:102-104.

[28] VIGNALI A, GHIRARDELLI L, DI PALO S, et al. Laparoscopic treatment of advanced colonic cancer: a case-matched control with open surgery[J]. Colorectal Dis, 2013,15(8):944-948.

[29] ADINA E. FEINBERG, TYLER R. et al. Oncologic Outcomes Following Laparoscopic versus Open Resection of pT4 Colon Cancer: A Systematic Review and Meta-analysis[J]. Diseases of the Colon & Rectum, 2017,60(1):116-125.

第二章
联合脏器切除的腹腔镜右半结肠手术

1.1 概述

　　局部进展期结肠癌的定义尚存争议。多数学者的共识是将其定义为肿瘤浸透肠壁全层侵及周围临近组织或器官，无远处脏器转移，可能需要行联合脏器切除者，即 TNM 分期定义为 cT4bNxM0 者[1]。右半结肠癌因其发生部位、解剖生理特点、病理特征、临床症状比较隐秘，不易早期发现，因此常表现为腹部肿块，肿瘤体积通常比较大，又因其与临近脏器解剖关系的特殊性，在临床工作中，局部进展期右半结肠癌侵犯临近脏器者并不少见，常需行扩大根治手术治疗。位于盲肠、近端升结肠的肿瘤容易侵及腹壁和腹膜后组织，尽管瘤体巨大，但行扩大根治手术的难度尚可；而发生于结肠肝曲的肿瘤，因与十二指肠、胰腺、肝脏的解剖关系密切，使扩大根治手术的难度增加，甚至需要联合胰十二指肠切除[2]、肝部分切除等高风险手术。本章节以一例结肠癌侵及十二指肠、胰头的病例为例，简要阐述腹腔镜右半结肠联合胰十二指肠切除术的手术要点及难点。

1.2 联合脏器切除的腹腔镜右半结肠手术

1.2.1 患者信息

　　男性，63 岁，右上腹不适伴贫血 3 月，既往无手术史。

　　肠镜：升结肠肝曲近环周溃疡型肿块，活检病理提示"腺癌"。

　　腹部增强 CT：结肠肝曲肠壁增厚，管腔狭窄，与十二指肠降段边界不清，考虑结肠癌（图3-2-1）。

　　术前分期：cT4bN0-1M0。

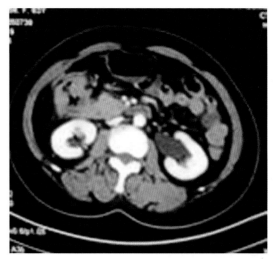

图 3-2-1　术前 CT 提示肝曲结肠癌侵犯十二指肠降段

1.2.2 手术步骤

　　腹腔探查

　　患者取平卧分腿位，采用常规 5 孔法，脐下 4cm 为观察孔，余 Trocar 位置如图 3-2-2 中的 A，依次探查腹盆腔，明确无肝脏、腹膜及肠系膜转移灶（图 3-2-2 中的 B），探查肿瘤位于结肠肝曲，较为固定（图 3-2-2 中的 C）。

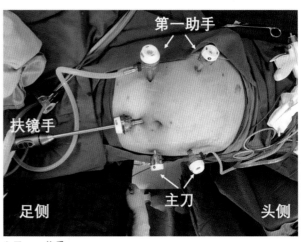

A Trocar 位置

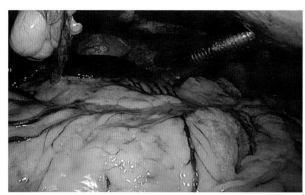

B 肝脏、网膜未及转移病灶

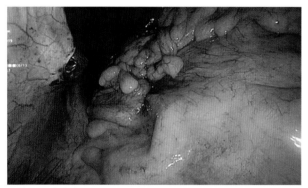

C 结肠肝曲肿瘤

图 3-2-2 腹腔探查

右结肠后间隙（RRCS）拓展

头低位，右侧高位，助手提起回盲部及回肠系膜，术者自尾侧切开回盲部及回肠系膜与腹膜粘连，切开右结肠旁沟腹膜反折线（图 3-2-3 中的 A），进入 Toldt's 筋膜与结肠系膜间的天然外科平面（RRCS）。助手将结肠系膜向头侧牵引，术者自尾侧向头侧扩展 RRCS（图 3-2-3 中的 B）。尾侧入路通常层次偏深，位于 Toldt's 筋膜深方，至十二指肠水平，可见结肠肝曲肿瘤与十二指肠降段关系密切，难以分开，并向后累及肾周脂肪囊（图 3-2-3 中的 C）。十二指肠水平部下缘切开腹膜后筋膜（图 3-2-3 中的 D），显露下腔静脉及腹主动脉（图 3-2-3 中的 E、F），进入胰头十二指肠后方间隙，显露右侧生殖血管及右输尿管，此处可见双管交叉（图 3-2-3 中的 G）。右侧生殖血管从外侧走向内侧，汇入下腔静脉。沿输尿管表面继续向头侧游离，进入肾门水平，确认输尿管未被肿瘤累及（图 3-2-3 中的 H）。继续向头侧游离，完全从内侧入路切开横结肠肝曲

附着即膜桥（图 3-2-3 中的 I）。确认肾门未受侵及，转向外侧、头侧扩展 RRCS，切除全部肾前脂肪囊，仅留肾固有被膜，并完全游离结肠肝曲（图 3-2-3 中的 J）。

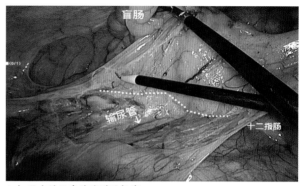

A 切开右结肠旁沟腹膜反折线

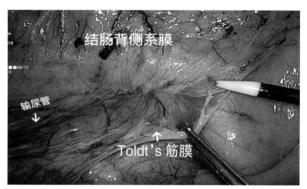

B 向上拓展 RRCS 至十二指肠

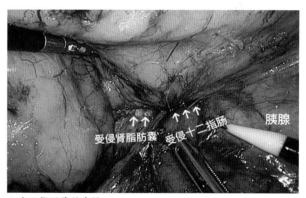

C 十二指肠降段受侵

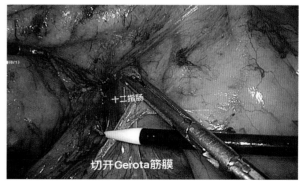

D 切开腹膜后筋膜

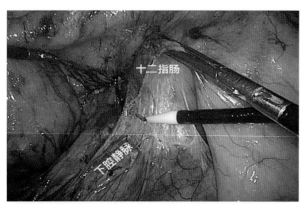

E 显露下腔静脉

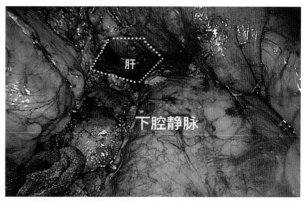

I 切开横结肠肝曲附着即膜桥

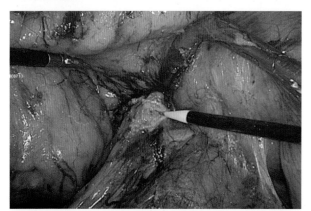

F 切除受侵腹膜后组织

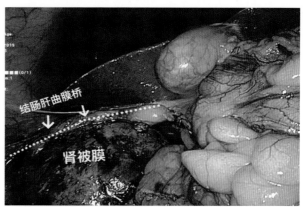

J 游离升结肠及肝曲

图 3-2-3　由下而上、由内到外游离右半结肠及系膜

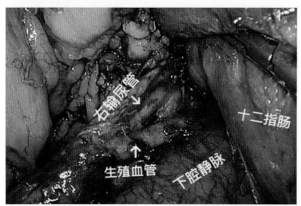

G 游离右输尿管及生殖血管

Kocher 切口探查

继续沿下腔静脉及主动脉前方游离十二指肠胰头背侧，行 Kocher 切口（图 3-2-4 中的 A），向头侧至肝十二指肠韧带后方，内侧至肠系膜上动脉起始部位，确认十二指肠降段受侵范围及肿瘤与后方大血管的关系（图 3-2-4 中的 B、C）。

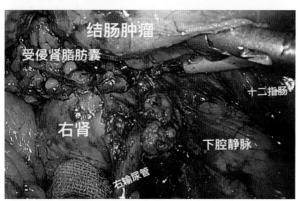

H 显露肾门，切除受侵脂肪囊

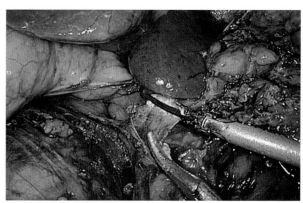

A 显露十二指肠受侵之外侧壁

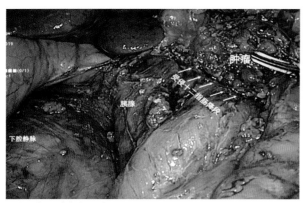

B 十二指肠降部长段受侵

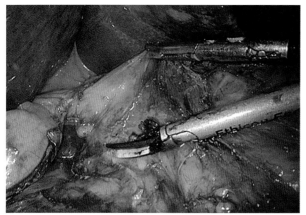

C 扩展胰头十二指肠后间隙

图 3-2-4　Kocher 切口探查

右半结肠中央血管结扎及 D3 淋巴结清扫

取头高 15°，右高 15° 体位，将右半结肠按原解剖位置摆正，将大网膜掀向头侧，助手左右手肠钳分别提起横结肠中血管系膜左右侧（图 3-2-5 中的 A），向腹侧垂直牵拉，可见十二指肠升部及结肠中动脉走行，于其左侧、胰腺下缘横结肠系膜附着处切开系膜，此处常为无血管区，系膜脂肪较少，容易进入小网膜囊，切开后可见胃体后壁及胰腺被膜（图 3-2-5 中的 B），此窗口为横结肠游离的左侧边界。助手右手持肠钳提起回结肠血管蒂，于其下方切开结肠系膜（图 3-2-5 中的 C），可轻易与其后方已打开的 RRCS 间隙相汇合（图 3-2-5 中的 D），通过两个系膜窗口的连线较容易确定肠系膜上静脉走行（图 3-2-5 中的 E），用电钩或超声刀自头侧向尾侧分层切开肠系膜上静脉表面的腹膜、脂肪组织及血管鞘（图 3-2-5 中的 F），并依次结扎处理回结肠静脉（图 3-2-5 中的 G）、回结肠动脉（图 3-2-5

中的 H）、结肠中动脉与右结肠动脉共干（图 3-2-5 中的 I）及结肠中静脉（图 3-2-5 中的 J）。

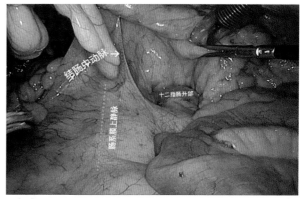

A 起步

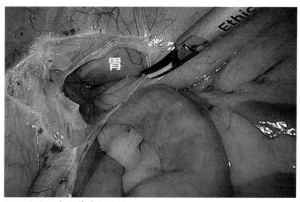

B 显露结肠中血管左侧边界

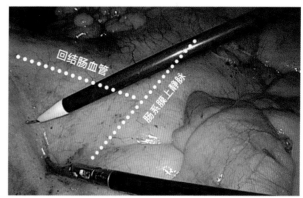

C ICV 和 SMV 投影线

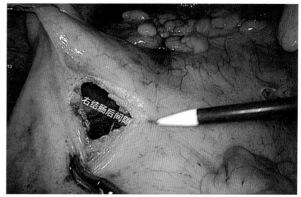

D 切开回结肠血管下缘系膜

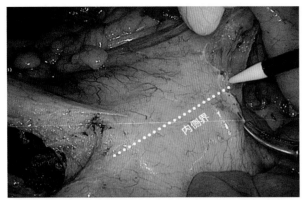

E 确定 SMV 左侧界

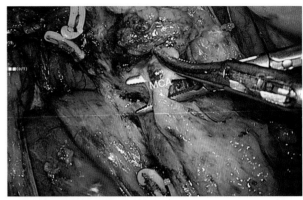

I 离断结肠中动脉与右结肠动脉共干

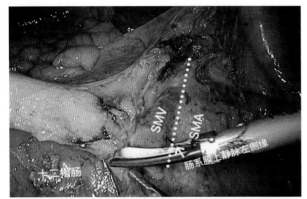

F 清扫 SMA 及 SMV 表面淋巴脂肪组织

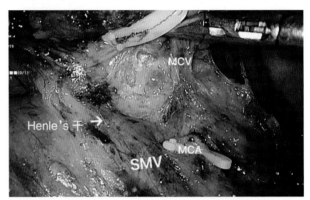

J 离断结肠中静脉

图 3-2-5　右半结肠中央血管结扎及 D3 淋巴结清扫

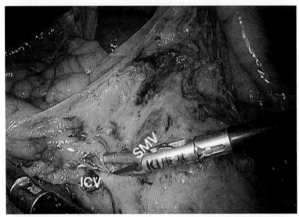

G 离断回结肠静脉

探查确定肿瘤累及胰头十二指肠的范围

将大网膜复位，助手提起胃体大弯侧，可见疏松无血管的胃结肠韧带（图 3-2-6 中的 A），此处容易离断胃结肠韧带，且小网膜囊粘连少，自左向右切开胃结肠韧带，肿瘤远 10cm 处离断胃网膜血管弓，并紧邻胃大弯侧弓上离断胃结肠韧带（图 3-2-6 中的 B）。提起结肠中动脉断端，裁剪横结肠系膜（图 3-2-6 中的 C），离断一级血管弓（图 3-2-6 中的 D），内镜用直线切割闭合器离断横结肠（图 3-2-6 中的 E）。探查发现肿瘤累及十二指肠降段左侧壁，并累及部分胰头组织（图 3-2-6 中的 F），此时，才最后确认十二指肠难以行局部切除，决定行右半结肠联合胰十二指肠切除。

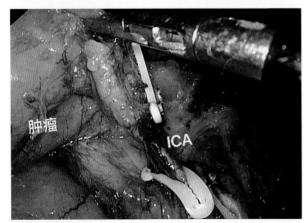

H 离断回结肠动脉

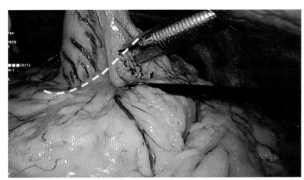

A 离断胃结肠韧带

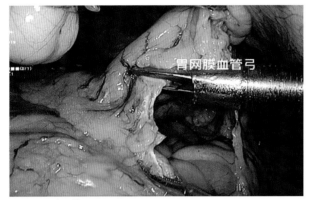

胃网膜血管弓

B 断胃网膜血管弓

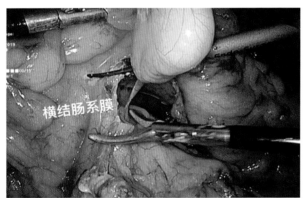

横结肠系膜

C 裁剪横结肠系膜

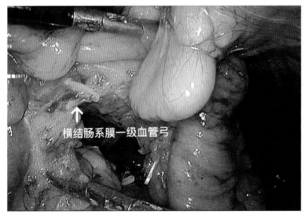

横结肠系膜一级血管弓

D 断横结肠一级血管弓

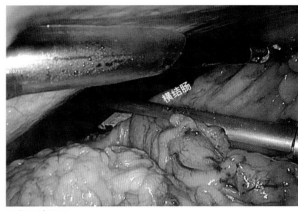

横结肠

E 离断横结肠

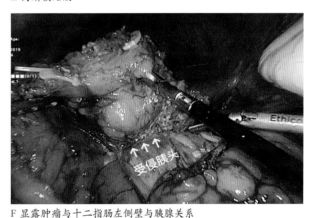

受侵胰头

F 显露肿瘤与十二指肠左侧壁与胰腺关系

图 3-2-6　离断横结肠充分显露结肠肝曲肿瘤与胰头十二指肠

探查胰腺后方肠系膜上静脉是否受侵

肠系膜上静脉胰颈段在静脉前壁常没有分支，两者间为疏松组织，较易分离。由于已经完成结肠中血管的离断，显露 SMV 更为容易。轻抬胰颈下缘，用超声刀仔细锐性分离纤维条索（图 3-2-7 中的A），胰腺下缘可以见到从左侧汇合入 SMV 的小分支，以超声刀直接离断。向上可见自左侧汇入的脾静脉，与 SMV 汇合形成门静脉（图 3-2-7 中的B）。因为胰颈上缘未予显露，此时不必强求过多分离以免出血。胰腺下缘 SMV 右侧壁可见 Henle's 干汇入（图 3-2-7 中的 C），腔镜下丝线结扎后血管夹再次结扎离断（图 3-2-7 中的 D），防止牵拉中血管夹脱落，引起大出血。

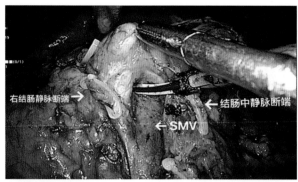

A　显露胰腺后方 SMV

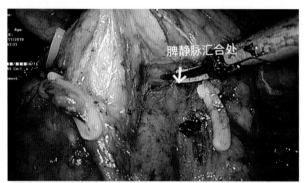

B　脾静脉与 SMV 汇合

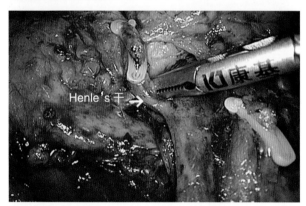

C　分离 Henle's 干

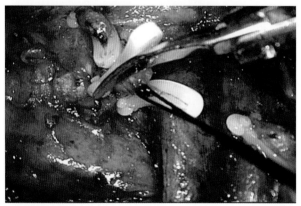

D　双重结扎离断 Henle's 干

图 3-2-7　肠系膜上静脉胰腺段的分离

十二指肠水平部的分离

尾侧入路已经显露并分离十二指肠水平部，将近端空肠向左侧牵拉，显露肠系膜下静脉及 Treitz 韧带（图 3-2-8 中的 A），予以松解，处理近端 10cm 空肠的系膜（图 3-2-8 中的 B），内镜用直线切割缝合器离断空肠（图 3-2-8 中的 C），紧邻肠壁处理十二指肠水平部系膜血管，将空肠、十二指肠升部经肠系膜血管后方拉至右侧（图 3-2-8 中的 D）。

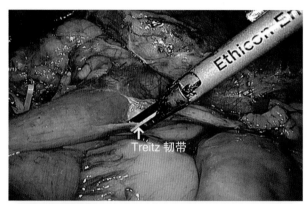

A　离断 Treitz 韧带

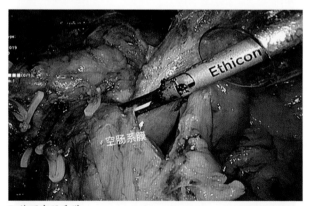

B　处理空肠系膜

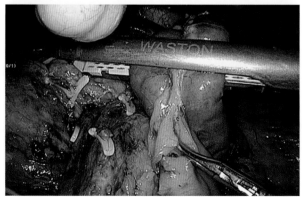

C　离断空肠近端 10cm 处

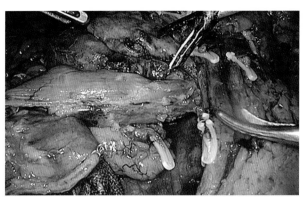

D 处理十二指肠水平部系膜

图 3-2-8　十二指肠水平部与近端空肠的离断

胃十二指肠动脉的离断与淋巴结清扫

显露胆总管，清扫胆总管前方淋巴脂肪组织，解剖 Calot 三角，显露胆囊管汇合处，逆行法完成胆囊的游离（图 3-2-9 中的 A），结扎切断胆囊动脉（图 3-2-9 中的 B），胆囊管可先保留。切开肝胃韧带，进入小网膜囊（图 3-2-9 中的 C），此处常有变异的副肝左动脉入肝，如果粗大，建议保留。处理胃角处小弯侧血管弓，保留胃左动脉主干（图 3-2-9 中的 D），内镜用直线切割闭合器完成胃体离断（图 3-2-9 中的 E），将远端胃翻向右侧。此时可清楚显露胰腺上缘肝总动脉起始部，依次沿动脉鞘外清扫肝总动脉前淋巴结（图 3-2-9 中的 F）、肝固有动脉周围淋巴结、幽门上淋巴结，根部离断胃右动静脉（图 3-2-9 中的 G），显露胃十二指肠动脉，仔细分离，双重结扎切断（图 3-2-9 中的 H、I），提起断端，显露后方门静脉起始部，并继续向第一肝门方向显露门静脉前壁（图 3-2-9 中的 J）。

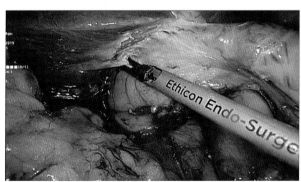

A 剥离胆囊床

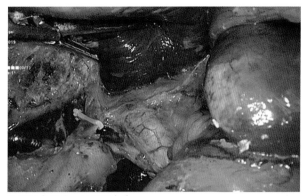

B 断胆囊动脉，显露胆囊管

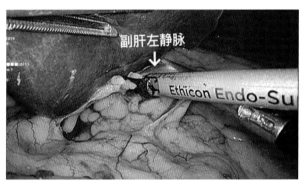

C 打开小网膜囊

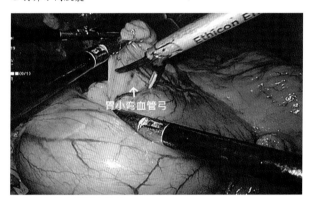

D 断胃角处小弯侧血管弓

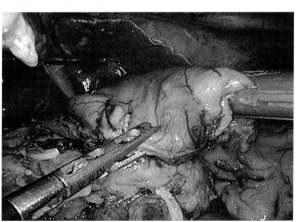

E 断胃

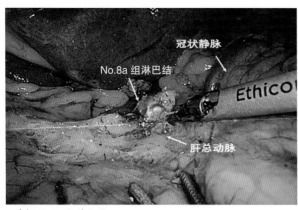

F 清扫 No.8a 组淋巴结

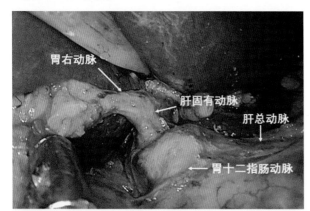

G 清扫 No.12a、No.5 组淋巴结，断胃右动脉

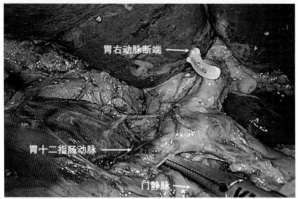

H 游离胃十二指肠动脉

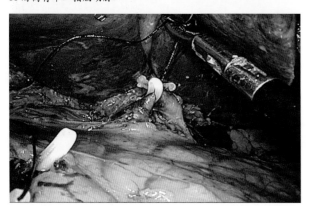

I 双重结扎胃十二指肠动脉

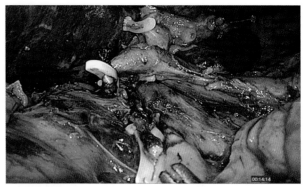

J 显露门静脉

图 3-2-9　胃十二指肠动脉的离断与淋巴结清扫

断胰颈

胰腺上下缘充分游离后，可以很容易完成胰颈段门静脉前壁的显露，抬起胰颈下缘，腔镜直视下用吸引器钝性分离（图 3-2-10 中的 A），可以顺利穿过胰腺背侧（图 3-2-10 中的 B）。用超声刀自下而上切割胰颈被膜及实质（图 3-2-10 中的 C），至头侧 1/3 处偏后方时改为剪刀分离，尽可能显露和保护胰管，部分创面渗血可用双极电凝止血。助手抬起胰体，仔细分离保留侧胰体与脾静脉粘连，有时会有 1~2 支小静脉汇入，应小心离断，避免撕裂，胰腺游离长约 2cm，方便后续胰肠吻合重建（图 3-2-10 中的 D）。

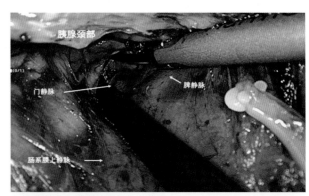

A 从尾侧向头侧显露胰颈部门静脉

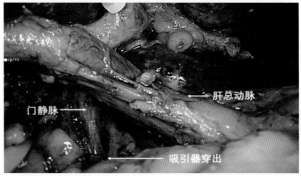

B 门脉前方完全贯通

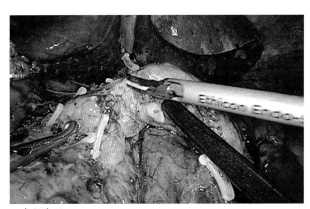

C 离断胰颈

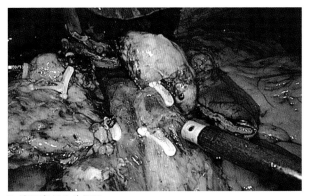

D 胰颈离断后的视野

图 3-2-10　胰腺颈部离断

钩突的离断

此例为结肠癌侵及十二指肠、胰头病例，胰腺钩突尽可能离断，但肠系膜上动脉的完全裸化及神经丛切除没有必要。助手将已经离断的十二指肠水平部向右侧牵拉，术者自下而上先游离钩突与肠系膜上静脉右侧壁间的薄片组织，胰十二指肠下静脉通常与空肠第一支静脉共干后汇入肠系膜上静脉背侧，少数情况也可以单支或前后两支直接汇入肠系膜上静脉（图 3-2-11 中的 A），应尽可能分支离断，保留空肠静脉第一支（图3-2-11 中的 B），予以结扎切断，继续向头侧推进，可见 1~3 支钩突小静脉汇入门静脉（图 3-2-11中的 C），分别结扎切断，最后在胰腺上缘游离出向门静脉右侧壁汇入的胰十二指肠上静脉（图3-2-11 中的 D），结扎切断，完全离断钩突，右半结肠及胰十二指肠标本仅与胆总管附着。

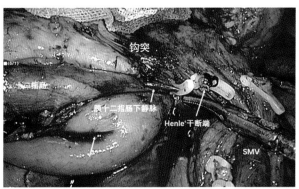

A 断胰十二指肠下静脉

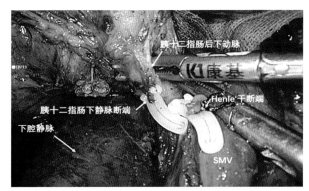

B 断胰十二指肠后下动脉

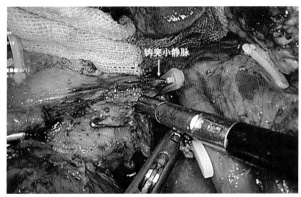

C 断钩突小静脉

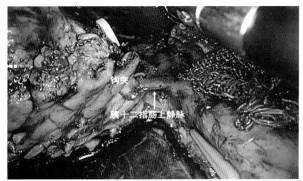

D 断胰十二指肠上静脉

图 3-2-11　钩突的离断

胆总管的离断与肝十二指肠韧带后方淋巴结的清扫

处理完胰腺钩突，将整体标本向右侧牵拉，此时，容易显露并清扫肝十二指肠韧带尤其是门静脉后方（No.12p）淋巴结（图3-2-12中的A），同时沿胆总管壁清扫胆总管旁（No.12b）淋巴结（图3-2-12中的B），最后离断胆总管（图3-2-12中的C），至此完成腔镜下标本的离断，图3-2-12中的D、E、F展示标本离断后创面。

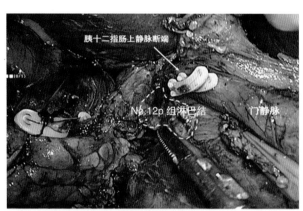

A 清扫门静脉后方 No.12p 组淋巴结

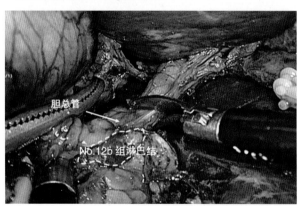

B 清扫 No.12b 组淋巴结

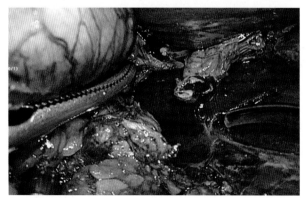

C 离断胆总管

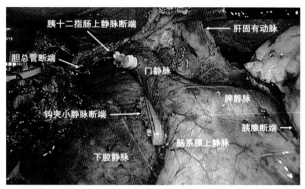

D 标本离断后的肝十二指肠韧带处视野

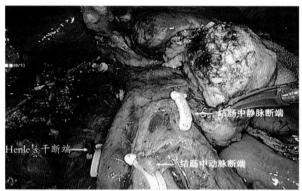

E 标本离断后的胰颈处视野

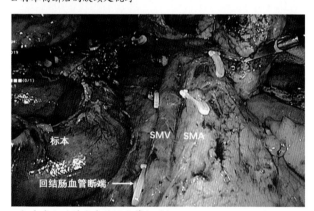

F 标本离断后的右半结肠血管断端视野

图 3-2-12　胰腺颈部离断

消化道重建

由于本例肿瘤标本体积较大，故选择经右上腹辅助切口完成消化道重建。依次完成回肠横结肠的功能性端端吻合（图3-2-13中的A）、胰肠吻合（图3-2-13中的B）、胆肠吻合（图3-2-13中的C）、胃空肠吻合（图3-2-13中的D）。

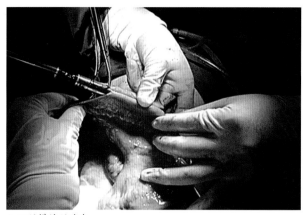

A 回肠横结肠吻合

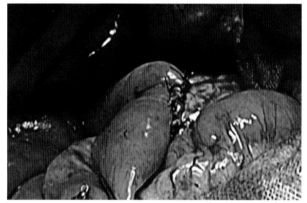

B 胰肠吻合

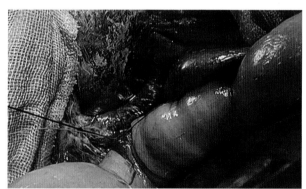

C 胆肠吻合

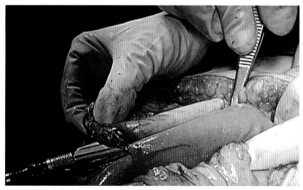

D 胃空肠吻合

图 3-2-13　消化道重建

1.3 讨论

1.3.1 右半结肠肿瘤侵及十二指肠的探查要点

充分完善术前检查：术前常规 CT 检查怀疑结肠肿瘤与十二指肠关系密切时，应该进一步做腹部核磁共振或十二指肠镜检查，了解十二指肠受侵的情况，包括受侵部位、炎性侵犯或癌性侵犯、受侵范围及受侵深度，由于十二指肠受侵是浆膜向黏膜发展，如果出现结肠十二指肠内瘘或者呕吐粪样胃内容物常提示受侵较为严重，可能需要联合胰十二指肠切除。而行此类扩大手术的前提是除外其他部位远处转移，术前评估能达到 R0 切除，故有条件时还应加行 PET-CT 检查。

术中探查要点：尾侧入路对于判断升结肠肿瘤与腹膜后脏器组织关系是最合理的入路。在探查的同时，可以很好显露下腔静脉、十二指肠、右肾、右输尿管等重要脏器，初步评估可切除性，同时利于层面由浅入深、由深入浅的自由转换，而一旦发生出血，操作空间较大，容易进行钳夹、缝扎等处理。

对于十二指肠侵犯的病例，在十二指肠水平部下缘常规切开腹膜后筋膜，完成类似 Kocher 切口的游离，将胰十二指肠整体游离，从尾侧入路可探查受侵部位下缘的边界；完成 Kocher 切口后，将右半结肠联合胰十二指肠掀起可判断受侵部位与十二指肠外侧壁的关系；如果考虑能耐受联合胰十二指肠切除术，可按照本例先完成右半结肠血管离断及横结肠离断后探查肿瘤与十二指肠内侧界的关系。如果不考虑胰十二指肠切除手术，可仅通过中间入路胰十二指肠前间隙探查，但通常肿瘤较大，局部炎症明显，不预先离断结肠血管则探查范围有限。对于此类患者，笔者建议选择性离断右结肠血管或者结肠中血管进行探查，先保留回结肠动静脉，以留有余地。对于十二指肠头侧受侵范围的探查，常需离断胃网膜血管弓，紧邻胃大弯侧向十二指肠方向离断网膜分支，从头侧探查十二指肠受侵范围。总之，从内外上下不同角度的探查可以做到十二指肠器官功能的最大保护，避免不必要的扩大切除。

1.3.2 右半结肠肿瘤侵及十二指肠的手术原则

右半结肠侵及十二指肠的部位及范围决定了手术方式，文献报道将受侵程度分为3型：①Ⅰ型，癌肿侵犯范围＜2cm，肿块较活动；②Ⅱ型，肿瘤侵犯十二指肠直径＞2cm，受累部分比较固定，十二指肠周围组织可同时受累；③Ⅲ型，肿瘤侵透十二指肠壁，形成肿瘤性穿孔、内瘘[3]。

手术方式选择的原则：只要结肠肿瘤未侵犯胰腺且距十二指肠乳头＞2cm，原则上无需行胰十二指肠切除术。Ⅰ型癌肿侵犯范围＜2cm或仅浆膜或部分肌层受侵时，可在距病灶0.8~1.0cm处行受侵部位的楔形切除，或单纯行十二指肠肠壁浆肌层切除术，采用纵切横缝、浆肌层加固的方法可以降低手术风险。Ⅱ型受累范围较大，切除十二指肠较多，切除后剩余部分直接缝合后可能会形成狭窄或瘘，文献报道有用带血管蒂的回肠瓣修补或空肠十二指肠Roux-en-Y吻合进行修补。

笔者曾对于5例Ⅰ型病例在腔镜下直接用内镜切割缝合器离断十二指肠壁，均取得满意的效果，无一例发生吻合口漏或狭窄。若术中怀疑十二指肠局部狭窄，也可加做胃空肠吻合[4]。对于十二指肠球部受侵的病例，右半结肠联合胃大部切除也是一个安全的术式。

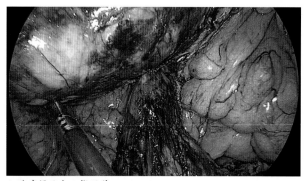

A 肿瘤侵及十二指肠壁

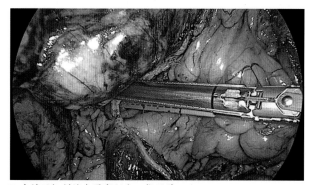

B 内镜用切割缝合器离断十二指肠壁

图 3-2-14　十二指肠降段局部受侵病例（Ⅰ型）

■ 1.4 小结

右半结肠癌T4b腔镜手术虽尚无循证医学证据[5, 6]，但可在较大医学中心由有经验的手术团队尝试开展。从我们单中心目前的经验总结来看，术中出血量、术后恢复均体现腔镜微创的优势，肿瘤根治性及近期疗效尚可，远期结果还需要扩大样本多中心前瞻研究。另外，对于侵犯十二指肠可能需要行胰十二指肠切除等多脏器切除的进展期结肠癌患者，能否通过新辅助治疗，减轻肿瘤负荷，缩小受侵范围，以到达保留器官功能目前仍在研究中[7, 8]。

（汤坚强）

特别鸣谢：北京大学第一医院肝胆胰外科杨尹默教授、田孝东教授对本章节的指导与修改。

参考文献

[1] KLAVER C E, GIETELINK L, BEMELMAN W A, et al. Locally Advanced Colon Cancer: Evaluation of Current Clinical Practice and Treatment Outcomes at the Population Level [J]. J Natl Compr Canc Netw, 2017,15(2):181-190. DOI:10.6004/jnccn.2017.0019.

[2] 陈瑛罡,王锡山.结肠肝曲癌右半结肠切除联合胰十二指肠切除术九例报道[J].中华普外科手术学杂志,2010,4(1):47-49.

[3] FEINBERG A E, CHESNEY T R, ACUNA S A, et al. Oncologic Outcomes Following Laparoscopic versus Open Resection of pT4 Colon Cancer:A Systematic Review and Meta-analysis[J]. Dis Colon Rectum, 2017, 60(1):116-125. DOI: 10.1097/DCR.0000000000000641.

[4] 罗育其,于海涛,区文弢.胃空肠吻合在结肠肝曲癌侵犯十二指肠患者中的应用价值[J].中华胃肠外科杂志, 2017, 20(6):701-703.

[5] KLAVER C E L, KAPPEN T M, BORSTLAP W A A, et al. Laparoscopic surgery for T4 colon cancer: a systematic review and meta-analysis[J]. Surg Endosc, 2017, 31(12):4902-4912. DOI: 10.1007/s00464-017-5544-7.

[6] FEINBERG A E, CHESNEY T R, ACUNA S A, et al. Oncologic Outcomes Following Laparoscopic versus Open Resection of pT4 Colon Cancer:A Systematic Review and Meta-analysis[J]. Dis Colon Rectum, 2017, 60(1):116-125. DOI: 10.1097/DCR.0000000000000641.

[7] DEHAL A, GRAFF-BAKER A N, VUONG B, et al. Neoadjuvant Chemotherapy Improves Survival in Patients with Clinical T4b Colon Cancer[J]. J Gastrointest Surg, 2018, 22(2):242-249. DOI: 10.1007/s11605-017-3566-z.

[8] ARREDONDO J, BAIXAULI J, PASTOR C, et al. Mid-term oncologic outcome of a novel approach for locally advanced colon cancer with neoadjuvant chemotherapy and surgery[J]. Clin Transl Oncol, 2017, 19(3):379-385. DOI: 10.1007/s12094-016-1539-4.

第三章
清扫 No.204、No.206 组淋巴结的腹腔镜右半结肠癌扩大根治术

■ 1.1 概述

虽然多学科综合诊疗模式（MDT）已广泛应用于结直肠癌（CRC），特别是进展期 CRC 的治疗，规范彻底的手术治疗仍然是 CRC 治疗中不可或缺的关键一环。针对结肠癌的手术治疗原则，Hohenberger 等于 2009 年提出完整结肠系膜切除技术（complete mesocolic excision，CME）[1, 2]。它科学地规范化了结肠癌根治术的切除范围和肿瘤学原则，减少了结肠癌的局部复发和远处转移，改善了患者的预后[3]。

CME 技术对肝曲和右半横结肠癌的切除范围及淋巴清扫区域有明确的建议：根部结扎结肠中血管并清扫根部淋巴结；根部结扎胃网膜右血管并清扫其根部淋巴结（即幽门下淋巴结）；沿胃网膜血管弓内清扫距肿瘤 10~15cm 范围内的胃大弯侧淋巴结，即清扫胃结肠韧带淋巴结（GCLN）[2]。其理论依据在于：该部位肿瘤存在胃结肠韧带淋巴结转移的可能[4]。许多中国学者认可并采用的所谓扩大右半结肠癌根治术与之类似，即对肝曲和右半横结肠癌，除按照标准的右半结肠癌根治术要求外，也对胃结肠韧带淋巴结进行常规清扫[5]。

■ 1.2 清扫 No.204、No.206 组淋巴结的腹腔镜右半结肠癌扩大根治术

1.2.1 患者信息

男性，29 岁，主诉右侧腹胀痛 2 周，无手术史。

肠镜：肝曲一巨大肿物堵塞肠腔，成菜花状，表面附污苔，质脆易出血。

活检病理：腺癌。

CT：升结肠肝曲肠壁增厚，管腔狭窄，考虑 MT。

术前分期：cT4N2M0。

1.2.2 手术步骤

腹腔探查

进入患者腹腔后，进行腹腔探查，以明确肿瘤定位，侵犯程度，以及有无肝脏、腹膜、胃结肠韧带淋巴结（GCLN）转移（图 3-3-1）。

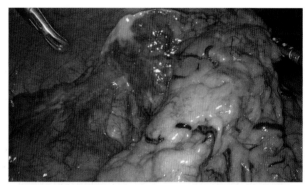

A 肿瘤位于结肠肝曲，侵犯浆膜，局部网膜组织形成炎性包裹

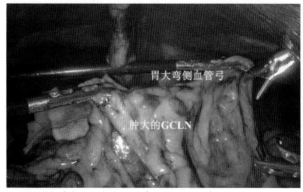

B 胃结肠韧带内沿胃大弯侧血管弓可见肿大淋巴结

图 3-3-1　腹腔探查

右结肠后间隙（RRCS）拓展

助手提起阑尾与回盲部，术者自尾侧打开右结肠旁沟腹膜反折线（图 3-3-2 中的 A），进入 Toldt's 筋膜与结肠系膜间的天然外科平面[7]，即 RRCS。此间隙内无重要的器官与复杂结构，分离相对容易、安全。助手将肠系膜向左侧牵引，术者自尾侧向头侧扩展 RRCS（图 3-3-2 中的 B）至结肠肝曲水平，同时向内侧暴露十二指肠，此为

进入横结肠后间隙（TRCS）的标志（图 3-3-2 中的 C、D）。手术进行至此，转向传统中间入路。

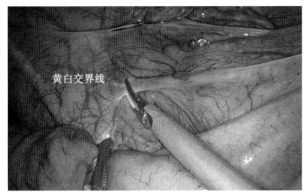

A 起步

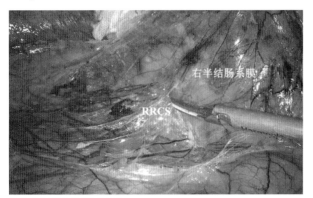

B 向上拓展 RRCS 至肝曲

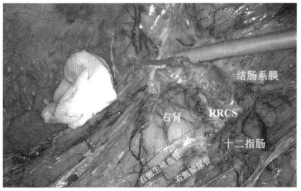

C 游离肝曲

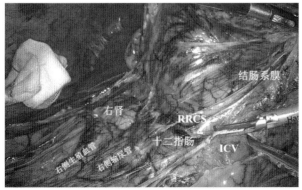

D 拓展 TRCS

图 3-3-2　由下而上、由外到内游离右半结肠及系膜

中间入路结扎肠系膜血管

起步：以回结肠血管（ICV/ICA）在肠系膜表面投影为解剖标志（图 3-3-3 中的 A），打开结肠系膜，可轻易与其后方已打开的 RRCS 间隙汇合（图 3-3-3 中的 B）。传统完全中间入路，年轻外科医生在寻找并拓展 RRCS 时往往难以精准把握手术层面，层面过深容易进入肾前筋膜后方而损伤其后的输尿管、精索血管等重要结构，抑或层面过浅进入结肠系膜导致出血。而在此术式中，RRCS 已在尾侧入路时充分打开，已经寻找到外科平面，后续操作更加便捷。

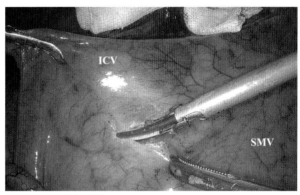

A ICV 和 SMV 投影线

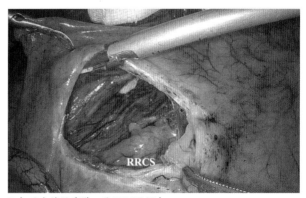

B 打开右结肠系膜，于 RRCS 汇合

图 3-3-3　中间入路起步点

术者继而以肠系膜上静脉（SMV）为主线，自尾侧向头侧逐步打开血管鞘，逐步裸露 SMV、SMA 及其分支，清扫外科干，并将分支依次结扎，进一步解剖 Henle's 干及其分支（图 3-3-4）。

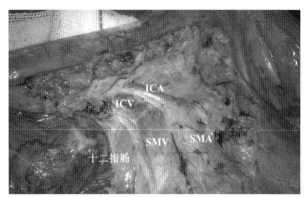

A 回结肠动、静脉（ICA/ICV）

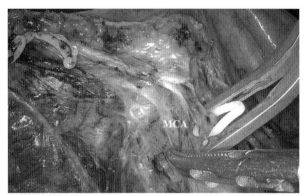

B 结肠中动脉（MCA）

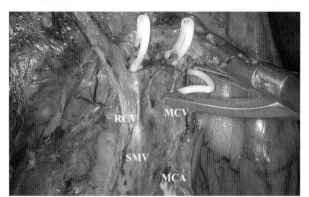

C 结肠中静脉（MCV）

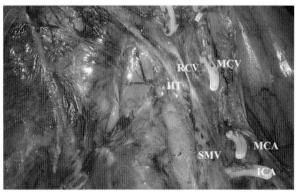

D 右结肠静脉（RCV）与 Henle's 干

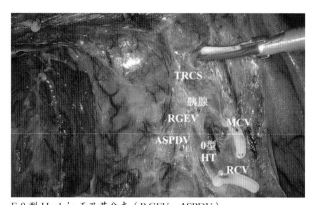

E 0 型 Henle's 干及其分支（RGEV，ASPDV）

图 3-3-4　中间入路结扎肠系膜根部血管

GCLN 清扫

由于患者肿瘤位于结肠肝曲，且分期为进展期，需行 GCLN 淋巴结清扫。沿胃网膜血管弓内清扫距肿瘤 10~15cm 范围内的 GCLN，结扎胃网膜右动静脉（RGEV&RGVA）根部清扫幽门下淋巴结（图 3-3-5）。

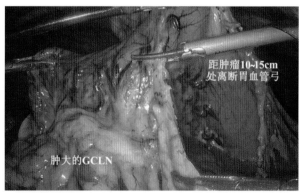

A 沿胃网膜血管弓内清扫距肿瘤 10~15cm 范围内的 GCLN

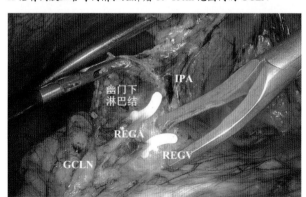

B 胃网膜右血管（RGEV&RGEA）

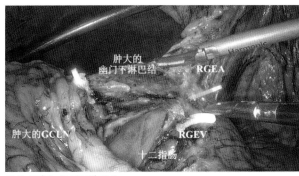

C 根部清扫幽门下淋巴结

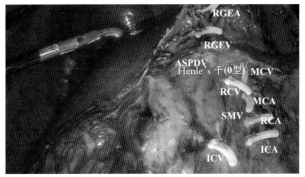

D 联合 GCLN 扩大清扫范围标识

图 3-3-5 GCLN 淋巴结清扫

消化道重建

消化道重建可以采用小切口辅助下完成（图 3-3-6），抑或采用完全腹腔镜下完成。行回肠结肠吻合，可包括端端吻合、侧侧吻合及端侧吻合。

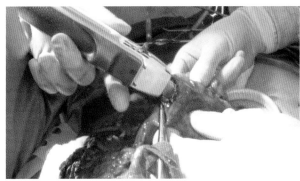

A 回肠结肠侧侧吻合

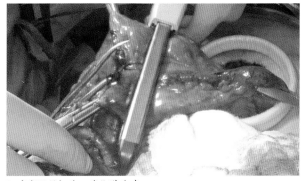

B 病变肠段切除，消化道重建

图 3-3-6 小切口辅助进行消化道重建

1.3 讨论

1.3.1 结肠肝曲及右半横结肠癌三种术式的比较

D3 根治术：日本结直肠癌学会分别将结肠旁淋巴结、沿滋养动脉分布的中间淋巴结和滋养动脉根部淋巴结定义为 N1、N2 和 N3。日本结直肠癌学会在 20 世纪 80 年代提出的右半结肠癌 D3 根治术[6]强调中央淋巴结清扫，要求清扫肠系膜动脉根部水平，最大化清扫区域淋巴结。同时强调胃大弯侧淋巴结（日本学者称之为 No.204 组淋巴结）和幽门下淋巴结（日本学者称之为 No.206 组淋巴结）不属于结肠区域淋巴结，一般不做预防性扩大淋巴清扫[7]。术前诊断或术中发现转移，可行扩大右半结肠切除术。

CME 术：其主要内容包括脏层筋膜和壁层筋膜间间隙的锐性游离，保持脏层筋膜的完整性，充分暴露根部营养血管并高位结扎，滋养血管根部淋巴结清扫。CME 理念的价值在于从胚胎发育解剖学层面完整切除包括肿块在内的足够长度的肠管及其周围系膜，彻底清扫肿瘤引流区域淋巴结达到 D3 水平。CME 技术对肝曲和右半横结肠癌的切除范围及淋巴清扫区域有明确的建议：根部结扎结肠中血管并清扫根部淋巴结；根部结扎胃网膜右血管并清扫其根部淋巴结（即幽门下淋巴结）；沿胃网膜血管弓内清扫距肿瘤 10~15cm 范围内的胃大弯侧淋巴结，即完整清扫胃结肠韧带淋巴结（GCLN）。

右半结肠癌扩大根治术：与标准的右半结肠癌根治术相比，扩大右半结肠癌根治术 D3 淋巴结清扫增加了三方面内容：清扫结肠中血管周围并根部结扎；清扫幽门下淋巴结、根部结扎胃网膜右血管；胃大弯血管弓内切除右半侧大网膜，完整切除胰头十二指肠前筋膜[5]。

可以看出，在 GCLN 清扫问题上，中国学者与欧洲学者认识较为接近，与日本学者存在一定分歧。

1.3.2 GCLN 清扫的争议

形成这种争议的一个主要原因在于目前对肝曲及右半横结肠癌 GCLN 转移的认识存在很大的不足，主要体现在以下几个方面：首先，淋巴结转移率莫衷一是，幽门下淋巴结转移率2%~12.5%，胃大弯侧淋巴结转移率 4.1%~9%[8-14]，且结果均来源于小样本回顾性研究；其次，对该部位淋巴结转移的临床意义存在争议，部分学者认为其转移与肿瘤的直接浸润有关，与 T4b 肿瘤的预后价值相当，有学者仍将其视为区域淋巴结，与 N+ 肿瘤的预后价值相当，也有学者考虑为远处转移，即与 M1 肿瘤的预后价值相当；再次，对于该部位淋巴结清扫的手术安全性存在争议，日本学者 Hasegawa 等研究发现清扫幽门下淋巴结导致胃网膜右血管出血的概率较高[15]。我国学者认为在行幽门下淋巴结清扫时，胃网膜右动脉的定位缺乏直接的解剖标志，也是术中出血，延长手术时间的重要原因之一[16]。

1.3.3 进一步研究方向

目前针对肝曲及右半横结肠腺癌 GCLN 转移的研究均为小样本回顾性研究，患者的基线水平、入组标准、研究方法和研究终点均存在异质性，因此研究结论缺乏说服力。许多研究并未指明幽门下淋巴结和胃大弯淋巴结，或将其混为一谈。目前尚未有研究对该区域淋巴结清扫的可行性、安全性、短期疗效及远期预后进行系统的综合性评价。因此，针对这一问题开展一项前瞻性观察性多中心临床研究具有十分重大的临床价值。既能为进一步规范右半结肠癌根治术的淋巴清扫范围提供有说服力的临床依据，也为后续开展高质量的多中心临床随机对照研究奠定扎实的基础。研究过程中一定需要严格质控，主要是手术清扫范围的规范性质控及标本取材的准确性质控（图3-3-7）。

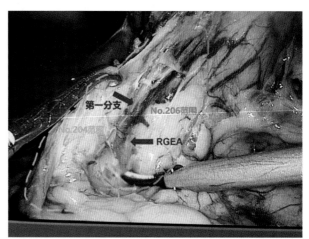

A 幽门下淋巴结（No.206 组淋巴结）和胃大弯淋巴结（No.204 组淋巴结）清扫范围示意图

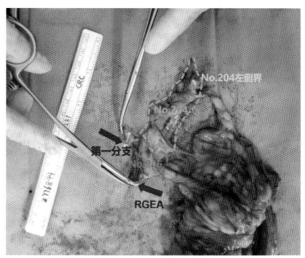

B 幽门下淋巴结（No.206 组淋巴结）和胃大弯淋巴结（No.204 组淋巴结）取材范围示意图

图 3-3-7　淋巴结清扫、取材质控示意图

1.4 小结

肝曲及右半横结肠癌是否需要清扫胃结肠韧带淋巴结存在争议。CME 技术及国内右半结肠癌扩大根治术提倡联合胃结肠韧带行淋巴结清扫。目前对于该组淋巴结的转移率、转移的临床意义及预防性清扫的临床价值均尚不明确，需要开展高质量临床研究以提供循证医学证据，以便于更好地规范右半结肠癌根治术的淋巴清扫范围。

（蔡正昊、冯波）

参考文献

[1] WEST N P, HOHENBERGER W, WEBER K, et al. Complete mesocolic excision with central vascular ligation produces an oncologically superior specimen compared with standard surgery for carcinoma of the colon[J]. Journal of clinical oncology : official journal of the American Society of Clinical Oncology, 2010, 28(2):272 - 278. DOI: 10.1200/JCO.2009.24.1448.

[2] HOHENBERGER W, WEBER K, MATZEL K, et al. Standardized surgery for colonic cancer: complete mesocolic excision and central ligation—technical notes and outcome[J]. Colorectal disease : the official journal of the Association of Coloproctology of Great Britain and Ireland, 2009, 11(4):354−364; discussion 364−365. DOI: 10.1111/j.1463−1318.2008.01735.x.

[3] SONDENAA K, QUIRKE P, HOHENBERGER W, et al. The rationale behind complete mesocolic excision (CME) and a central vascular ligation for colon cancer in open and laparoscopic surgery. International Journal Of Colorectal Disease, 2014, 29(4): 419−428.

[4] TOYOTA S, OHTA H, ANAZAWA S. Rationale for extent of lymph node dissection for right colon cancer[J]. Dis Colon Rectum, 1995, 38: 705−711.

[5] LI Y. Laparoscopic extended right hemicolectomy with D3 lymphadenectomy[J]. Ann Transl Med, 2015, 3(9): 124.

[6] Japanese Research Society for Cancer of the Colon and Rectum. General rules for clinical and pathological studies on cancer of the colon, rectum and anus. Part I. Clinical classification[J]. Jpn J Surg, 1983, 13(6): 557−573.

[7] WATANABE T, MIROSHI K, TAKAYUKI M, et al. Japanese Society for Cancer of the Colon and Rectum (JSCCR) guidelines 2016 for the treatment of colorectal cancer[J]. Int J Clin Oncol, 2018, 23(1): 1−34.

[8] BERTELSEN C A, et al. Lymph node metastases in the gastrocolic ligament in patients with colon cancer[J]. Dis Colon Rectum, 2014, 57(7): 839−845.

[9] PERRAKIS A, WEBER K, MATZEL K, et al. Lymph node metastasis of carcinomas of transverse colon including flexures. Consideration of the extramesocolic lymph node stations[J]. Int J Colorectal Dis, 2014, 29(10): 1223−1229.

[10] 崔艳成, 高志冬, 韩龙, 等. 右半结肠癌淋巴结跳跃转移高危因素单中心前瞻性观察性研究[J]. 中国实用外科杂志, 2015, 35(06): 659−663.

[11] FENG B, JING S, LING T L, et al. Laparoscopic complete mesocolic excision (CME) with medial access for right−hemi colon cancer: feasibility and technical strategies[J]. Surg Endosc, 2012, 26(12): 3669−3675.

[12] TOYOTA S, Ohta H, Anazawa S. Rationale for extent of lymph node dissection for right colon cancer[J]. Dis Colon Rectum, 1995, 38(7): 705−711.

[13] 张森, 冯波, 马君俊, 等. "翻页式"完全中间入路腹腔镜右半结肠癌完整结肠系膜切除术[J]. 中华消化外科杂志, 2015, 14(12): 1026−1030.

[14] UEMATSU D, AKIYAMA G, SUGIHARA T, et al. Laparoscopic radical lymph node dissection for advanced colon cancer close to the hepatic flexure[J]. Asian J Endosc Surg, 2017, 10(1): 23−27.

[15] HASEGAWA S, KONDO K, KAWAMURA J, et al. Medially approached radical lymph node dissection along the surgical trunk for advanced right-sided colon cancers[J]. Surg Endosc, 2007, 21(9): 1657.

[16] 赵丽瑛，李国新，张策，等. 腹腔镜下右半结肠血管解剖及血管并发症分析 [J]. 中华胃肠外科杂志，2012, 15(4): 336-341.

第四章
腹腔镜辅助横结肠癌 D3 根治术

1.1 概述

结肠癌是我国常见的恶性肿瘤之一，具有较高的发病率和病死率，但其中横结肠中段癌较为少见[1]。相比较其他部位，横结肠中段癌仅占结肠癌的 10% 左右。目前，横结肠癌的外科治疗尚不规范，可能取决于多种因素，包括肿瘤的确切位置、分期和解剖因素等。例如，肿瘤的准确位置将决定切除标本中是否需要包括结肠中动脉（MCA）[2]。同时，由于横结肠癌接近胰腺和十二指肠，使得围绕横结肠血管的淋巴结清扫技术要求很高，往往造成横结肠癌手术无法做到统一标准[3]。

1.2 腹腔镜辅助横结肠癌 D3 根治术

1.2.1 患者信息

适应证：横结肠中段的腺癌并需要行 D3 淋巴结清扫。对于横结肠肿瘤靠近肝曲的患者选择行右半结肠癌 D3 根治术，对于横结肠肿瘤靠近脾曲的患者选择行左半结肠癌 D3 根治术。

禁忌证：有严重的心肺功能不全；肿瘤导致的肠梗阻或者肿瘤直径大于 6cm。

我们此次选取的案例为一名 56 岁的男性，诊断为：横结肠中分化腺癌。术前分期：cT3N3M0。

1.2.2 手术步骤

手术前准备

采用气管插管全身麻醉，分腿位，取头高足低。术中根据操作需要对体位进行适当调整。建立 CO_2 气腹，压力 12mmHg。常规 5 孔法（图 3-4-1）：观察孔取脐部下如图示，要保证能清晰观察到肝曲和脾曲结构。其余操作孔如图示。考虑到手术难点在于处理结肠中动静脉和胃结肠干，主刀可单纯位于患者左侧完成所有手术步骤，但左侧站位对主刀左手分离技术要求较高；对于初学者，

可选择中间站位完成结肠中动脉周围淋巴结清扫，换位左侧站位拓展右侧 Toldt's 间隙，然后再换位右侧拓展左侧 Toldt's 间隙。

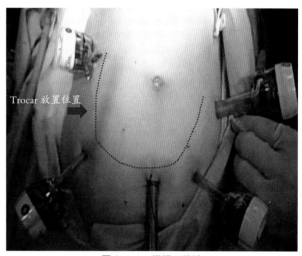

图 3-4-1 常规 5 孔法

手术步骤

手术遵循肿瘤学原则和无菌原则，采取中间入路法行横结肠癌 D3 根治术。

探查：先探查腹膜、肝脏、盆腔等有无转移结节，确定肿瘤部位于横结肠中段，及有无侵犯周围器官。

No.223 组淋巴结的基本界限共识（图 3-4-2）：中下界需要显露肠系膜上动静脉；右下界为十二指肠曲下缘；左下界为 Treitz 韧带至胰腺下缘。

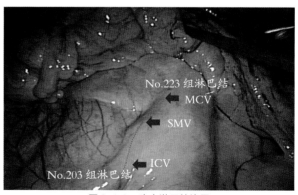

图 3-4-2 确定淋巴结边界

手术开始：助手双钳向头侧提起横结肠系膜并展开维持张力以充分显露横结肠系膜根部、十二指肠和 Treitz 韧带。考虑到寻找结肠中血管和胃结肠干的难度，建议在大致十二指肠水平的肠系膜上血管投影处作为手术切入点。逐层切开肠系膜上静脉表面系膜浆膜层，找到肠系膜上静脉和动脉，此时可使用左手分离钳伸入肠系膜上静脉血管鞘内沿血管表面钝性分离，超声刀非工作刀头进入钳口内血管鞘膜内切开系膜，层次清晰，不易损伤血管。右结肠动脉缺如临床多见，术中应注意血管变异，避免损伤。

层次优先原则：肠系膜上静脉回流支血管变异较多，容易出血。建议在处理横结肠系膜血管前先在胰十二指肠前筋膜的前侧分离出右侧 Toldt's 筋膜间隙和切开 Treitz 韧带至胰腺下缘，以充分暴露肠系膜上动静脉、结肠动脉、胃结肠干和胰腺的基本解剖关系，避免损伤胰腺下缘的肠系膜上静脉，也易于控制出血。在 Toldt's 筋膜间隙进行解剖是保证肿瘤根治性（CME 原则）和避免副损伤的关键。

小技巧：在筋膜间隙内分离时，主刀医师左手小纱布牵拉间隙下方组织（图 3-4-3），给予足够的空间显露，在助手的牵拉配合下，采用超声刀行锐性解剖，或者主刀医师双手交换操作，都可保证完整的系膜分离。向右侧扩大 Toldt's 筋膜间隙，至右侧和肝区 Toldt's 线。可放置一块小纱布作为间隙标志，便于在肝结肠韧带视角下沿胆囊和肝下缘切断横结肠右侧系膜。

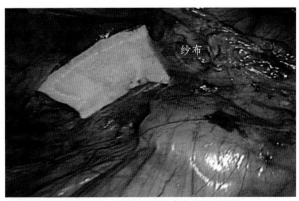

图 3-4-3　主刀左手小纱布协助拓展间隙

处理肠系膜上动脉（图 3-4-4）：由于胃结肠干解剖变异多，出血风险高，所以先结扎结肠中动脉有利于寻找胃结肠干和降低出血后处理的难度。于肠系膜上静脉左侧和 Treitz 韧带逐层切开寻找结肠中动脉并于根部结扎。如果分离结肠中动脉有困难，可以先沿 MCA 的左侧在 Treitz 韧带上缘切开找到胰腺下缘（此处为横结肠系膜最薄处），在胰腺下缘和 SMA 的交角处找到 MCA。同时切开 Treitz 韧带也为准确游离左侧的 Toldt's 间隙打开入路。肠系膜上动脉清扫上界标志点为胰腺下缘，沿肠系膜上动脉主干向上清扫时，切勿盲目清扫进入组织疏松的 Treitz 筋膜间隙即胰腺后方，造成不必要的损伤。

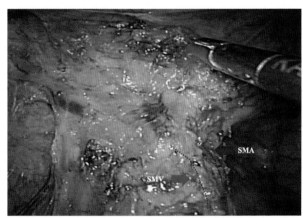

图 3-4-4　肠系膜上动静脉显露

根部结扎胃结肠干（图 3-4-5）：在结扎切断 MCA 和游离了 Toldt's 间隙后，助手应重新提展横结肠系膜暴露横结肠根部。胃结肠干的主干位于 SMA—胰腺下缘—副右结肠静脉—SMV 之间。主刀左手沿 SMV 向头侧分离，即可找到胃结肠干。由于胃结肠干大多由胰十二指肠下前静脉、副右结肠静脉和胃网膜右静脉汇入并注入 SMV。可以分别结扎副右结肠静脉和胃网膜右静脉，保留胰十二指肠下前静脉。也可以在胃结肠干根部结扎，但要注意切勿损伤胰十二指肠下前静脉导致出血。可以在胃结肠干和 SMA 根部放置一块小纱布作为间隙标志，便于在胃胰间隙视角下沿胰腺下缘切断横结肠中部系膜。

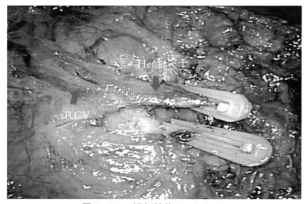

图 3-4-5　根部结扎 Henle's 干

游离左侧的 Toldt's 筋膜间隙（图 3-4-6）：在切开 Treitz 韧带后即可显露胰体尾的下缘，沿空肠起始部的左侧缘切开即可打开左侧 Toldt's 筋膜间隙。如果保留足够肠管无吻合张力，则建议保留肠系膜下静脉。左侧肾前筋膜前方沿胰腺下缘分离至左侧 Toldt's 线，可放置一块小纱布作为间隙标志，便于在胃胰间隙视角下沿胰腺下缘切断横结肠左侧系膜。

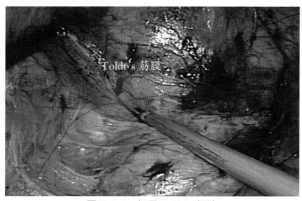

图 3-4-6　拓展 Toldt's 间隙

胃网膜血管弓内切除大网膜：助手双手分别提起胃体及胃窦部前壁，主刀由胃大弯左侧距离肿瘤至少 10cm 切开大网膜，逐支切断胃网膜右血管分支，直至胃网膜右动脉并结扎离断。至此完成 No.6 和右侧 No.4sa 组淋巴结的清扫。

切断横结肠系膜：在胰腺下缘找到纱布标志位置（图 3-4-7），向右切断横结肠系膜，跨过十二指肠降部、肝下缘至升结肠旁沟，和右侧的 Toldt's 间隙汇合。至此完成结肠肝曲游离。再沿胰腺下缘向脾下极切断左侧横结肠系膜和左侧的 Toldt's 间隙汇合，至此完成结肠脾曲游离，同时

完成区域淋巴结清扫（图 3-4-8）。

清扫淋巴结：取上腹部正中切口，提出横结肠及其系膜和大网膜，在体外切除距离肿瘤前后 7~10cm 结肠及包括 No.231、No.232、No.233 组淋巴结在内的横结肠系膜和 No.6 组淋巴结。

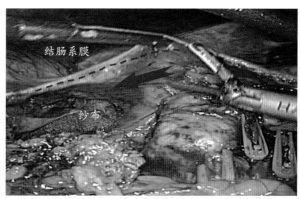

图 3-4-7　以胰腺下缘纱布为导向裁剪横结肠系膜

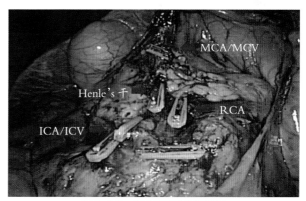

图 3-4-8　完成各站淋巴结清扫

结肠吻合：可以选择辅助切口进行端端、侧侧、端侧吻合；个别病人可以选择全腹腔镜下结肠吻合，另选小切口取出标本。

重建气腹：检查术野有无出血，血管结扎是否正确，吻合口有无扭转。冲洗腹腔，放置引流管。

手术结果

手术时长为 115min，术中出血量为 25ml。

术后病理：（横）结肠中分化腺癌，pT3N2。

患者术后恢复良好，无明显术后并发症，术后第三天查 CRP 67.6mg/L，WBC 7.8×10^9/L，拔除引流管，进食半流。术后 4 天顺利出院。

■ **1.3 讨论**

腹腔镜结肠癌手术从 20 世纪 90 年代首次被提出，到今天已经有了较大的技术突破及进步，

COST 和 CLASICC 等研究也证实了腹腔镜结肠癌手术与传统的开腹手术可达到相同的肿瘤学疗效，并且不会明显增加手术并发症，但此类研究均将横结肠癌排除在外[4, 5]。

最近几年，已有 3 项研究显示了腹腔镜横结肠癌手术的长期肿瘤学效果，但其报道的 5 年生存率仍有较大出入。Hahn 等首次报道了腹腔镜横结肠癌手术长期肿瘤学效果，5 年总生存率和无瘤生存率分别为 84.7% 和 89.3%，其中Ⅲ期横结肠癌患者分别为 83.9% 和 76.9%[6]。Hirasaki 等研究显示，Ⅱ期横结肠癌患者 5 年总生存率和无瘤生存率分别为 93.5% 和 94.4%，Ⅲ期横结肠癌患者分别为 81.4% 和 79.1%[7]。Zhao 等研究显示，腹腔镜横结肠癌 5 年总生存率和无瘤生存率分别为 73.6% 和 70.5%[8]。

完整结肠系膜切除术首次由 Hohenberger[9] 等人于 2009 年首次提出，目前完整结肠系膜切除术已被认为是结肠癌手术应普遍遵循的原则，因为被证实有着较好的肿瘤学疗效，但腹腔镜下能否完成全结肠系膜切除术仍是研究的焦点。Gouvas[10] 等研究认为，相对于开腹横结肠癌手术，腹腔镜全结肠系膜切除术无法完整完成横结肠癌切除。然而，Mori[11] 等认为，可以通过中间入路方式来克服此障碍，沿着外科干解剖并清扫淋巴结，然后离断结肠及系膜。因此，由于手术技术的突破，腹腔镜横结肠癌根治术成为了外科治疗的首选。

目前，对于横结肠癌切除及淋巴结清扫范围，仍存在较多争议。根据最新的 ESMO 指南[12]，由于肠旁淋巴结转移一般不超过肿瘤近端及远端的 8cm，因此指南推荐肠管切除范围至少距离肿瘤上下缘 10cm，除非受限于肿瘤的特殊位置。而对于横结肠淋巴结清扫方面，幽门下淋巴结属于非区域淋巴结，而清扫 No.206 组淋巴结属于结肠癌扩大清扫术，对手术技术要求较高，对此存在较大争议。Toyota 等[13] 回顾性研究报道，发现横结肠肝曲癌幽门下淋巴转移率仅为 2%，只有在高度怀疑结肠肝曲癌幽门下淋巴结转移时才予以清扫。Bertelsen 等[14] 回顾性分析 98 例幽门下淋巴结清扫的结肠癌患者切除标本，其中 1/3 结肠肝曲癌，5.3% 患者出现幽门下或胃大弯淋巴结转移。有其他的研究也指出幽门下淋巴结转移率为 1.6%~9% 不等[15-17]。蔡东汉等[18] 对 41 例横结肠癌淋巴结转移规律研究中得出，NO.223 组淋巴结转移占 7.3%，NO.253 组淋巴结转移仅仅占 2.4%，而第二站转移率则为 NO.222 组淋巴结的 14.6% 及 NO.232 组淋巴结的 12.2%。宗雅萍等[19] 和徐烨等[20] 也有类似的结果，如肿瘤切除标本中是否需要包括结肠中动脉（MCA）需根据肿瘤所在位置、结肠脾曲肿瘤清扫范围和结肠肝曲清扫范围等来决定。Nakagoe[21] 等人研究指出，脾曲癌患者的淋巴结转移沿左结肠动脉（LCA）和结肠中动脉（MCA）左分支发展，提示结扎 LCA 和 MCA 左分支可能是手术的必要步骤。另外，Watanabe[22] 等人使用吲哚菁绿荧光进行淋巴示踪研究，发现结肠脾曲肿瘤在 LCA 或 MCA 的左分支中均有淋巴引流现象，进一步证明了上述的说法。同时，针对尚未侵及浆膜层 (T2-3) 的横结肠癌，可于胃网膜血管弓外处理胃结肠韧带，行胃网膜右动脉根部淋巴结清扫后保留胃网膜右动脉。如果病期较晚，肿瘤侵犯浆膜层（T4a）则需于胃网膜右动脉根部结扎离断并清扫淋巴结，同时切除肿瘤以远 10cm 胃网膜。

另外，横结肠癌手术，尤其是腹腔镜横结肠癌根治手术往往有着更大的手术风险。Simorov[23] 等研究显示，相比其他部位结肠手术，腹腔镜横结肠手术中转开腹最高，同时会使术后并发症发生率增加，主要是短期并发症发生率和病死率增加，甚至可能影响短期生存。

结肠脾曲游离是本手术的难点之一，关于脾曲游离，常见的腹腔镜结肠癌手术入路方法有中间入路、侧方入路及前方入路。结肠脾曲毗邻脾脏和胰腺等重要器官，通过脾结肠韧带、胃结肠韧带及左膈结肠韧带等悬吊结构与邻近器官紧密联系，其操作复杂，术中易造成脾脏或胰腺等周围重要脏器及血管的损伤。我们中心之前的研究中提出，中间入路"四步法"游离结肠脾曲，即处理根部血管，采用"挑拨离间"的手术技巧，拓展 Toldt's 间隙，游离左结肠旁沟，与后方拓展的 Toldt's 间隙汇合，游离胃结肠韧带和最后的游离横结肠系膜。157 例患者均顺利完成手术，并无明显术后并发症出现。

除此之外，胃结肠干及其回流支的清扫亦是手术难点。由于肠系膜上静脉及 Henle's 干的变异多，若手术起始时就处理血管，因空间狭小导致操作难度较大。通常，我们先分离胰十二指肠上前间隙及右侧 Toldt's 筋膜间隙和结扎离断 MCA，从而充分暴露肠系膜上静脉根部及回流支，进而方便处理血管。Henle's 干由胃网膜右静脉、副右结肠静脉和胰十二指肠下前静脉等汇成胃结肠干等多种形式。术中常常需要单独分离结扎离断胃网膜右静脉、副右结肠静脉以及胰十二指肠下前静脉，若遇到出血可直接于 Henle's 干根部进行结扎处理。

■ 1.4 小结

综上所述，腹腔镜下横结肠癌根治术的完成需医师对结肠复杂的解剖结构有一定的认识，及具备相对较为熟练的腹腔镜手术技巧。对于腹腔镜横结肠癌手术在进展期横结肠癌的临床效果和肿瘤学效果则需要更进一步研究。

（吴德庆、梁伟俊、李勇）

参考文献

[1] SIEGEL R L, MILLER K D, Jemal A. Cancer statistics, 2019[J]. CA Cancer J Clin, 2019, 69(1):7-34. DOI:10.3322/caac.21551.

[2] CHAND M, SIDDIQUI M R S, RASHEED S, et al. A systematic review and meta-analysis evaluating the role of laparoscopic surgical resection of transverse colon tumours[J]. Surg Endosc, 2014, 28(12):3263-3272. DOI:10.1007/s00464-014-3634-3.

[3] EGI H, NAKASHIMA I, HATTORI M, et al. Surgical techniques for advanced transverse colon cancer using the pincer approach of the transverse mesocolon[J]. Surg Endosc, 2019, 33(2):639-643. DOI:10.1007/s00464-018-6491-7.

[4] NORDHOLM-CARSTENSEN A. Oncological outcome following laparoscopic versus open surgery for cancer in the transverse colon: a nationwide cohort study[J]. Surg Endosc, 10.

[5] FLESHMAN J, SARGENT D J, GREEN E, et al. Laparoscopic Colectomy for Cancer Is Not Inferior to Open Surgery Based on 5-Year Data From the COST Study Group Trial[J]. Ann Surg, 2007, 246(4):655-664. DOI:10.1097/SLA.0b013e318155a762.

[6] HAHN K Y, BAEK S J, JOH Y G, et al. Laparoscopic Resection of Transverse Colon Cancer: Long-Term Oncologic Outcomes in 58 Patients[J]. J Laparoendosc Adv Surg Tech, 2012,22(6):561-566. DOI:10.1089/lap.2011.0422.

[7] HIRASAKI Y, FUKUNAGA M, SUGANO M, et al. Short- and long-term results of laparoscopic surgery for transverse colon cancer[J]. Surg Today, 2014,44(7):1266-1272. DOI:10.1007/s00595-013-0682-6.

[8] YANG J, TAO H S, CAI W, et al. Accuracy of actual resected liver volume in anatomical liver resections guided by 3-dimensional parenchymal staining using fusion indocyanine green fluorescence imaging: YANG ET AL[J].J Surg Oncol, 2018, 118(7):1081-1087. DOI:10.1002/jso.25258.

[9] HOHENBERGER W, WEBER K, MATZEL K, et al. Standardized surgery for colonic cancer: complete

mesocolic excision and central ligation − technical notes and outcome[J]. Colorectal Dis, 2009,11(4):354−364. DOI:10.1111/j.1463−1318.2008.01735.x.

[10] GOUVAS N, PECHLIVANIDES G, ZERVAKIS N, et al. Complete mesocolic excision in colon cancer surgery: a comparison between open and laparoscopic approach: Distal right−sided colon cancer: remains challenge for laparoscopy[J]. Colorectal Dis, 2012,14(11):1357−1364. DOI:10.1111/j.1463−1318.2012.03019.x.

[11] MORI S, KITA Y, BABA K, et al. Laparoscopic complete mesocolic excision via combined medial and cranial approaches for transverse colon cancer[J]. Surg Today, 2017,47(5):643−649. DOI:10.1007/s00595−016−1409−2.

[12] XYNOS E, GOUVAS N, TRIANTOPOULOU C, et al. Clinical practice guidelines for the surgical management of colon cancer: a consensus statement of the Hellenic and Cypriot Colorectal Cancer Study Group by the HeSMO[J]. Ann Gastroenterol, 15.

[13] TOYOTA S, OHTA H, ANAZAWA S. Rationale for extent of lymph node dissection for right colon cancer[J]. Dis Colon Rectum, 1995,38(7):705−711. DOI:10.1007/BF02048026.

[14] BERTELSEN C A, BOLS B, INGEHOLM P, et al. Lymph node metastases in the gastrocolic ligament in patients with colon cancer[J]. Dis Colon Rectum, 2014,57(7):839−845. DOI:10.1097/DCR.0000000000000144.

[15] UEMATSU D, AKIYAMA G, SUGIHARA T, et al. Laparoscopic radical lymph node dissection for advanced colon cancer close to the hepatic flexure[J]. Asian J Endosc Surg, 2017,10(1):23−27. DOI:10.1111/ases.12311.

[16] PERRAKIS A, WEBER K, MERKEL S, et al. Lymph node metastasis of carcinomas of transverse colon including flexures. Consideration of the extramesocolic lymph node stations[J]. Int J Colorectal Dis, 2014,29(10):1223−1229. DOI:10.1007/s00384−014−1971−2.

[17] FENG B, SUN J, LING T L, et al. Laparoscopic complete mesocolic excision (CME) with medial access for right−hemi colon cancer: feasibility and technical strategies[J]. Surg Endosc, 2012,26(12):3669−3675. DOI:10.1007/s00464−012−2435−9.

[18] 蔡东汉, 官国先, 刘星, 等. 左半结肠癌淋巴结转移规律的临床分析 [J]. Chin J Gastrointest Surg, 2016,19(6):659−663.

[19] 宗雅萍, 韩丁培, 陆爱国, 等. 完整结肠系膜切除在腹腔镜左半结肠癌根治术中应用分析 [J]. Chin J Pract Surg, 2014,34(1):85−89.

[20] 徐烨. 大肠癌的外科治疗. China Oncol, 2013,(5):389−398.

[21] NAKAGOE T, SAWAI T, TSUJI T, et al. Surgical Treatment and Subsequent Outcome of Patients with Carcinoma of the Splenic Flexure[J]. Surg Today, 2001,31(3):204−209. DOI:10.1007/s005950170169.

[22] WATANABE J, ISHIBE A, SUWA Y, et al. Real−Time Indocyanine Green Fluorescence Imaging−Guided Laparoscopic Right Hemicolectomy in Hepatic Flexural Colon Cancer[J]. Dis Colon Rectum, 2018,61(11):1333−1334. DOI:10.1097/DCR.0000000000001151.

[23] SIMOROV A, SHALIGRAM A, SHOSTROM V, et al. Laparoscopic Colon Resection Trends in Utilization and Rate of Conversion to Open Procedure: A National Database Review of Academic Medical Centers[J]. Ann Surg, 2012,256(3):462−468. DOI:10.1097/SLA.0b013e3182657ec5.

第五章
肥胖病人的腹腔镜右半结肠切除术

1.1 概述

目前肥胖已经成为世界范围内的公共健康问题，在西方国家，世界卫生组织（WHO）将体重指数（BMI）> 25kg/m² 定义为超重，BMI > 30kg/m² 定义为肥胖[1]，在美国成年中，超重人数占 68%，肥胖人数占 33.8%。已有数据显示，与体重正常的人相比（BMI 18.5~24.9 kg/m²），肥胖人群因各种病因死亡的人数明显增加，其中主要为心血管疾病[2]。亚洲人的 BMI 总体上低于西方人，但是亚洲人多表现为腹部向心性肥胖，如果用 30kg/m² 作为诊断亚洲人肥胖的阈值，可能会低估肥胖带来的风险，基于此 WHO 专家委员会将 BMI 25kg/m² 定义为亚洲人肥胖的阈值[3]。手术是结肠癌患者获得治愈的主要手段，随着科学技术的发展，腹腔镜已经成为结直肠癌手术的常用工具，数据显示，腹腔镜结直肠癌手术与开腹手术相比预后无统计学差异，并具有术中出血少、恢复快、住院时间短等微创优势[4]。但是，肥胖病人是否适合开展腹腔镜结直肠癌根治术，目前尚存在一定争议。总体来讲，肥胖病人可能从腹腔镜微创手术中获益，但我们不能将肥胖病人简单地认为只是"胖"，因为肥胖病人具有特殊的病理生理特点，若开展腹腔镜手术则需要严格的术前评估和多学科围手术期管理。

1.2 肥胖病人围手术期管理面临的挑战

肥胖病人通常合并多种内科并发症，包括：糖尿病、呼吸暂停综合征、高血压、冠心病、血脂异常和消化道疾病等，这些合并症的存在常会导致术中麻醉和术后康复风险增加。

一项数据显示，与体重正常的人群相比，BMI 在 30.0~34.9 kg/m² 的人群 2 型糖尿病患病率增加 20.1 倍，BMI ≥ 35 kg/m² 的人糖尿病患病率则增加 38 倍，诸多数据显示，糖尿病是影响结直肠癌患者预后死亡率的独立危险因素[5]。

肥胖病人常伴有上呼吸道脂肪异常堆积，是导致阻塞性睡眠呼吸暂停低通气综合征的重要原因，气管插管刺激、麻醉药物及睡眠呼吸暂停综合征会造成肥胖病人术后呼吸系统并发症发生率明显提高[6]。

心脏疾病也是肥胖病人的一个常见合并症，美国一项弗雷明汉心脏研究显示，在 6000 例无任何心脏疾病史的人群中，平均随访 14 年，8.4% 的人会发生心脏疾病，其中肥胖人群（BMI > 30kg/m²）是非肥胖人群发病率的 2 倍，而且 BMI 每增加 1kg/m²，男性心脏疾患发生率就增加 5%，女性增加 7%[7]。

另外，肥胖人群的非酒精性脂肪肝需要引起重视，数据显示，肥胖人群中非酒精性脂肪肝占到了 74%[8]。

因此，对于肥胖病人，完善包括血糖、血脂、心脏超声、肺功能、肝功能等在内的术前检查和评估，术中控制麻醉剂的使用，术后密切监测血氧饱和度、血糖及容量控制极为重要，建议肥胖病人术后常规回外科监护室进行 24h 密切监测，严格的围手术期管理是确保肥胖结肠癌患者安全实施手术的重要保障。

1.3 肥胖病人的手术预后及术后并发症

目前数据显示，与非肥胖病人相比，肥胖结直肠癌病人接受腹腔镜手术后，肿瘤学预后和术后死亡率未见统计学差异，但术后并发症发生率明显升高。Oyasiji 等[9]研究显示非肥胖（BMI<25 kg/m²）、超重（25 ≤ BMI<30 kg/m²）和肥胖（BMI > 30 kg/m²）病人腹腔镜结肠癌手术中位淋巴结获取数量分别为 19 枚、20 枚和 19 枚，无统计学差异。Fung 等[10]对包含 4550 例结直肠癌病人的 13 个研究进行 meta 分析显示：肥胖病人进行腹腔镜手术淋巴结获取数量、5 年总体生存和无远处转移生存率无统计学差异，而中转开腹率、术后并发症发生率和吻合口漏发生率明显高于非肥胖患者。Park 等[11] 对 984 例腹腔镜结直肠手术研究发现，BMI 是腹腔镜结直肠癌手术中转开腹的独立危险因素，BMI > 30 kg/m^2 的结直肠癌患者腹腔镜中转开腹率是 BMI<25 kg/m^2 的 8.36 倍。多数研究显示，肥胖结直肠癌病人接受腹腔镜手术的手术时间明显长于非肥胖病人。Xia 等[12] 研究发现非肥胖、超重和肥胖病人的中位手术时间分别为 135min、145min 和 162.5min，具有统计学差异，Park 等[11] 和 Makino 等[13] 也发现手术时间在接受腹腔镜结直肠癌手术的正常体重和肥胖病人间具有显著差异。关于术中出血量，不同研究存在较大争议，在 Fung 等[10] 进行的 meta 分析中，8 项研究中包含了腹腔镜结直肠手术出血量数据，其中 3 项研究显示肥胖病人的术中出血量明显多于非肥胖病人，而另外 5 项研究则显示两组病人无统计学差异。

肥胖病人的病理生理改变常常会给术后管理带来挑战，总体来讲，肥胖结直肠癌病人接受腹腔性手术的术后并发症发生率显著高于非肥胖者，分别为 34.6% 和 19.5%，相关并发症包括：切口感染、吻合口漏、术后肠麻痹等[10]。Watanabe 等[14] 研究发现，内脏型肥胖是腹腔性结肠术后发生吻合口漏和外科相关感染的独立危险因素。Bège 等[15] 研究发现，尽管在麻醉和 ICU 使用呼气末正压通气预防术后肺不张，但是肥胖结直肠癌患者腹腔镜手术后肺不张发生率明显高于非肥胖者，分别为 16.6% 和 3.2%。Xia 等[12] 和 Leroy 等[16] 则研究显示肥胖病人和非肥胖结直肠癌病人接受腹腔镜手术后，需要进入 ICU 的病人比例分别占 37% vs. 21% 和 11% vs. 5%，前者明显高于后者。

■ 1.4 尾侧入路和腔内吻合的优势

肥胖尤其是腹型肥胖会增加腹腔镜结肠癌手术技术难度，主要体现在：肥厚的结肠系膜使结肠游离、血管根部淋巴结清扫困难；肥胖病人系膜组织质脆，易撕裂出血；腹部可操作空间变小；

合并症的存在导致对气腹和体位的耐受性下降[17]。

目前，腹腔镜右半结肠切除手术存在多种入路选择，包括：外侧入路、完全中间入路、头侧 - 中间联合入路、尾侧入路等。中间入路为腹腔镜手术的主流入路，应用范围最为广泛。中间入路强调先结扎供血血管根部，通常以肠系膜下静脉系膜投影作为解剖标志，以回结肠血管作为起始游离坐标，逐一解剖肠系膜上动静脉分支血管并结扎，由内向外沿右侧肾前筋膜与右结肠系膜之间的融合筋膜间隙（Toldt's 间隙）游离右半结肠和系膜。但是对于肥胖患者，采取中间入路可能会遇到致命的困难，即肥厚的肠系膜脂肪造成难以识别解剖标志，解剖层次不清晰，继而发生难以控制的出血或中转开腹。

对于肥胖病人实施结肠癌根治手术，找对正确的解剖层面完成彻底的淋巴结清扫是手术的主要任务，其中能否进入正确的层面是手术成败的关键。2013 年，日本的三毛牧夫等率先报道了其从尾侧回盲部背侧开始游离的尾侧腹腔镜右半结肠切除术[18]。2015 年我国 Zou 等[19] 对 96 例腹腔镜右半结肠尾侧入路手术进行了报道，平均手术时间 164.3 ± 52.2min，出血量 86.5 ± 33.3ml，平均淋巴结清扫 28.5 ± 7.2 枚，术后并发症发生率为 8.7%，目前关于尾侧入路与完全中间入路的对照研究较少，余志清等[20] 对 57 例尾侧入路和 58 例完全中间入路的腹腔镜右半结肠切除术的回顾性研究发现，尾侧入路手术时间和出血量均明显低于中间入路组，而淋巴结清扫数目、中转开腹率、术后排气时间及并发症发生率未见统计学差异。在实施尾侧入路时，在助手的良好牵拉暴露下，即使肥胖病人也可以识别右侧肠系膜根部髂窝附着点的黄白交界线，切开此线，即可进入 Toldt's 间隙，再由下向上、向内和外拓展层面，进入正确层面后再解剖肠系膜上动静脉分支血管，这样可以有效避免肥胖病人在实施完全中间入路时解剖标志显露不清的问题，从而降低了手术难度与风险。

同时有研究发现，对于腹腔镜右半结肠手术，全腹腔镜下腔内吻合对于肥胖病人可能更有优势。

与传统体外吻合相比，全腹腔镜下腔内吻合可能降低腹腔粘连程度，最大程度降低肠管扭转发生率，缩小切口及相关并发症[21]。Vigali 等研究发现，对于 BMI > 30kg/m² 接受腹腔镜右半结肠切除的患者中，与腔外吻合相比，全腹腔镜下腔内吻合肠功能恢复更快（术后平均排气时间 1.8 天 vs. 1.6 天），术后切口疝发生率更低（7.8% vs. 25%）[22]。

1.5 小结

综上所述，肥胖结直肠癌患者有其特殊的病生理特征，可能伴有高危合并症，围手术期严格的多学科评估和及时干预是确保手术安全的重要保障；对肥胖结直肠癌病人接受腹腔镜手术需术后严密监测和警惕术后并发症发生；在外科技术层面，尾侧入路和全腔镜下吻合对于肥胖患者可能具有一定优势。

（申占龙）

参考文献

[1] World Health Organization. Obesity: preventing and managing the global epidemic. Report of a WHO consultation. technical report series[M]. 2000, 894(i-xii): 1-253.

[2] FLEGAL K M, GRAUBARD B I, WILLIAMSON D F, et al. Cause-specific excess deaths associated with underweight, overweight, and obesity[J]. JAMA, 2007,298:2028-2037.

[3] WHO Expert Consultation. Appropriate body-mass index for Asian populations and its implications for policy and intervention strategies[J]. Lancet, 2004, 363:157-163.

[4] DI B, LI Y, WEI K, et al. Laparoscopic versus open surgery for colon cancer: a meta-analysis of 5-year follow-up outcomes[J]. Surg Oncol, 2013, 22(3):39-43.

[5] HU F B, MANSON J E, STAMPFER M J, et al. Diet, lifestyle, and the risk of type 2 diabetes mellitus in women[J]. N Engl J Med, 2001, 345:790-797.

[6] HORNER R L, MOHIADDIN R H, LOWELL D G, et al. Sites and sizes of fat deposits around the pharynx in obese patients with obstructive sleep apnoea and weight matched controls[J]. Eur Respir J, 1989, 2: 613-622.

[7] KENCHAIAH S, EVANS J C, LEVY D, et al. Obesity and the risk of heartfailure[J]. N Engl J Med, 2002, 347: 305-313.

[8] ANGULO P. Nonalcoholic fatty liver disease[J]. N Engl J Med, 2002, 346: 1221-1231.

[9] OYASIJI T, BALDWIN K, KATZ S C, et al. Feasibility of purely laparoscopic resection of locally advanced rectal cancer in obese patients[J]. World J Surg Oncol, 2012, 10:147.

[10] FUNG A, TRABULSI N, MORRIS M, et al. Laparoscopic colorectal cancer resections in the obese: a systematic review[J]. Surg Endosc, 2017, 31(5): 2072-2088.

[11] PARK J W, LIM S W, CHOI H S, et al. The impact of obesity on outcomes of laparoscopic surgery for colorectal cancer in Asians[J]. Surg Endosc, 2010, 24(7):1679-1685.

[12] XIA X, HUANG C, JIANG T, et al. Is laparoscopic colorectal cancer surgery associated with an increased risk in obese patients? A retrospective study from China[J]. World J Surg Oncol, 2014, 12: 184.

[13] Makino T, Trencheva K, Shukla P J, et al. The influence of obesity on short- and long-term outcomes after laparoscopic surgery for colon cancer: a casematched study of 152 patients[J]. Surgery, 2014, 156(3):

661-668.

[14] WATANABE J, TATSUMI K, OTA M, et al. The impact of visceral obesity on surgical outcomes of laparoscopic surgery for colon cancer[J]. International journal of colorectal disease, 2014, 29: 343-351.

[15] BEGE T, LELONG B, FRANCON D, et al. Impact of obesity on short-term results of laparoscopic rectal cancer resection[J]. Surg Endosc, 2009, 23: 1460-1464.

[16] LEROY J, ANANIAN P, RUBINO F, et al. The impact of obesity on technical feasibility and postoperative outcomes of laparoscopic left colectomy[J]. Ann Surg, 2005, 241(1): 69-76.

[17] LASCANO C A, KAIDAR-PERSON O, SZOMSTEIN S, et al. Challenges of laparoscopic colectomy in the obese patient: a review[J]. Am J Surg, 2006, 192(3): 357- 365.

[18] 张宏，刘金钢，主译. 腹腔镜下大肠癌手术 [M]. 北京：人民卫生出版社，2015:116-133.

[19] ZOU L N, LU X Q, WAN J. Techniques and Feasibility of the Caudal-to-Cranial Approach for Laparoscopic Right Colectomy With Complete Mesenteric Excision[J]. Dis Colon Rectum, 2017, 60(4):e23-e24.

[20] 余志清，杜江. 尾侧入路与中间入路行腹腔镜下右半结肠癌根治术临床疗效对比 [J]. 中华普外科手术学杂志（电子版），2019,13(4): 382-384.

[21] RAFTOPOULOS I, COURCOULAS A P, BLUMBERG D. Should completely intracorporeal anastomosis be considered in obese patients who undergo laparoscopic colectomy for benign or malignant disease of the colon? [J].Surgery, 2006,140(4):675-682.

[22] VIGNALI A, ELMORE U, LEMMA M, et al. Intracorporeal versus Extracorporeal Anastomoses Following Laparoscopic Right Colectomy in Obese Patients: A Case-Matched Study[J]. Dig Surg, 2018, 35(3):236-242.

第六章
伴急腹症右半结肠癌的手术策略

■ 1.1 概述

右半结肠癌导致的急诊情况主要包括其急性并发症：急性肠梗阻、急性肠穿孔和急性肠道出血。其中急性肠梗阻和急性肠穿孔在临床上最为常见。与非梗阻性结肠癌相比，梗阻性结肠癌患者常有更多的合并症和更高的手术麻醉风险。右半结肠癌急性肠穿孔发生率相对较低，但会引起严重的腹腔污染，导致弥漫性腹膜炎甚至感染性休克的发生，危及生命。2015年的一项荟萃分析[1]，总计236名接受肠癌急诊手术患者中，右半结肠癌占35.4%（93/263），仅次于乙状结肠癌（98/263）所占比例。2017年，世界急诊外科协会在2010年发布的《梗阻性左半结肠癌管理与治疗指南》的基础上新增了右半结肠癌梗阻与穿孔相关的管理与治疗内容[2]。这说明右半结肠癌导致的外科并发症比率不断升高，往往需行急诊手术治疗。本文结合笔者经验及国内外相关文献，重点对右半结肠癌所导致的常见急腹症的诊断、治疗策略和手术注意事项等进行总结。

■ 1.2 右半结肠癌伴急性肠梗阻

1.2.1 右半结肠癌致急性肠梗阻的临床表现与诊断方法

左半结肠管腔相对于右半结肠狭小，且右半结肠癌较少为溃疡型或浸润型，所以左半结肠癌更易发生急性肠梗阻。然而近期有文献报道1/3的右半结肠癌患者会伴发急性肠梗阻的合并症[3]。其可能原因为：肿瘤侵及或压迫回盲瓣，回盲瓣肿瘤发生肠套叠，肿瘤为溃疡型或浸润型，肿瘤晚期体积巨大或者位于管腔相对较小的结肠肝曲或右侧横结肠等。其临床表现为梗阻表现和原发病表现。右半结肠癌伴肠梗阻属低位梗阻，若肿瘤位于升结肠或远端结肠，属闭袢性梗阻，可表现为右腹较剧烈的腹痛、腹胀和排气、排便不畅

症状。若回盲瓣功能丧失[4]，或肿瘤位于回盲部侵及或压迫回盲瓣，可表现为低位小肠梗阻表现：阵发性腹痛，腹胀范围较广，可伴呕吐。同时，患者常常还伴有原发病表现：贫血、低蛋白血症、右腹有时可触及肿物。当出现心率增快、血压不稳、患者神志不清等体征时，需注意低血容量性或感染性休克的发生。腹部检查显示有压痛、腹膨隆和肠鸣音活跃或亢进，若肠鸣音减弱或消失需考虑肠绞窄可能。

怀疑右半结肠癌导致的肠梗阻除了症状和体征之外，必须基于实验室检查和辅助检查。实验室检查最重要的目的在于评估患者因腹腔内体液丢失和呕吐所导致的电解质紊乱，预防低血容量性或者感染性休克、DIC的发生。白细胞、中性粒细胞增多、淀粉酶升高和乳酸水平升高提示肿瘤坏死甚至穿孔可能，需要引起足够重视[5]。腹部CT平扫检查为首选辅助检查。相对于腹部X线平片和腹部超声检查，腹部CT平扫具有更佳的特异性和敏感性。腹部CT平扫对于肠梗阻检查的敏感度为60%，特异度为86%[2]。其优势在于不仅协助确诊肠梗阻，还能够定位梗阻部位、评估肿瘤分期、腹腔远处脏器转移等情况。并且，通过CT检查还能够判断回盲瓣功能开闭情况，从而评估小肠扩张程度。结肠镜通常不推荐作为急性肠梗阻的初步诊断方法，但可以帮助那些有慢性症状的患者进行诊断。

1.2.2 右半结肠癌致急性肠梗阻的治疗策略

治疗策略需根据患者的病情进行个体化制订。首先对患者生命体征进行评估，维持血流动力学稳定，抢救生命为重中之重。在初步明确诊断后，应在药物干预、积极对症支持的同时，立刻考虑手术治疗。同时根据美国麻醉医师学会（american society of anesthesiologists, ASA）评分[6]和序贯器官衰竭评分（sequential organ failure assessment,

SOFA）[7]等评分系统对患者的整体状态进行量化评估，有助于判断其预后和围手术期死亡风险。术前根据右半结肠癌的临床特性、患者症状体征和影像学对肿瘤负荷和分期进行评估。对于可切除肿瘤争取一期切除吻合，多数情况无需造口。而对于进展期、转移或肿瘤负荷大和终末期患者，处理方式则以尽量保守为主，比如化疗、介入治疗等，即使行急诊手术也应选取创伤最小的姑息性方式（图3-6-1）[8]。

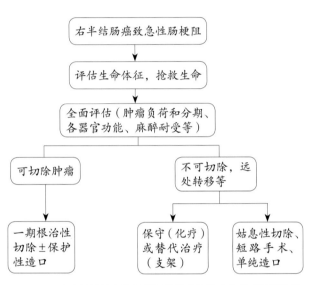

图3-6-1　右半结肠致急性肠梗阻的治疗流程（参考《恶性肿瘤相关急腹症多学科管理中国专家共识》[8]）

生命体征稳定或不全性梗阻患者给予胃肠减压、纠正水电解质和酸碱紊乱、防治感染等保守治疗，待症状好转后，行经结肠镜活检明确右半结肠癌，行手术治疗。生命体征不稳定患者，需边对症抗休克治疗边行急诊手术。急诊手术前可不进行肠道准备，文献报道[9]急诊手术前进行肠道准备并不能降低吻合口漏的风险。手术方式[2]主要包括：①右半结肠切除一期吻合；②右半结肠切除一期吻合+吻合口近端小肠造口；③右半结肠切除远端封闭+近端小肠造口；④单纯小肠造口；⑤短路手术。笔者推荐对于肿瘤可切除患者，首选右半结肠切除一期吻合的手术方式，并推荐回结肠侧侧吻合术。Lee等人报道急诊右半结肠切除一期吻合术后吻合口漏发生率为5.2%，属可接受范围[10]。如果患者水电解质失衡严重，吻合口血运不满意，考虑行右半结肠切除一期吻

合+吻合口近端小肠造口。对于肿瘤不可切除患者，行单纯小肠造口或者短路手术，术后通过化疗等方式降期后进行二期切除。肠梗阻患者肠管往往扩张、水肿明显，术中牵拉需要轻柔小心。

腹腔镜手术在结肠癌限期手术中的优势已经通过一些随机对照试验得到了证实[11]。然而，它在紧急情况下的作用仍待阐明。2017年的一项荟萃分析[11]比较右半结肠癌肠梗阻腹腔镜手术与开腹手术，一共纳入5项研究，其中仅传统开腹手术出现1例吻合口漏（1.9%），30天内二次手术率与30天内死亡率在腹腔镜组与开腹组中并无显著差异。而且，腹腔镜组在手术时长、术后恢复时间、失血量等方面更具优势。是否在急诊情况下进行腹腔镜手术应考虑患者的一般情况，包括血流动力学稳定性、腹胀程度，病灶的可切除性，以及外科医生在这种情况下进行根治性切除的能力。笔者2020年初诊治一名79岁女性患者，因腹痛就诊，CT诊断为升结肠癌伴梗阻，因CT示盲肠明显扩张，随时可能发生肠破裂（图3-6-2中的A），故选择行开放手术，术中发现肠壁浆肌层多处广泛裂开，黏膜坏死，此患者不建议腹腔镜手术（图3-6-2中的B）。

金属支架置入通常应用于左半结肠癌或直肠癌伴梗阻，梗阻缓解后可一期切除吻合，避免肠造口术。因右半结肠癌伴梗阻多可直接手术无需造口，因此较少应用金属支架。对于肿瘤无法切除或者不能耐受手术的患者来说，通过内镜在肿

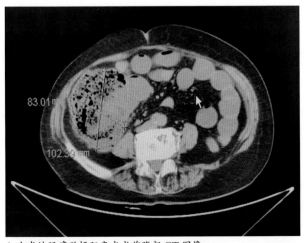

A 右半结肠癌致梗阻患者术前腹部CT图像

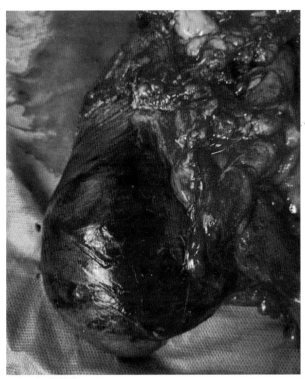

B 术后标本实物图

图 3-6-2 79 岁女性患者右半结肠癌致急性肠梗阻基本情况

瘤近端置入自膨式金属支架也是不错的选择[12]。对于一般情况较好的患者，后期可行化疗，待肿瘤缩小后行根治切除。但是，自膨式金属支架也会导致支架移位、肠穿孔等风险，而且术后 3 月左右可能再次梗阻。所以，笔者建议对于肿瘤潜在可切除者，支架置入可能作为一个过渡期治疗方式。如果肿瘤无切除可能，建议做造口手术。

1.3 右半结肠癌伴急性肠穿孔

1.3.1 临床表现与诊断方法

右半结肠癌相关的急性肠穿孔可分为肿瘤穿孔和肿瘤近端肠管继发梗阻坏死穿孔两种，是最为危重的急腹症。肿瘤穿孔的病因又分为肿瘤相关及非肿瘤相关两种：前者包括原发肿瘤直接侵透肠壁坏死引起穿孔；后者为由于诊断和治疗因素导致的穿孔，如化疗反应以及肠镜检查或肠梗阻支架放置中出现的肿瘤部位肠管破溃穿孔等。肿瘤近端肠管穿孔常由于继发梗阻发生肠坏死。肿瘤部位的肠管穿孔，腹膜炎症由于局部包裹常常比较局限；而肿瘤近端的肠管穿孔，肠内容物扩散至腹腔，腹膜炎症更加严重，发生感染性休

克的风险更高。有报道研究，肿瘤部位和肿瘤部位附近肠管穿孔的死亡率分别为 37%、60%[13]。

患者可表现为发热、剧烈腹痛、呼吸急促甚至神志淡漠。体格检查表现为板状腹，全腹压痛、反跳痛，肠鸣音常常不能闻及。白细胞增多、中性粒细胞增多、淀粉酶升高和乳酸水平增高均提示穿孔风险。急诊腹部 CT 为最佳辅助检查，可以发现腹腔少量游离气体明确穿孔（可选择肺窗，或调整 CT 对比度至合适的窗宽窗位有利于观察附于腹膜下方、系膜内、网膜内、肠壁外少量游离气体），并可明确肿瘤和穿孔位置。CT 可以通过以下情况定位穿孔部位[14]：肠壁不连续，肠梗阻的部位，肠壁内气体或肠壁增厚伴或不伴相关炎症性肿块或脓肿或瘘。腹部 X 线平片发现腹腔游离气体能证实穿孔，但通常不能定位穿孔来源。若患者病情危重，生命体征不稳定，床旁腹部超声检查能够减少病人活动，防止病情进一步加重。并且腹部超声明确肠穿孔的敏感度与腹部 CT 相当，通过评估腹、盆腔积液量，判断腹腔污染情况[15]。

1.3.2 右半结肠癌致急性肠穿孔的治疗策略

当弥漫性腹膜炎发生时，首要任务是控制脓毒血症的来源，建议及时进行综合治疗。稳定血流动力学仍然位于治疗中的第一位。腹腔感染致脓毒性休克的治疗具有时间依赖性，应尽快开展药物治疗和急诊手术。纠正休克、水盐电解质紊乱、抗感染是药物治疗的关键。

具有以下特点者病情危重：① pH < 7.2；② 体温 < 35℃；③ 碱剩余 < − 8；④ 肌力差；⑤ 凝血功能紊乱，必须给予足够支持治疗[2]。笔者经验对于结肠穿孔导致弥漫性腹膜炎，应立即予加强抗感染（建议应用碳青霉烯类抗生素），抑酸（奥美拉唑等），抑酶（醋酸奥曲肽等），补液并补充胶体（足量血浆、白蛋白等）等。对于肿瘤穿孔至系膜内，肿瘤穿孔局部网膜包裹彻底使炎症局限，腹腔污染不重，应积极完成术前准备后急诊手术。可先行腹腔镜手术分离离断根部血管，同时密切观察，做好中转开腹手术准备。对于穿孔范围大，导致弥漫性腹膜炎，甚至伴有感染性

休克患者，应进行抗休克治疗紧急完成术前准备工作，行急诊开腹手术，不建议行腹腔镜手术。手术注意事项：手术切口应较大能充分暴露术野，并利于术中彻底冲洗；手术时间尽量缩短，术中密切观察生命体征变化，必要时应用多种血管活性药物。

同时通过右半结肠癌临床特点和影像学检查对肿瘤负荷、分期和腹腔污染情况进行肿瘤学评估，决定手术方式。对于腹腔污染不严重，肿瘤可切除患者尽量行一期根治性切除吻合术；对于广泛转移、肿瘤不可切除或者腹腔污染严重患者，应采取尽量保守的手术方法，比如姑息性切除，单纯造口或者短路手术。可切除患者手术方式首选右半结肠切除，对于肿瘤部位肠管的穿孔，切除肿瘤，根据术中腹腔污染和肠管血运、扩张情况，选择是否进行一期吻合或者小肠造口。术中应根据腹腔污染状况，给予彻底的腹腔冲洗（图 3-6-3）[8]。

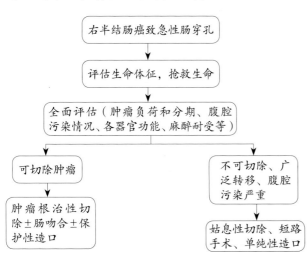

图 3-6-3　右半结肠致急性肠穿孔的治疗流程（参考《恶性肿瘤相关急腹症多学科管理中国专家共识》[8]）

■ **1.4 右半结肠癌导致的急性下消化道出血**

1.4.1 临床表现与诊断方法

右半结肠癌导致的急性下消化道出血主要原因为肿瘤破溃出血，或者肿瘤治疗过程中相关药物及干预措施亦有可能导致肿瘤的出血。患者粪便多为深褐色，有时为黑便。患者可伴有腹痛、腹胀症状，贫血和心动过速体征，实验室检查提示血红蛋白低于正常水平。腹部 CT 为首选辅助检查。相对于腹部 X 线平片和腹部超声检查，腹部

CT 可以提示肿瘤位置、肿瘤进展情况和腹腔出血情况。对于血流动力学稳定后的患者，在就诊后 24h 内可进行结肠镜检查，前提是做好肠道准备。根据患者的耐受情况，用 3~4h 给予聚乙二醇清洗结肠内的血液和大便，可增加肿瘤的检出率[16]。

1.4.2 右半结肠癌致急性下消化道出血的治疗策略

对于意识丧失、呼吸停止及大动脉搏动无法触及的患者即行心肺复苏。对于血流动力学不稳定的患者，首先进行液体复苏及相关生命支持。包括吸氧、禁食水、开放静脉通路，并在必要时进行血液制品输注。同时积极进行止血治疗，包括质子泵抑制剂 + 生长抑素及其类似物等。待血流动力学稳定后，患者可经全面评估后行限期手术治疗。对于有持续性出血和高危临床特征的患者，内科治疗不能控制肿瘤活动性出血，可考虑急诊手术切除。手术方式同样应该经术前评估肿瘤负荷、分期和患者一般情况后进行选择。对于肿瘤可切除，一般情况尚可的患者，尽量行肿瘤根治性切除 + 一期吻合。肿瘤无法切除，广泛转移或者一般情况较差的患者选择尽量保守的手术方式，比如姑息性切除，短路手术或者单纯造口（图 3-6-4）[8]。有研究报道[17]，对于药物治疗无效，持续便血患者，在循环稳定的前提下安排患者行 DSA 检查，可有效发现肿瘤所致的出血血管，同时可以进行选择性栓塞治疗[18]。

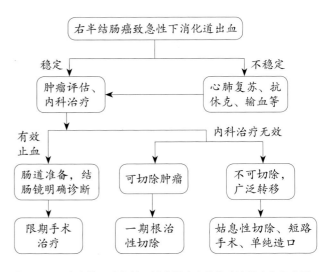

图 3-6-4　右半结肠癌致急性下消化道出血的治疗流程（参考《恶性肿瘤相关急腹症多学科管理中国专家共识》[8]）

■ 1.5 小结

综上所述，右半结肠癌相关急腹症不同于良性疾病导致的急腹症，其病情更加复杂，外科治疗是右半结肠癌合并梗阻和穿孔的主要治疗手段，选择正确的手术时机和合理个体化手术方式、重视围手术期处理，可达到满意的疗效。我们要从多角度思考和制订治疗策略，考量因素包括患者身体各系统器官功能和营养状况评估，并发急腹症的类型及严重程度，右半结肠肿瘤本身特性、分期和可切除性等。治疗过程需抓住主要矛盾，以抢救生命为第一原则，处理并发症的同时，争取原发肿瘤一期切除。所以优秀的急诊外科医生需要具备 MDT 的全局理念和丰富的临床经验，既能主导复杂的 MDT 讨论或灵活的学科会诊，还要能做到平衡利弊、当机决断。此外，治疗难度和手术风险较大，术前应详细向患者家属交代治疗风险，并获得理解。熟练掌握右半结肠癌所致的常见急腹症的诊断要点和治疗策略，对于结直肠外科医师、普外科医师、急诊外科医师均具有重要意义。

（王颢）

参考文献

[1] ASKARI A, MALIETZIS G, NACHIAPPAN S, et al. Defining characteristics of patients with colorectal cancer requiring emergency surgery[J]. Int J Colorectal Dis, 2015,30(10):1329−1336.

[2] PISANO M, ZORCOLO L, MERLI C, et al. 2017 WSES guidelines on colon and rectal cancer emergencies: obstruction and perforation[J]. World J Emerg Surg, 2018,13:36.

[3] MEGE D, MANCEAU G, BEYER−BERJOT L, et al. Surgical management of obstructive right−sided colon cancer at a national level results of a multicenter study of the French Surgical Association in 776 patients[J]. Eur J Surg Oncol, 2018,44(10):1522−1531.

[4] TIWARY S K, SINGH M K, KHANNA R, et al. Colonic carcinoma with multiple small bowel perforations mimicking intestinal obstruction[J]. World J Surg Oncol, 2006,4:63.

[5] KAHI C J, REX D K. Bowel obstruction and pseudo−obstruction[J]. Gastroenterol Clin North Am, 2003,32(4):1229−1247.

[6] Buvanendran A, Buvanendran A, Hurley R W, et al. Consensus Guidelines on the Use of Intravenous Ketamine Infusions for Acute Pain Management From the American Society of Regional Anesthesia and Pain Medicine, the American Academy of Pain Medicine, and the American Society of Anesthesiologists[J]. Regional Anesthesia pain Medicine, 2018,43(5):456−466.

[7] MEDLEJ K. Calculated decisions: sequential organ failure assessment (SOFA) score[J]. Emerg Med Pret, 2018,20(Suppl10):CD1−CD2.

[8] 中国医师协会外科医师分会，中国医师协会外科医师分会肿瘤外科医师委员会，中国医师协会外科医师分会多学科综合治疗专业委员会. 恶性肿瘤相关急腹症多学科管理中国专家共识 [J]. 中华胃肠外科杂志，2020,23(5):17.

[9] JIMÉNEZ FUERTES M, COSTA NAVARRO D. Resection and primary anastomosis without diverting ileostomy for left colon emergencies: is it a safe procedure?[J]. World journal of surgery, 2012,36(5):1148−1153.

[10] FAUCHERON J L, PAQUETTE B, TRILLING B, et al. Emergency surgery for obstructing colonic cancer: a comparison between right-sided and left-sided lesions[J]. European journal of trauma and emergency surgery : official publication of the European Trauma Society, 2018,44(1):71-77.

[11] OTSUKA K, KIMURA T, HAKOZAKI M, et al. Comparative benefits of laparoscopic surgery for colorectal cancer in octogenarians: a case-matched comparison of short- and long-term outcomes with middle-aged patients[J]. Surg Today, 2017,47(5):587-594.

[12] 康泰,韩新巍,任建庄,等. DSA下支架置入对于右半结肠癌性梗阻的疗效与价值[J]. 临床放射学杂志, 2017,36(3):4.

[13] ANWAR M A, D'SOUZA F, COULTER R, et al. Outcome of acutely perforated colorectal cancers: experience of a single district general hospital[J]. Surg Oncol, 2006,15(2):91-96.

[14] CAHALANE M J. Gastrointestinal perforation[J]. UpToDate, 2020.

[15] CHEN S C, YEN Z S, WANG H P, et al. Ultrasonography is superior to plain radiography in the diagnosis of pneumoperitoneum[J]. Br J Surg, 2002,89(3):351-354.

[16] STRATE L. Summary of acute lower gastrointestinal bleeding in adults[J]. UpToDate, 2020.

[17] 程洁敏,王建华. 血管造影和介入治疗在消化道出血诊治中的应用 [J]. 中国实用外科杂志, 2010,30(6):5.

[18] 盛卫忠,姚璐,董天庚,等. 急性下消化道出血的临床外科诊治分析 [J]. 中国临床医学, 2019,26(6):4.

第七章
右半结肠手术并发症处理

1.1 概述

无论是腹腔镜或开放右半结肠手术，都具有发生并发症的风险。有研究表明，术者的手术经验、手术方式及切除范围与并发症发生率密切相关。右半结肠手术术中易损伤的器官涉及腹腔脏器、系膜血管及神经。腹腔镜右半结肠手术相关并发症主要由两大类原因引起：一方面是机械损伤，各种手术器械如腹腔镜专用剪刀、分离钳、金属夹、血管夹等误伤所致；另一方面是热能量损伤，主要是能量平台如超声刀、电刀、电钩、电剪等电外科产品使用不当引起组织器官热损伤。现将结直肠手术相关并发症分述如下。

1.2 并发症

1.2.1 麻醉相关并发症

腹腔镜结直肠手术首选全麻。麻醉引起的并发症较为少见，多与头低脚高特殊体位、腹腔内压力升高有关。头低脚高位及腹腔内压力的升高可增加胃内容物反流的机会，可能造成误吸。此外术中充气过多，腹腔内压力过高时可引起心血管系统及呼吸系统的不良反应，如腹腔内压力＞20mmHg（1mmHg=0.133kPa），气道内阻力会增加，下腔静脉回流受阻，回心血量减少，周围血管阻力增加，引起血压升高、心率加快及心律不齐等。目前临床广泛应用自动气腹机充气系统，可维持腹腔内的压力，当腹腔内压力超过预定压力时，气腹机即自动停止充气，可以避免上述并发症。此外，面罩吸氧压力过高会引起胃扩张，增加胃穿孔的发生率，故术前应常规放置胃肠减压管。

1.2.2 术中并发症

胃肠道损伤

胃肠道损伤的原因主要是机械性损伤，以及术中使用能量如电刀、超声刀、LigaSure等造成的热灼伤。机械性损伤多于术中发现，而热灼伤通常在术后数日才发现。如术中闻到臭味、发现有肠液流出或肠道浆膜面有血肿或者术后病人出现腹膜炎表现时，应考虑有胃肠道损伤的可能。

术中胃扩张是胃损伤的最主要因素。平卧时，气腹针或Trocar引起的胃穿孔通常较小，不易被发现。一旦发现应立即修补，并置胃管进行胃肠减压，手术可照常进行，术后继续胃肠减压、禁食补液。

右半结肠切除术中误伤十二指肠偶有发生，临床医生应高度重视。由于十二指肠解剖结构的特殊性，损伤后的处理比较复杂，如处理不当往往后果严重。易发生肠漏、胰漏、出血和感染等并发症，往往迁延不愈。因此，术前应仔细评估十二指肠受侵犯的可能性。术前增强CT、十二指肠镜及上消化道造影可帮助明确病变与十二指肠的关系。如考虑十二指肠受累，应针对可能发生的问题制订不同的手术方案。根据损伤大小选择不同的处理方式，因右半结肠切除术较多损伤十二指肠降部前壁，除非十二指肠降部严重损伤并殃及十二指肠乳头或胰头无法修复者，均可行十二指肠修补和（或）造瘘引流术，术后一般不会出现十二指肠狭窄。对于严重损伤无法修补者行胰十二指肠切除亦要慎重，往往意味着极差的预后。十二指肠尚未全层破裂或微小裂口因肠壁水肿，即使仔细探查也不易发现，易漏诊而导致术后肠瘘。因此如遇此情况除仔细探查外，可经胃管注入亚甲蓝和（或）空气，阻断近端空肠检查有无亚甲蓝或气体自可疑裂口溢出，明确诊断后及时修补。同时，十二指肠内外引流减压对促进破口愈合、控制术后感染及降低肠漏发生率尤为重要。总之，右半结肠手术中十二指肠损伤后果严重，重在预防。及时修补及有效的预防是决定预后的关键。

横结肠中部位于气腹针及腹腔镜Trocar之下

方，最易受损。而直肠及乙状结肠固定于盆腹腔中央，如粘连时亦易受损。由于大肠内有细菌，即使少量的大肠液进入腹腔即可引起严重并发症。对于大肠部位的小伤口、腹腔污染轻者，可考虑一期镜下缝合修补；损伤较大、腹腔污染严重者则不宜行肠修补术，以肠切除、肠造口为宜，以后再行肠吻合术。

对于由电凝、电切或激光引起的肠管热灼伤所致的延迟性肠管穿孔，通常于术后数日才出现腹膜炎表现，病人有恶心、呕吐、厌食、发热及腹痛，术后宜首先给予抗生素，禁食补液，胃肠减压等保守措施，如果保守治疗后无效，则应尽快再次腹腔镜或开腹探查。

输尿管损伤

右侧输尿管损伤较为少见，多由于手术技术不成熟，腹盆腔解剖不熟悉或肿瘤较大侵犯压迫输尿管，游离右半结肠时误切断输尿管。如术前肿瘤压迫输尿管导致上段输尿管积水，应提前在输尿管内置 Double-J 管，术中起到引导作用而避免损伤输尿管。如术中发现肿瘤已侵犯输尿管，可将受侵犯输尿管一并切除。治疗原则可根据损伤部位及范围采取输尿管内置 Double-J 管、尿道－尿道吻合术、尿道－膀胱吻合术或回肠代输尿管术等。预防措施包括熟悉输尿管解剖，手术时尽量避开输尿管易损伤的部位，必要时术中精确解剖输尿管，亦可于术前插入输尿管导管，以利于术中引导。

血管损伤

相比于开腹手术，腹腔镜右半结肠切除术因缺乏双手触觉，术中对血管位置的判断解剖及出血后止血的难度都大于开腹手术。特别是扩大右半结肠癌 D3 根治术需要同时清扫中结肠血管根部及幽门下淋巴结，术中需要解剖的血管及周围结构相对复杂，发生血管损伤导致大出血的概率将更高。因此，要求术者对肠系膜上动静脉主干及其分支均要有非常熟悉的认识。特别是胃结肠静脉干及其属支解剖关系复杂，在这些静脉属支中，胰十二指肠静脉往往较细小，腹腔镜手术中常会因为忽略它的存在而过度牵拉，或者盲目解剖导致其出血。胰头前区域血管复杂，且与胰腺等重要器官关系密切，出血后止血相对困难。止血对组织的过度牵拉有可能造成严重的静脉干或者肠系膜上静脉的撕裂，而这种情况一旦发生，手术大多数可能需中转开腹。因此，以肠系膜上静脉和胃结肠静脉干为解剖学标记，理解胰头前区域的血管形态及空间关系并细心解剖，可降低血管损伤的发生率。

1.2.3 术后并发症

术后吻合口出血

术后吻合口出血一般发生在术后早期。多为切割闭合器及吻合器使用不当或规格不适合，导致吻合口周围肠管血管闭合不严密所致，应根据压缩后的肠管厚度选择相应适合的钉仓；在夹闭或吻合肠管时尽量裸化预切肠管或包埋钉砧附近的肠管，仔细结扎肠壁系膜内的小血管。术后吻合口出血的病人，一般经输血及应用止血药物、内镜下止血、介入治疗等措施后出血可停止，偶有患者需再次手术止血。

术后吻合口漏

右半结肠切除术的吻合口是小肠与横结肠的吻合，血运及张力条件较易满足，极少发生吻合口漏。但一旦发生，因为吻合口位于上腹部横结肠中段，漏出液易感染整个腹腔，可引起严重后果。吻合口漏的危险因素涉及多个方面，患者一般情况（性别、年龄、基础疾病、营养状态）、术前治疗（新辅助放化疗）、肠道准备、手术方式及术后管理。一旦发现或高度怀疑吻合口漏，应该积极治疗。

可根据患者的临床表现，分为 3 个干预等级。A 级指虽然诊断为吻合口漏，但患者一般情况好，检验结果正常，无需改变治疗方案；B 级指患者有轻中度的临床症状，检验结果有异常，需要充分应用除手术之外的其他干预手段（抗生素、禁食减压、引流、冲洗等）；C 级指患者临床症状较重，需尽快手术干预。

右半结肠切除术后患者，由于吻合口位于右

上腹，漏出液是小肠液，感染容易扩散，手术干预应该更加积极，手术方式可考虑行单纯的回肠袢式造口术或切除原吻合口重新吻合并行末端回肠造口术。

肠系膜上静脉血栓形成

肠系膜上静脉血栓形成（mesenteric venous thrombosis, MVT）是右半结肠切除术后一种较少见的并发症，缺乏典型的临床表现及体征，误诊率和病死率较高。急性 MVT 起病突然，多由于肠管的静脉回流突然受阻，侧支循环不能充分建立，受累肠管及肠系膜淤血，水肿直至出血坏死。也可能和术中肠系膜上静脉损伤缝合有关。急性 MVT 的症状和体征并不典型，多为非特异性的胃肠道症状。急性 MVT 一经诊断应立刻治疗，在肠缺血尚未导致透壁性肠坏死和肠穿孔时，可行保守治疗，应用肝素抗凝，防止血栓蔓延加重肠缺血坏死，即使有少量胃肠道出血，抗凝治疗仍是利大于弊。对于已经发生肠坏死的急性 MVT 必须手术治疗，切除坏死的肠管及受累的肠系膜，以挽救患者生命。

乳糜漏

随着结肠全系膜切除术（CME）和标准根治术（D3）的普及，右半结肠切除术后并发乳糜漏者日渐增多。由于其早期症状不典型，待确诊时常已合并较严重的水电解质和肠道功能紊乱及营养障碍，应引起临床医生的足够重视。乳糜腹水由 Morton 于 1694 年首次报道，是指腹腔中富含乳糜微粒的液体，外观上类似乳白色腹水，因胸导管、腹腔淋巴管及其分支受压，阻塞或破裂而导致乳糜进入腹腔。当患者术后开始进食，腹腔引流量由少而突然增加时，即使引流液外观为非乳白色，也应该积极进行乳糜定性检测，以便早诊断、早治疗。淋巴液的漏出可丢失大量脂肪、蛋白质、水电解质和维生素，患者出现严重的营养不良，故早期给予全胃肠外营养是治疗的关键，为淋巴管的修复愈合创造条件。禁食亦是保守治疗的基本措施，可保证胃肠道的充分休息，大大减少淋巴液的产生和丢失，缩短淋巴漏口愈合时间。生长抑素是全消化道分泌抑制剂，联合禁食可有效治疗乳糜漏。关于乳糜漏手术治疗的适应证，目前尚无统一标准，建议保守治疗后腹腔引流液仍超过 1000ml/d，持续 5~7 天以上，需行手术治疗。

切口及穿刺孔疝

腹壁任何部位筋膜缺损都有可能形成切口疝。由于腹腔镜手术的切口小所以形成术后切口疝的机会也少。但穿刺孔疝一旦出现，因发生率低诊断较困难。笔者遇到 2 例穿刺孔疝病人，均为拔除腹腔引流管后出现穿刺孔小肠疝，合并上消化道梗阻症状，经彩超检查明确诊断，急诊手术仅需扩大穿刺孔后，观察疝出小肠有无坏死，还纳后逐层缝合腹壁各层，即可治愈。因此，结束腹腔内手术后，对于 10mm 以上 Trocar 穿刺孔筋膜层予以缝合，可有效防止术后穿刺孔疝发生。

■ 1.3 小结

总之，右半结肠切除术并发症的发生与术者操作技巧密切相关，充分了解相关并发症发生的机制和预防措施，不断提高手术技巧，严格按照结直肠手术操作规范就可以尽量避免发生并发症。

（黄亮、康亮）

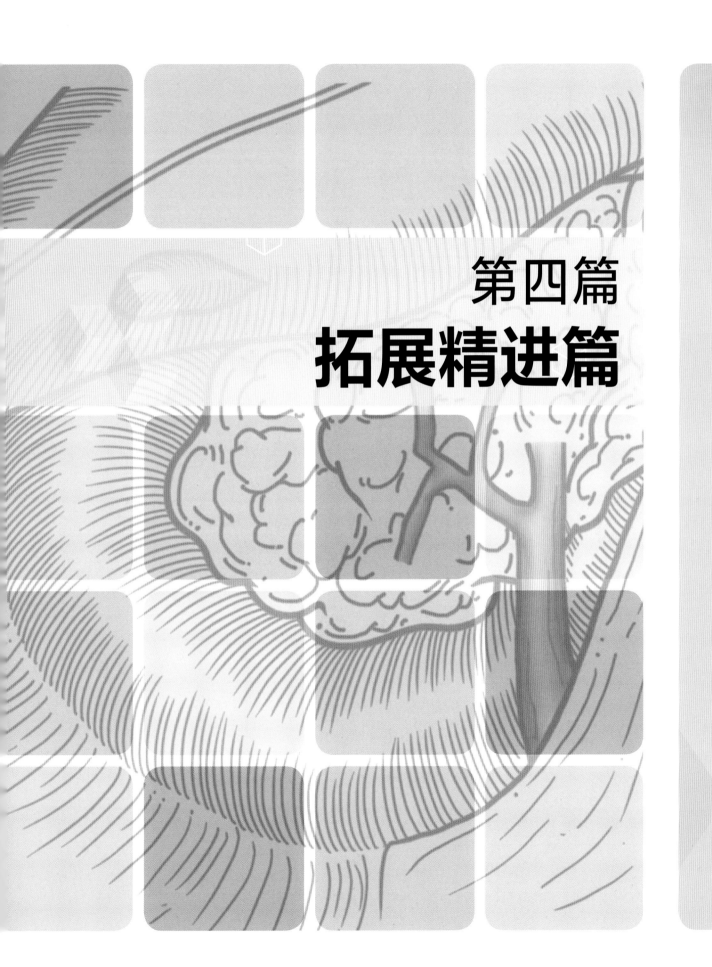

第四篇
拓展精进篇

第一章
腹腔镜右半结肠手术视觉平台新进展

第一节

3D 与 4K 腹腔镜右半结肠切除术

腹腔镜技术应用于结直肠手术至今已近 30 年。作为一项技术，其发展和成熟离不开腹腔镜系统这一手术平台的不断革新与进步。其中，腹腔镜手术视觉系统是其核心。近年来，最受关注的视觉系统革新即 3D 腹腔镜和 4K 腹腔镜系统的应用。本章对该视觉平台下右半结肠手术的特点、优势与不足做一介绍。

■ 1.1 3D 腹腔镜右半结肠癌根治手术

随着三维成像（three-dimensional imaging，3D 成像）技术的不断发展，其在微创手术（minimally invasive surgery，MIS）中的应用日趋广泛。Hanna 等于 1998 年首次开展了针对 3D 腹腔镜手术的 RCT 研究[1]。与传统二维腹腔镜相比，3D 腹腔镜可提供手术视野的三维立体感和手术操作的空间纵深感，弥补二维图像在空间定位和辨认解剖结构等方面的不足。但受当时设备和技术等客观条件的限制，3D 图像分辨率低下，使用者易产生视觉疲劳和不适感，严重影响其在临床的推广。近年来，技术的不断发展使上述缺陷获得极大改善。大量的临床和基础研究显示出 3D 腹腔镜手术具有重要的研究价值、良好的应用前景和广阔的发展空间[2-4]。3D 腹腔镜手术在国内许多医院也得到普及，逐步获得广大外科医师的认可[5,6]。应用 3D 腹腔镜系统进行手术操作过程中，能获得更明显的视野纵深感和更强的空间定位性，其所提供的视觉体验更接近立体真实的视觉，因此在手术中操作更便利，发生操作错误更少，即使是无腹腔镜经验者亦感觉到更易掌握，因此学习曲线可能更短，更易被无腹腔镜手术经验者接受。2008 年，Dodgson 等首次报道了将无需佩戴眼镜的"裸眼"3D（glasses-free 3D）技术应用于

外科手术[7]。该技术在国内也方兴未艾，是对眼镜式 3D 腹腔镜手术的进一步发展与有利补充[8]。

在右半结肠手术中，3D 腹腔镜的高清晰分辨率加上立体效果，除了在血管分离、淋巴清扫时给术者带来更清晰的画面，更能辨清组织结构的前后层次，使腔隙结构辨认更精确，血管壁损伤机会大大减少。由于 CME 概念的提出，右半结肠手术越来越强调对 Toldt's 间隙、胰十二指肠前间隙的辨认和解剖；3D 腹腔镜的三维定向感和纵深感使得手术者对层面的把握和维持具有更为确切的视觉体验。各个间隙的筋膜组织和不同脂肪结构差别在 3D 视野下显现明显，极容易辨认，发生间隙层次判断错误的概率减少，手术进程也会顺利许多。而对于右半结肠手术解剖的难点之一，Henle's 干的解剖，由于其分支变异多，发出方向为三维立体构象。而以往的 2D 腹腔镜视野下，对这种立体构象的辨识是缺失的，在解剖这些分支时，由于对后方（纵深方）的距离判断不够精准，极有可能造成对后方分支的误损伤，而造成出血。而 3D 腹腔镜的应用，对于这一操作难点具有很强的现实意义。

此外，随着全腔镜下消化道重建技术的不断发展，越来越多右半结肠手术开始尝试全腔镜下的吻合。3D 腹腔镜特有的立体视野，可使缝合打结等精确定向动作得以更好地实施，大大加快了腔镜下诸如共同开口关闭或缝合加固等操作，并使其完成质量更高。已有一项囊括了 18 项前瞻性或回顾性研究（其中 5 项为 RCT 研究）的大宗荟萃分析表明，3D 腹腔镜可降低含有腔镜下缝合操作的手术并发症发生率。可见其在腹腔镜右半结肠手术的消化道重建中亦具有很强的实用价值。

由于目前的 3D 腹腔镜是按照三维成像原理进行工作，绝大多数双摄像头的位置是固定的。因此，目前在实际工作当中，尚无法做到像 2D 腹

腔镜旋转镜头切面的角度来改变视角。在这种情况下，当目标手术野中出现其他组织遮挡时，其后方的解剖结构就难以显露。可弯曲高清 3D 镜头可以弥补此方面的不足。

在实际的手术操作中，由于 3D 腹腔镜镜头所具备的放大高清立体效果，使得扶镜手轻微的手部震颤或小幅度的镜头快速调整都会使视频图像晃动更为显著，可能给术者带来眩晕、头痛、重影等视觉不适或疲劳。然而，这些主观不适症状并未影响术者视觉功能的各项客观参数 [9]。随着硬件技术的不断提高，3D 腹腔镜的舒适度明显改善，与 2D 腹腔镜差异日趋缩小 [10]。有研究表明，屏幕正对操作者时，重影、眩晕等不适感明显减轻 [11]。

目前的 3D 腹腔系统使用基于偏振式眼镜呈现的 3D 显像技术，因此手术中需佩偏振式眼镜以产生 3D 视觉，但该眼镜使用时，有光衰减作用，会导致图像失真，此外，长时间佩戴眼镜带来的辐辏调节冲突导致术者视觉疲劳。基于视障光栅与柱透镜阵列技术及人眼或人脸跟踪技术而实现的免眼镜式（glasses-free）3D 显像技术——裸眼 3D 显像技术有望解决上述缺陷。2008 年，Dodgson 等首次报道了裸眼 3D 技术应用于外科手术。经过近 10 年的发展及设备的改进，近年来在国内正成为一个研发与革新的热点。笔者所在团队已开展了一定例数的裸眼 3D 腹腔镜右半结肠根治术，初步体会是：在原有的 3D 腹腔镜优势的基础上，裸眼 3D 的图像清晰度佳，更明亮，更真实，更利于手术，特别是有利于淋巴的清扫和层面的显露与维持 [12]。这一视觉理念的革新，有望使 3D 手术摆脱眼镜的束缚，将一个全新视角带给微创外科医师。然而，目前的裸眼 3D 仍存不足：目前采用的双视点裸眼 3D 系统需要手术者佩戴信号发射器以定位观察点，且仅仅有主刀医师一人免于佩戴眼镜。而多视角裸眼 3D 技术对图像分辨率的损耗过高，目前上市的裸眼 3D 系统分辨率尚达不到该技术要求。但这一"新视角"的开启，无疑将给 3D 腹腔镜技术的理念革新带来新的思路。

1.2　4K 腹腔镜右半结肠癌根治手术

随着科学技术的发展，腹腔镜相关硬件设备不断获得提升。以往常规的高清显像技术可提供 200 万级别像素，而 4K 显像技术是指由美国数字电影推进联盟（digital cinema initiative，DCI）修订并推出的行业标准，规定数字影院清晰度分为两级，其中较高一级即 DCI 4K（4096×2160 像素，每秒 24 帧），其信息量是高清电视的 4 倍多。近年来，4K 显像技术应用于腹腔镜摄像显示系统中，在超高清的细腻视野下，可弥补常规高清腹腔镜在影像描述上的不足，增强对术野细节的描述，将更加清晰真实且优于裸眼所见的手术视野呈现于大屏幕当中，改善了手术医师对手术视野的识别度和操作感，为腹腔镜手术技术带来了进一步发展。由于 4K 腹腔镜视野下对神经、血管、系膜、淋巴与脂肪组织等的辨识度增加，在此基础上的精细解剖游离可减少术中出血、保护重要神经功能、明确淋巴清扫范围与界限等。因此，4K 腹腔镜系统较传统 HD 腹腔镜系统辨识度更强，发生操作错误率更低 [13, 14]，可协助手术医师轻易辨认重要解剖结构与周围组织关系。

自完整结肠系膜切除（CME）理念兴起以来，结肠癌手术中的解剖重点之一即为对膜结构的辨别分离及对系膜的完整解剖。右半结肠毗邻结构相对较多，周围解剖关系复杂。4K 腹腔镜系统下手术视野的分辨率和细腻程度大大增加，对右半结肠尤具优势。比如，呈"黄白交界"特性的膜与膜之间的交界线，可在 4K 显示下更为清晰；通过对膜表面微血管走向的清晰辨识，可对膜的辨认能力进一步加强，使主刀医师更加精准地进行完整系膜切除。横结肠后间隙的解剖和拓展是右半结肠手术中的难点之一，该区域因变异较多的 Henle's 干的存在，而被称为右半结肠切除术中的"指纹结构"。在 4K 高清腹腔镜系统下，对于胰腺表面的右结肠静脉、胃网膜右静脉、胰十二指肠上前静脉等各个分支可有更为清晰的辨认和预判，在结扎处理这些分支或者选择性的保留某一分支时，可避免不必要的损伤；同时，因 4K 腹腔镜对色彩的显示更为丰富，术者可以利用胰腺组织、脂肪组织在 4K 下的细微色差对这些组织进行分辨。因而在该区域手术时，对此区域内的胰腺组织与淋巴脂肪组织之间的辨别更加清晰确切，

尤其当遭遇系膜脂肪肥厚，或系膜淋巴结肿大的患者，可有助于避免在该部位游离解剖时对胰腺的误损伤，或误入系膜内破坏系膜完整性。

（马君俊）

参考文献

[1] HANNA G B, SHIMI S M, CUSCHIERI A. Randomised study of influence of two-dimensional versus three-dimensional imaging on performance of laparoscopic cholecystectomy[J]. The Lancet, 1998, 351（9098）: 248-251.

[2] VETTORETTO N, FOGLIA E, FERRARIO L, et al. Why laparoscopists may opt for three-dimensional view: a summary of the full HTA report on 3D versus 2D laparoscopy by S.I.C.E[J]. Surgical Endoscopy, 2018, 32:2986-2993.

[3] CHENG J , GAO J , SHUAI X , et al. Two-dimensional versus three-dimensional laparoscopy in surgical efficacy: A systematic review and meta-analysis[J]. Oncotarget, 2016, 7(43).

[4] SφRENSEN S M,SAVRAN M M,KONGE L,et al. Three-dimensional versus two-dimensional vision in laparoscopy: a systematic review[J]. Surgical Endoscopy, 2016, 30(1):11-23.

[5] 洪希周，马君俊，董峰，等 . 3D 与 2D 腹腔镜系统在结直肠癌手术应用的随机对照研究 [J]. 腹部外科，2017, 30（1）: 23-35.

[6] 马君俊，臧潞，洪希周，等 .3D 腹腔镜胃癌根治术的临床疗效 [J]. 中华消化外科杂志,2015,14(3):192-194.

[7] DODGSON N A, WISEMAN N E, LANG S R , et al. Autostereoscopic conference on neural networks[J]. Hong Kong: IEEE, 2008: 3820-3827.

[8] 何建行 . 裸眼 3D 显示系统在腔镜手术中的应用 [J]. 实用医学杂志，2017, 33(10): 1537-1539.

[9] ZHOU J, XU H J, LIANG C Z, et al. A Comparative Study of Distinct Ocular Symptoms After Performing Laparoscopic Surgical Tasks Using a Three-Dimensional Surgical Imaging System and a Conventional Two-Dimensional Surgical Imaging System[J]. J Endourol, 2015, 29(7):816-820.

[10] TANAKA K, SHIGEMURA K, ISHIMURA T, et al. Evaluation of a 3D system based on a high-quality flat screen and polarized glasses for use by surgical assistants during robotic surgery[J]. Indian J Urol, 2014,30(1):13-16.

[11] SAKATA S, GROVE P M, WATSON M O, et al. The viewpoint-specific failure of modern 3D displays in laparoscopic surgery[J]. Langenbecks Arch Surg, 2016, 401(7):1007-1018.

[12] 洪希周，马君俊，郑民华，等 . 超高清 4K 腹腔镜在结直肠手术中主观感受队列分析研究 [J]. 中国实用外科学杂志，2019, 39(10):1077-1080.

[13] HITOSHI H, SHINGO K, HIROSHI H, et al. The effect on surgical skills of expert surgeons using 3D/HD and 2D/4K resolution monitors in laparoscopic phantom tasks[J]. Surgical Endoscopy, 2018, 32(10): 4228-4234.

[14] ABDELRAHMANA M, BELRAMMANA A, SALEMA R, et al. Acquiring basic and advanced laparoscopic skills in novices using two-dimensional (2D), three-dimensional (3D) and ultra-high definition (4K) vision systems: A randomized control study[J]. International Journal of Surgery, 2018, (53): 333-338.

第二节

荧光显影导航（FIGS）- 应用 ICG 的腹腔镜右半结肠癌根治术

■ 2.1 概述

微创外科（minimally inasive surgery, MIS）技术经过近 30 年的发展，其在结肠癌治疗中所体现的巨大优势已被外科医师所认可。腹腔镜手术，包括由其衍生出的单孔腹腔镜手术、经自然腔道内镜手术（NOTES）和机器人手术成为结直肠手术治疗的主流方式[1]。近年来，近红外（near-infrared, NIR）荧光显影技术在外科领域蓬勃兴起，在此技术引导下的外科手术称为荧光显影导航手术（fluorescence imaging–guided surgery, FIGS）[2, 3]。

FIGS 在结直肠手术中的主要应用范围包括：判断吻合肠管的血供；淋巴结绘图定位；转移病灶的示踪等。随着 FIGS 在结直肠癌治疗中的应用领域不断扩展，越来越多的临床证据表明，这种术中荧光显像实时导航技术在提高手术的精准性，降低手术的并发症等方面具有极大的应用价值，成为 MIS 的一项有利补充。

■ 2.2 荧光显影导航（FIGS）- 应用 ICG 的腹腔镜右半结肠癌根治术

2.2.1 患者信息

男性，65 岁，主诉脐周疼痛 3 月余，无手术史。

肠镜：进镜 70cm 处，见一巨大菜花状增殖病灶，占肠腔一周，堵塞肠腔，内镜无法通过。

活检病理：腺癌。

CT：升结肠肠壁增厚，管腔狭窄，考虑 MT，并累及周围系膜，伴肠系膜淋巴结肿大。

术前分期：cT4aN1-2M0。

术前一日行肠镜，于肿瘤旁四象限黏膜下层注射吲哚菁绿（ICG）1.0mg/ml，各点各 1ml。

2.2.2 手术步骤

荧光腹腔镜探查

进入患者腹腔后，进行腹腔探查，明确有无肝脏、腹膜等转移。开启荧光导航模式，辅助进行肿瘤定位（图 4-1-1 中的 A），确定手术范围（图 4-1-1 中的 B），淋巴结绘图示踪（图 4-1-1 中的 C、D）等。

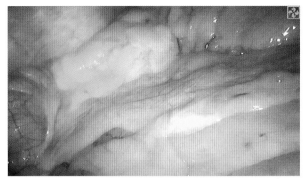

A 荧光最浓聚处提示肿瘤位于升结肠中段，与术前 CT 定位相符

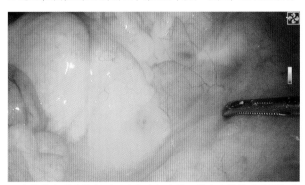

B 灰阶荧光腹腔镜视野下确定清扫边界，符合完整结肠系膜切除技术（CME）要求

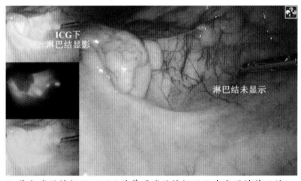

C 荧光腹腔镜视野下可示踪普通腹腔镜视野无法发现的淋巴结

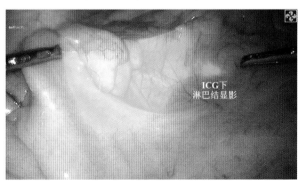

D 荧光腹腔镜视野下可示踪普通腹腔镜视野无法发现的淋巴结

图 4-1-1　荧光腹腔镜探查

右结肠后间隙（RRCS）拓展

助手提起阑尾与回盲部，术者自尾侧打开右结肠旁沟腹膜反折线，即黄白交界线（图 4-1-2 中的 A），进入 Toldt's 筋膜与结肠系膜间的天然外科平面，即 RRCS。此间隙内无重要的器官与复杂结构，分离相对容易、安全。助手将肠系膜向左侧牵引，可见 RRCS 与结肠系膜因 ICG 浓度差异产生荧光灰阶强弱差异，引导层面的找寻与解剖（图 4-1-2 中的 B）。自尾侧向头侧、右侧向左侧逐步完成 RRCS 的拓展（图 4-1-2 中的 C）。手术进行至此，转向传统中间入路。

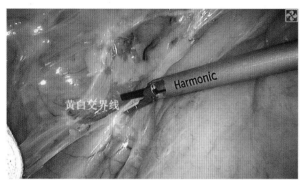

A 起步

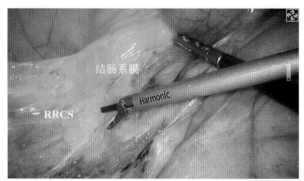

B 向上拓展 RRCS 至肝曲，可见 RRCS 与结肠系膜因 ICG 浓度差异产生荧光灰阶强弱差异

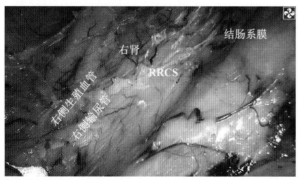

C 拓展 RRCS

图 4-1-2　由尾侧至头侧、由右向左游离右半结肠及系膜

中间入路结扎肠系膜血管

起步：以回结肠血管（ICV/ICA）在肠系膜表面投影为解剖标志（图 4-1-3 中的 A），打开结肠系膜，可轻易与其后方已打开的 RRCS 间隙相汇合（图 4-1-3 中的 B）。外科医生经中间入路寻找并拓展 RRCS 时往往难以精准把握手术层面，层面过深容易进入肾前筋膜后方而损伤其后的输尿管、精索血管等重要结构，抑或层面过浅进入结肠系膜导致出血。而在荧光腹腔镜视野下，RRCS 及结肠系膜因 ICG 浓度差异产生荧光灰阶强弱差异，在与尾侧入路已拓展的 RRCS 进行贯通会师时亦有荧光显影进行引导，使手术更加安全、便捷。

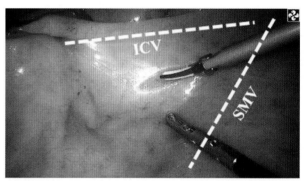

A ICV 和 SMV 投影线

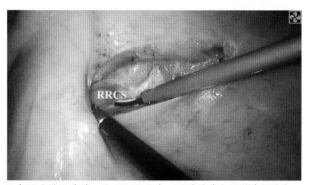

B 打开右结肠系膜，于 RRCS 汇合，可追寻荧光显影进行引导

图 4-1-3　中间入路起步点

术者继而以肠系膜上静脉（SMV）为主线，自尾侧向头侧逐步打开血管鞘，逐步裸露 SMV、SMA 及其分支，清扫外科干，并将分支依次结扎，进一步解剖 Henle's 干及其分支（图 4-1-4）。

打开系膜间间隙并游离肝曲

经头侧打开胃结肠韧带，拓展胃大弯侧系膜（即幽门下区）及横结肠系膜间的天然无血管间隙（即系膜间间隙 IMS），逐步游离横结肠至结肠肝曲（图 4-1-5 中的 A）。与已拓展完毕的 TRCS、RRCS 相贯通。自此完成整个右半结肠及其完整系膜的游离与清扫（图 4-1-5 中的 B）。

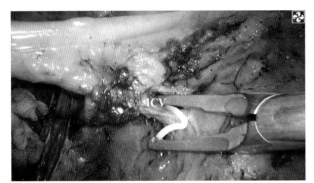

A 回结肠静脉，ICV

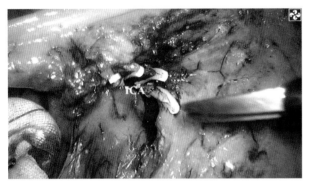

B 回结肠动脉，ICA

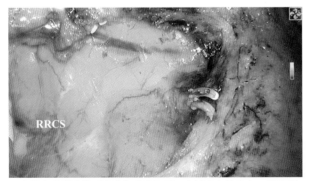

C 在荧光显影引导下完全拓展 RRCS，内侧完全暴露十二指肠框，自此进入横结肠后间隙（TRCS）的解剖

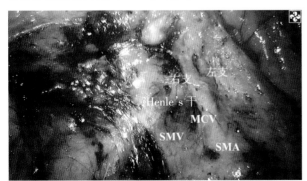

D 结肠中动脉，MCA

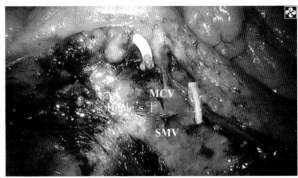

E 结肠中静脉，MCV

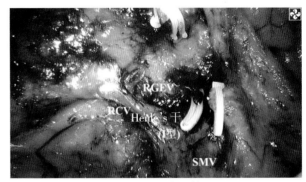

F 右结肠静脉，RCV 与 Henle's 干（Ⅰ型）

图 4-1-4　中间入路结扎肠系膜根部血管

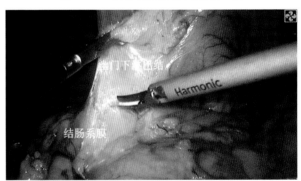

A 打开系膜间间隙

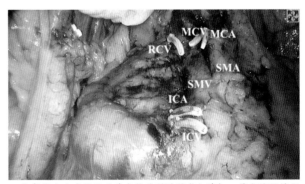

B 完成整个右半结肠及其完整系膜的游离与清扫，荧光腹腔镜视野下未见明显荧光浓聚残留，证实系膜及相应淋巴结已完整清扫、切除

图 4-1-5　完成右半结肠及其完整系膜的游离与清扫

标本展示与淋巴结检材

标本离体后在荧光腹腔镜视野下仍可见系膜及淋巴结示踪显影（图4-1-6中的A），由此可在荧光显影引导下进行淋巴结的检材与剥离（图4-1-6中的B、C、D）。

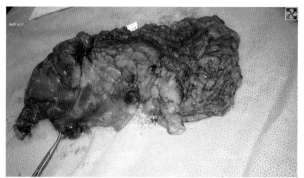

A 离体标本展示

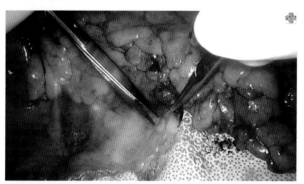

B 淋巴结检材

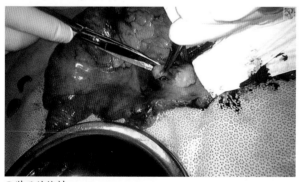

C 淋巴结检材

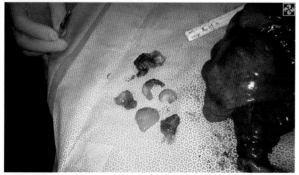

D 淋巴结检材

图4-1-6　标本展示与淋巴结检材

2.3 讨论

2.3.1 FIGS技术原理简介

荧光是某些荧光染色物质受到光照，使原子跃迁后恢复基态时所发出的光。FIGS选用发射近红外光的物质作为显影的荧光标记物。目前，符合该条件且被美国食品药品管理局（FDA）及欧洲药品管理局（EMA）批准应用于临床的只有两种荧光标记物，吲哚菁绿（indocyanine green, ICG）和亚甲基蓝（methylene blue, MB）。ICG发射波长830nm左右，主要经肝脏代谢，在血液中的半衰期为3~4min。1957年起在世界范围内广泛应用于各类FIGS手术，除极罕见的过敏反应外无明显不良反应[4]。荧光腹腔镜系统一般具有两套独立的光源：白光光源和近红外荧光光源。可通过系统设置或操作面板在两套光源间切换，并可通过系统内部数字化处理实现白光图像与荧光图像的同步显示，真正达到荧光显像的实时导航功能。目前常用的荧光腹腔镜系统有Karl Storz GmbH's D-Light P系统，Novadaq's Firefly®系统和VisionSense's VSiii Iridium系统等[5]。此外，国产的欧谱曼迪（OptoMedic）高清荧光导航腹腔镜系统也已上市并投入临床使用。

2.3.2 FIGS应用于前哨淋巴结绘图定位

FIGS为前哨淋巴结绘图定位技术（sentinel lymph node mapping, SLNM）的实施提供了一种较为理想的介质：ICG因其独特的理化特性，经肿瘤旁注射后能在引流淋巴系统内产生显影效果[6]。应用FIGS技术实现SLNM对结直肠癌（CRC）的微创化、精细化治疗来说是一项具有广阔前景的新技术，但将该技术作为CRC手术治疗常规尚需解决如下问题。第一，需明确SLNM在CRC中的应用指征，SLNM的特异性及敏感性随肿瘤T分期的进展逐渐下降，且SLMN对进展期CRC的价值有限，因此，如何精准判断肿瘤T分期（CT、MRI、超声内镜等）成为确定是否应用SLNM的关键。第二，SLNM的实施方法也有待规范，对于ICG注射的部位（黏膜下 vs. 浆膜下），注射的时间（术前 vs. 术中），注射的浓度，注射的剂量，活检淋巴结的病理检查方式存在较大争议。第三，SLNM 被认为较传统染色法对肥胖患者有较高的应用价值，但尚缺乏高质量大样本 RCT 研究证实。第四，经静脉注射 ICG 显影区域外淋巴结或癌结节的技术不应归类于 SLNM，需要在研究中加以规范及统一[7]。

2.3.3　FIGS 应用于判断吻合肠管的血供

吻合肠管的血供不足是吻合口瘘发生的独立危险因素。因此，术中如何精准判断肠管的血供情况成为预防吻合口瘘的关键要素。传统的判断方式包括肠管颜色的视觉判断、观察肠管切缘的出血情况、触觉感受肠系膜血管的搏动等，不仅在 MIS 下较难实现，且准确性较差[8]。ICG 因其与血浆蛋白结合的能力较强，经静脉注射后能在血管内维持一定时间，因此能较好地实时显示组织内灌注情况。较为普遍的操作方式为：静脉注射 2.5mg ICG 溶液（2.5mg/ml），通常在 1~2min 内目标肠管会显影，外科医师根据显影的情况选择合适的吻合肠管。在完成吻合后，再次（> 15min）注射 2.5mg ICG，可观察吻合口的血供情况。一项荟萃研究[9]综合比较了 10 个 FIGS 应用于 CRC 手术吻合口评估的临床研究，证实其可行、安全，稍延长手术时间（平均延长 4.5min），使 10.8% 的手术更改了预定的吻合位置，且吻合口瘘发生率低于对照组（3.4% vs. 7.4%），但无显著统计学差异。另一项荟萃研究[10]证实 FIGS 对

CRC 术后吻合口瘘的发生为保护性因素且存在统计学意义。

2.3.4　FIGS 应用于转移病灶的示踪

ICG 可连接至某些大分子物质，因 CRC 等实体瘤组织存在高通透性和滞留效应（EPR 效应），使其更易在肿瘤组织内蓄积[11]。因此，肿瘤组织较周围正常组织具有更高的荧光强度，称为 TBR（tumor-to-background ratio），借此以示踪肿瘤病灶。一项荟萃分析[12]表明：FIGS 技术对于 CRC 肝转移、区域外淋巴结转移、腹膜播散等病灶的示踪均具有临床应用价值。另外，将荧光染色剂与靶向分子（抗体、短肽、小分子物质等）相结合，靶向定位至具有特殊靶点的肿瘤细胞表面，称为 MFGS（molecular fluorescence guided surgery），是 FIGS 的一种特殊类型[13]。MFGS 有望应用于 CRC 腹膜播散的诊断与治疗，现已开始 I 期临床研究[14]。

■ 2.4　小结

FIGS 在 CRC 的微创外科治疗领域具有广阔的应用前景，但其临床价值仍需更多更有说服力的循证医学证据支持。另外，相关应用规范和指南也亟待制订，以更好地指导结直肠外科医师工作。

（蔡正昊、冯波）

参考文献

[1] ABU GAZALA M, WEXNER S D. Re-appraisal and consideration of minimally invasive surgery in colorectal cancer[J]. Gastroenterol Rep (Oxf), 2017,5(1):1-10.

[2] KOCH M, NTZIACHRISTOS V. Advancing Surgical Vision with Fluorescence Imaging[J]. Annu Rev Med, 2016,67:153-164.

[3] NAMIKAWA T, SATO T, HANAZAKI K. Recent advances in near-infrared fluorescence-guided imaging surgery using indocyanine green[J]. Surg Today, 2015,45(12):1467-1474.

[4] BENYA R, QUINTANA J, BRUNDAGE B. Adverse reactions to indocyanine green: a case report and a review of the literature[J]. Cathet Cardiovasc Diagn, 1989,17:231-233.

[5] DORVAL P, MANGERET N, GUILLERMET S, et al. A palm-sized high-sensitivity near-infrared fluorescence imager for laparotomy surgery[J]. Phys Med, 2016,32(1):218-225.

[6] GROENLUND J H, TELINIUS N, SKOV S N, et al. A validation study of nearinfrared fluorescence imaging of lymphatic vessels in humans[J]. Lymph Res Biol, 2017,15(3):227-234.

[7] LIBERALE G, BOHLOK A, BORMANS A, et al. Indocyanine green fluorescence imaging for sentinel lymph node detection in colorectal cancer: A systematic review[J]. Eur J Surg Oncol, 2018,44(9):1301-1306.

[8] KARLICZEK A, HARLAAR N, ZEEBREGTS C, et al. Surgeons lack predictive accuracy for anastomotic leakage in gastrointestinal surgery[J]. Int J Colorectal Dis, 2009,24(5):569-576.

[9] VAN DEN BOS J, AL-TAHER M, SCHOLS R M, et al. Near-Infrared Fluorescence Imaging for Real-Time Intraoperative Guidance in Anastomotic Colorectal Surgery: A Systematic Review of Literature[J]. J Laparoendosc Adv Surg Tech A, 2018,28(2):157-167.

[10] OGINO T, TAKEMASA I, HORITSUGI G, et al. Preoperative evaluation of venous anatomy in laparoscopic complete mesocolic excision for right colon cancer[J]. Annals of surgical oncology, 2014, 21 Suppl 3:S429-435. DOI: 10.1245/s10434-014-3572-2.

[11] MAEDA H, WU J, SAWA T, et al. Tumor vascular permeability and the EPR effect in macromolecular therapeutics: a review[J]. J Control Release, 2000,65:271-284.

[12] LIBERALE G, BOURGEOIS P, LARSIMONT D, et al. Indocyanine green fluorescence-guided surgery after IV injection in metastatic colorectal cancer: A systematic review[J]. Eur J Surg Oncol, 2017,43(9):1656-1667.

[13] ZHANG R R, SCHROEDER A B, GRUDZINSKI J J, et al. Beyond the margins: real-time detection of cancer using targeted fluorophores[J]. Nat Rev Clin Oncol, 2017,14:347-364.

[14] HENTZEN J E K R, DE JONGH S J, HEMMER P H J, et al. Molecular fluorescence-guided surgery of peritoneal carcinomatosis of colorectal origin: A narrative review[J]. J Surg Oncol, 2018,118(2):332-343.

第二章
右半结肠癌的生物学特性与综合治疗

右半结肠癌与分子分型

20 年来，氟尿嘧啶联合伊立替康（FOLFIRI 或 CAPIRI）或奥沙利铂（FOLFOX 或 CAPEOX）的两药联合化疗方案在一线和二线治疗已成为治疗转移性结直肠癌（metastatic colorectal cancer, mCRC）的经典方案。随着分子生物学的发展与药物研发技术的进一步深入，进展期与晚期结直肠癌的治疗已经进入了综合治疗时代。自从结直肠癌的综合治疗中引入靶向治疗以来，各种靶点在不同部位的结直肠癌中的丰富度，以及不同部位的结直肠癌对于何种靶向药物治疗最为敏感，已经成为临床诊疗中最为重要的问题。这也推动了结直肠癌的分子分型的临床应用。

肿瘤分子分型是从系统生物学角度，采用传统的一代测序技术或现代新型高通量分子分析技术 / 二代测序技术（next generation sequencing, NGS），在 DNA、RNA 或蛋白质水平根据分子遗传学或分子生物学改变特征对肿瘤进行分类。结直肠癌具有高度异质性的生物学特征，其分子分型有助于分析肿瘤组织来源、监测肿瘤进展、评估转移复发风险，并为患者制订个体化的精准治疗方案。在右半结肠癌的治疗中，充分显示出肿瘤分子分型对于个体化治疗的指导意义与临床价值（图 4-2-1）。

■ 1.1 全 RAS 检测及其在右半结肠癌治疗中的应用

RAS 作为一个经典的癌基因，参与人类肿瘤的发生发展。RAS 基因家族与人类肿瘤相关的基因有 3 种：H-RAS、K-RAS 和 N-RAS。其中，K-RAS 突变率最高，为 17%~25%。K-RAS 基因是所有肿瘤中已知突变频率最高的癌基因，有 10%~20% 的肿瘤与 K-RAS 异常激活有关。K-RAS 基因位于 12 号染色体上，含有 4 个编码的外显子和一个 5' 末端不表达的外显子，编码由 189 个氨基酸组成的结构相似，具有 GTP 酶活性，相对分子质量为 21 kDa 的 K-RAS 蛋白。KRAS 12 和 13 密码子突变首次被确定为预测标志物是在结直肠癌三线应用抗 EGFR 靶向药物的临床试验中[1, 2]。随着研究的进一步深入，利用 PRIME 研究的队列进行后续回顾性分析中，研究者首次发现并报道了 KRAS 和 NRAS 的 12、13、59、61、117 和 146 密码子的突变情况可用于预测抗 EGFR

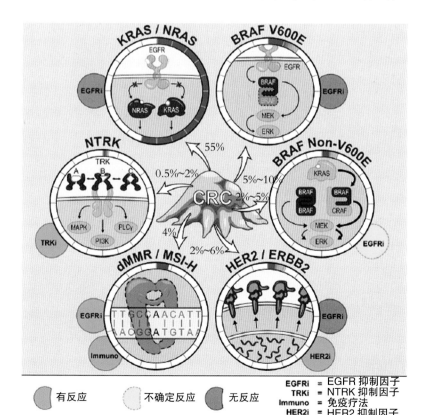

EGFRi ＝ EGFR 抑制因子
TRKi ＝ NTRK 抑制因子
Immuno ＝ 免疫疗法
HER2i ＝ HER2 抑制因子

有反应　　不确定反应　　无反应

图 4-2-1　CRC 的靶向治疗

治疗的有效性[3]。上述任何位点的 RAS 突变也是提示预后不良的重要指标[RAS 突变型组的中位 OS 为 25 月，野生型组为 32.1 月；危险比（HR，1.52；95%CI，1.26~1.84；$P < 0.001$）][4]。与 KRAS 相比，NRAS 突变在早期 CRC 中可能与较短的无病生存期有关（33 个月 vs. 47 个月；HR，2.0，95%CI，1.3~2.8；$P < 0.01$），还预示着 mCRC 人群中 OS 更短（HR，1.83；95%CI，1.40~2.39；$P < 0.001$）[5]。因此，目前国际各大指南均指出，在使用抗 EGFR 靶向药物之前应常规进行全 RAS 突变测试，甚至有研究表明，在 RAS 突变患者中使用抗 EGFR 治疗甚至可能有危害。

对 CALGB 80405 临床研究数据的再次深入分析表明，在用 FOLFOX 或 FOLIRI 治疗的 mCRC 患者中，随机使用西妥昔单抗或贝伐珠单抗后，总体上组间没有明显的中位生存期差异。但在右半结肠癌与左半结肠癌的亚组分析中，观察到两组患者存在显著的中位生存期差异（右半组 19.4 个月 vs. 左半组 33.3 个月；HR，1.55；95%CI，1.32~1.82；$P < 0.001$）。左半结肠癌患者两药联合西妥昔单抗的疗效更佳（中位生存期西妥昔组 36.0 月 vs. 贝伐珠组 31.4 月）；而右半结肠癌患者一线两药联合贝伐珠单抗组的疗效反而更好（中位生存期贝伐珠组 24.2 个月 vs. 西妥昔组 16.7 个月；HR，1.27；95%CI，0.98~1.63；$P=0.065$）[6]。值得一提的是，在右半结肠癌的亚组人群中，即使排除了 BRAF 突变的患者，并且进行了统计学数据清洗，使女性患者和高度微卫星不稳定（MSI-H）患者比例更高，其结果还是倾向于一线两药联合贝伐珠单抗组[7-9]。这些结果随后在许多其他一线治疗的临床试验中得到证实。因此原发肿瘤部位已在许多国际指南中被纳入并成为预测预后及疗效的重要生物学标志物之一[9]。虽然在左半结肠癌的治疗中两药化疗加抗 EGFR 似乎优于贝伐珠单抗，但对于右半结肠癌，贝伐珠单抗在一线治疗中与两药化疗结合时疗效似乎优于抗 EGFR[6]。

在患者接受抗 EGFR 治疗进展后，尽管 KRAS、NRAS、BRAF 和 EGFR 胞外结构域发生突变，信号传导仍然可能通过 MAPK 信号传导通路驱动传导。这些突变使得这部分癌细胞比其他克隆具有短期的选择性优势，但在停止抗 EGFR 治疗后，其克隆数呈现指数衰减。基于这一理论，有回顾性研究表明，在二线或二线后使用非抗 EGFR 治疗后，重新引入（re-challenge）抗 EGFR 治疗有效，其总反应率（ORR）可达 23%。在 CRICKET 这一前瞻性临床研究中，存在持续 KRAS 突变的患者与 RAS 野生型患者相比，应用抗 EGFR 抗体 re-challenge 后，突变组的中位无进展生存期（PFS）仅为 1.9 个月，野生组的 PFS 为 4 个月（HR，0.44；95%CI，0.18~0.98；$P=0.03$）[10]。因此，在基于液体活检检测 K-RAS 突变情况后的抗 EGFR 抗体 re-challenge 策略，有可能给野生型患者带来部分获益。

■ 1.2 BRAF V600E 突变与抗 BRAF V600E 的靶向治疗在右半结肠中的应用现状

BRAF 作为一种丝氨酸-苏氨酸激酶，在 MAPK 通路中发挥重要的信号传导作用。在 5%~10% 的 mCRC 病例中会有 BRAF 密码子 600（V600E）突变。在 V600E 中缬氨酸被谷氨酸代替产生点突变后可导致激酶活性比野生型 BRAF 增加 130 至 700 倍[11]。它几乎总是与 RAS 突变相互排斥，并往往预示着抗 EGFR 治疗无法获益[3, 12, 13]。BRAF V600E 突变也是一个与肿瘤部位无关的强负性预后指标（MOS，突变型 10.5~13.5 个月 vs. 野生型 28.3~30.6 个月；HR，2.01；95%CI，1.49~2.71；$P < 0.001$）[3, 4]。目前对于 BRAF V600E 突变患者的一线治疗的唯一的临床研究证据来自于 TRIBE 研究，研究发现无论肿瘤在什么部位，更积极的三药化疗方案 FOLFOXIRI 联合贝伐珠单抗，与经典的两药化疗方案 FOLFIRI 联合贝伐珠单抗相比更有效，但 BRAF 突变组患者预后明显差于野生型患者（中位 OS 19.0 个月 vs. 41.7 个月）。因此，对于 BRAF 突变的 mCRC 患者广泛应用 FOLFOXIRI+BEV 方案化疗目前证据水平尚不够高。

不像黑色素瘤患者，对于 BRAF V600E 突变的 mCRC 患者应用 BRAF 抑制剂或联用 ERK 抑制剂有效率很低。一项Ⅱ期临床试验SWOG S1406比较了双抑制剂Vemurafenib联合西妥昔单抗加伊立替康对比西妥昔单抗加伊立替康的方案在BRAF V600E突变患者的二线治疗中的意义，结果双抑制剂组的中位PFS明显长于对照组（4.4个月 vs. 2个月，P=0.002），提示Vemurafenib可以增敏西妥昔加伊立替康方案。最近，BEACON研究结果显示二线及其他后线治疗中，康奈非尼、比美替尼和西妥昔单抗联合比伊立替康或FOLFIRI联合西妥昔单抗有更好的疗效（MOS，9.0个月 vs. 5.4个月；HR，0.52；95%CI，0.39~0.70；$P < 0.0001$）。有趣的是，这种三药治疗没有表现出比康奈非尼和比美替尼联合更积极的结果（MOS，9.0个月 vs. 8.4个月；HR，0.79；95%CI，0.59~1.06）。因此对于这一组BRAF V600E突变的预后较差的人群的治疗，尚存在较多争议与值得研究的问题。

1.3 dMMR和MSI-H与右半结肠癌的综合治疗

人类DNA序列中存在重复单位仅2~5bp，一般为1~6个碱基的，多位于基因非编码区以及染色体的近端粒区的短串联重复序列，被称为微卫星序列，又叫简单重复序列（simple sequence repeat，SSR）。据估计，人基因组中至少存在35000个微卫星位点。微卫星不稳定性（microsatellite instability，MSI），表现为同一微卫星位点在不同个体之间的差异，或者同一个体的正常组织与某些异常组织之间重复单位的差异。这是DNA复制及损伤过程中出现的碱基错配、未配或多配。MSI往往是由DNA错配修复（mismatch repair，MMR）过程发生异常导致的。MMR修复机制出现故障（deficient mismatch repair，dMMR），参与MMR修复基因发生了突变，MMR修复能力下降或缺失，个体自发突变率将明显增加。这进而导致MSI和整个基因组的不稳定性，最终造成细胞增殖分化异常和肿瘤的发生。这一现象在结直肠癌中最为显著。

临床上的dMMR指的是通过免疫组织化学（IHC）检测的错配修复基因编码蛋白（MLH1、MSH2、MSH6和PMS2）存在至少1个的表达缺失；MSI-H指的是当PCR检测的5个微卫星位点中的2个或更多位点检测到的微卫星异常[14]。用PCR技术测定MSI-H及对MMR蛋白丢失的IHC染色的一致性大于90%[15]。MSI-H也可能产生于MLH1驱动体细胞甲基化，通常是由于CpG岛甲基化表型相关的异常甲基化引起的，这可能与更差的预后有关[16]。最近，还有应用二代测序技术检测外周血中MSI状态的检测技术被临床应用[17]。

所有CRC患者中MSI-H的发生率为15%~20%，而mCRC患者中仅为4%[18]。在mCRC中，MSI-H与预后不良有关，这可能是由于20%~34.6% MSI-H的CRC患者含有BRAFV600E突变[19, 20]。以往结果显示，错配修复基因正常（pMMR）的mCRC的中位OS为17.9个月（95%CI：16.2~18.8个月），而dMMR mCRC的中位OS为10.2个月（95%CI：5.9~19.8个月）[18]。MSI-H与dMMR的临床意义除了判断预后外，更多的是作为免疫检查点抑制剂治疗敏感性判断的主要生物标志物之一。

1.4 NTRK融合基因与靶向治疗

NTRK基因编码TRK A、TRK B、TRK C三种受体，在多种癌症中基因的融合事件中发挥关键作用[21]。在转移性结直肠癌中，0.5%~2.0%的患者会有NTRK融合，但在MSI-H的转移性结直肠癌中，这一比例达到4%[21-23]。NTRK1、2和3通常参与外周和中枢神经系统的发育和功能。RNA测序，FISH和IHC都是检测NTRK融合的较好选择[24, 25]。

拉罗替尼和恩特替尼都是美国食品和药物管理局批准的Trk抑制剂，在10多种肿瘤类型中，ORR分别为75%和57.4%。在8.3个月的随访后，对拉罗替尼的中位反应时间未达到，55%的患者在1年内没有进展，对恩曲替尼的中位反应时间为10.4个月（95%CI：7.1个月 ~ 未达到）[26, 27]。第二代NTRK抑制剂LOXO-195在患者一线Trk抑制剂治疗进展后，在11种肿瘤类型中产生了34%的ORR，也获得了较好的疗效[28]。

■ 1.5 共识分子亚型

根据基因表达谱的定义，mCRC 被分为 4 种不同的分子亚型（CMSs）。这 4 种亚型为：CMS1，具有 MSI 特点和免疫激活特性（14%）；CMS2，具有经典的 CRC 改变（37%）；CMS3，具有代谢失调特点（13%）；CMS4，具有间质表型特征（23%）[29]。这些亚型反映了 CRC 不同的生物学特性，并被证明是 OS 的预后指标，在 CALGB 80405 试验中，共识分子亚型可以预测西妥昔单抗和贝伐珠单抗的获益[30]。CMS1 的患者可以从贝伐珠单抗中获益更多，而 CMS2 的患者可以从西妥昔单抗中获益更多。然而我们不难发现，许多使用 CMS 对患者进行分层的前瞻性试验都是有计划的，其应用仍然存在于研究阶段中。

■ 1.6 免疫评分

Galon 等率先提出了免疫评分（immuno score）这一概念，并最先在结直肠癌患者中进行免疫评分，即通过量化肿瘤微环境中的 T 细胞和细胞毒 T 细胞密度来预测患者术后的总生存期。将不同肿瘤组织区域的 CD3 和 CD8 阳性细胞密度作为免疫评分的依据。根据肿瘤组织的免疫评分可划分成 5 个分期，其中 0 分的患者在和肿瘤浸润交界区域中 CD3+ 和 CD8+ 细胞均为低密度；4 分患者的两种细胞则在肿瘤中心和肿瘤浸润交界区域中均为高密度。免疫评分可以有效预测结直肠癌患者的 DFS 和 OS，低免疫评分的患者可能从辅助治疗中获益。免疫评分不仅可以准确预测结直肠癌患者的生存周期，而且也可能成为临床中免疫治疗的潜在靶点。

■ 1.7 肿瘤突变负荷（tumor mutation burden, TMB）

基因突变、重排、插入及缺失均可编码产生肿瘤特异性新抗原，并且只需单个 DNA 改变就能产生多种可能被 T 细胞识别的表位。突变总负荷越大的肿瘤细胞可能产生越多新抗原，此类肿瘤细胞会被大量的肿瘤特异性 T 细胞攻击。抗 PD-1 治疗可以使抗肿瘤细胞反应得以更充分的发挥，因此有更高突变负荷的肿瘤（与是否为致癌突变无关）对抗 PD-1 治疗可能更敏感。非 MSI-H 的 CRC 往往是突变负荷较低的肿瘤，对抗 PD-1/PD-L1 途径的治疗反应较差。

右半结肠癌的肿瘤负荷中平均肿瘤突变负荷（mean TMB per MB）为 11.6，肿瘤突变负荷大于等于 17 的为 12%。目前没有明确的截断值来划分高突变负荷和低突变负荷肿瘤。临床上也有总突变负荷很高的患者对抗 PD-1 不敏感，而低突变负荷患者对抗 PD-1 敏感，因此目前尚不能将此作为排除患者接受免疫检查点阻滞治疗的标志物。

1.8 小结

对 CRC 的分子分型的研究逐渐深入，使临床有希望更有效地改善 mCRC 患者的管理与治疗模式。随着科学技术的发展，如 ctDNA 等允许无创进行分子评估的技术日益成熟，生物标志物的整合有望成为更重要的临床决策信息来源，并将进一步改善患者的生存。

（孙晶、贾宏涛）

参考文献

[1] KARAPETIS C S, KHAMBATA-FORD S, JONKER D J, et al. K-ras mutations and benefit from cetuximab in advanced colorectal cancer [J]. The New England journal of medicine, 2008, 359(17): 1757-1765.

[2] BARDELLI A, SIENA S. Molecular mechanisms of resistance to cetuximab and panitumumab in colorectal cancer [J]. J Clin Oncol, 2010, 28(7): 1254-1261.

[3] DOUILLARD J Y, SIENA S, CASSIDY J, et al. Final results from PRIME: randomized phase III study of panitumumab with FOLFOX4 for first-line treatment of metastatic colorectal cancer [J]. Annals of oncology : official journal of the European Society for Medical Oncology, 2014, 25(7): 1346-1355.

[4] INNOCENTI F, OU F S, QU X, et al. Mutational Analysis of Patients With Colorectal Cancer in CALGB/SWOG 80405 Identifies New Roles of Microsatellite Instability and Tumor Mutational Burden for Patient Outcome [J]. J Clin Oncol, 2019, 37(14): 1217-1227.

[5] CERCEK A, BRAGHIROLI M I, CHOU J F, et al. Clinical Features and Outcomes of Patients with Colorectal Cancers Harboring NRAS Mutations [J]. Clinical cancer research : an official journal of the American Association for Cancer Research, 2017, 23(16): 4753-4760.

[6] VENOOK A P, NIEDZWIECKI D, INNOCENTI F, et al. Impact of primary (1°) tumor location on overall survival (OS) and progression-free survival (PFS) in patients (pts) with metastatic colorectal cancer (mCRC): Analysis of CALGB/SWOG 80405 (Alliance) [J]. 2016, 34(15 suppl): 3504.

[7] ARNOLD D, LUEZA B, DOUILLARD J Y, et al. Prognostic and predictive value of primary tumour side in patients with RAS wild-type metastatic colorectal cancer treated with chemotherapy and EGFR directed antibodies in six randomized trials [J]. Annals of oncology : official journal of the European Society for Medical Oncology, 2017, 28(8): 1713-1729.

[8] HOLCH J W, RICARD I, STINTZING S, et al. The relevance of primary tumour location in patients with metastatic colorectal cancer: A meta-analysis of first-line clinical trials [J]. Eur J Cancer, 2017, 70:87-98.

[9] ABRAHAO A B K, KARIM S, COLWELL B, et al. The predictive effect of primary tumour location in the treatment of metastatic colorectal cancer: a Canadian consensus statement [J]. Current oncology (Toronto, Ont), 2017, 24(6): 390-400.

[10] CREMOLINI C, ROSSINI D, DELL'AQUILA E, et al. Rechallenge for Patients With RAS and BRAF Wild-Type Metastatic Colorectal Cancer With Acquired Resistance to First-line Cetuximab and Irinotecan: A Phase 2 Single-Arm Clinical Trial [J]. JAMA Oncol, 2019, 5(3): 343-350.

[11] ROSKOSKI R, JR. RAF protein-serine/threonine kinases: structure and regulation [J]. Biochem Biophys Res Commun, 2010, 399(3): 313-317.

[12] CANCER GENOME ATLAS N. Comprehensive molecular characterization of human colon and rectal cancer [J]. Nature, 2012, 487(7407): 330-337.

[13] LOREE J M, DOWERS A, TU D, et al. Expanded RAS and BRAF V600 testing as predictive biomarkers for single agent cetuximab in the randomized phase III CO.17 trial [J]. 2019, 37(4 suppl): 537.

[14] UMAR A, BOLAND C R, TERDIMAN J P, et al. Revised Bethesda Guidelines for hereditary nonpolyposis colorectal cancer (Lynch syndrome) and microsatellite instability [J]. J Natl Cancer Inst, 2004, 96(4): 261-268.

[15] LINDOR N M, BURGART L J, LEONTOVICH O, et al. Immunohistochemistry versus microsatellite instability testing in phenotyping colorectal tumors [J]. J Clin Oncol, 2002, 20(4): 1043-1048.

[16] ADVANI S M, ADVANI P, DESANTIS S M, et al. Clinical, Pathological, and Molecular Characteristics of CpG Island Methylator Phenotype in Colorectal Cancer: A Systematic Review and Meta-analysis [J]. Translational oncology, 2018, 11(5): 1188-1201.

[17] NOWAK J A, YURGELUN M B, BRUCE J L, et al. Detection of Mismatch Repair Deficiency and

Microsatellite Instability in Colorectal Adenocarcinoma by Targeted Next−Generation Sequencing [J]. J Mol Diagn, 2017, 19(1): 84−91.

[18] KOOPMAN M, KORTMAN G A, MEKENKAMP L, et al. Deficient mismatch repair system in patients with sporadic advanced colorectal cancer [J]. Br J Cancer, 2009, 100(2): 266−273.

[19] VENDERBOSCH S, NAGTEGAAL I D, MAUGHAN T S, et al. Mismatch repair status and BRAF mutation status in metastatic colorectal cancer patients: a pooled analysis of the CAIRO, CAIRO2, COIN and FOCUS studies [J]. Clinical cancer research : an official journal of the American Association for Cancer Research, 2014, 20(20): 5322−5330.

[20] OVERMAN M J, LONARDI S, WONG K Y M, et al. Durable Clinical Benefit with Nivolumab Plus Ipilimumab in DNA Mismatch Repair−Deficient/Microsatellite Instability−High Metastatic Colorectal Cancer [J]. J Clin Oncol, 2018, 36(8): 773−779.

[21] KHEDER E S, HONG D S. Emerging Targeted Therapy for Tumors with NTRK Fusion Proteins [J]. Clinical cancer research : an official journal of the American Association for Cancer Research, 2018, 24(23): 5807−5814.

[22] SARTORE−BIANCHI A, AMATU A, BONAZZINA E, et al. Pooled Analysis of Clinical Outcome of Patients with Chemorefractory Metastatic Colorectal Cancer Treated within Phase I/II Clinical Studies Based on Individual Biomarkers of Susceptibility: A Single−Institution Experience [J]. Target Oncol, 2017, 12(4): 525−533.

[23] PIETRANTONIO F, DI NICOLANTONIO F, SCHROCK A B, et al. ALK, ROS1, and NTRK Rearrangements in Metastatic Colorectal Cancer [J]. J Natl Cancer Inst, 2017, 109(12).

[24] REESER J W, MARTIN D, MIYA J, et al. Validation of a Targeted RNA Sequencing Assay for Kinase Fusion Detection in Solid Tumors [J]. J Mol Diagn, 2017, 19(5): 682−696.

[25] WANG Z, GERSTEIN M, SNYDER M. RNA−Seq: a revolutionary tool for transcriptomics [J]. Nat Rev Genet, 2009, 10(1): 57−63.

[26] DRILON A, LAETSCH T W, KUMMAR S, et al. Efficacy of Larotrectinib in TRK Fusion−Positive Cancers in Adults and Children [J]. The New England journal of medicine, 2018, 378(8): 731−739.

[27] DEMETRI G D, PAZ−ARES L, FARAGO A F, et al. LBA17 − Efficacy and safety of entrectinib in patients with NTRK fusion−positive (NTRK−fp) Tumors: Pooled analysis of STARTRK−2, STARTRK−1 and ALKA−372−001 [J]. Annals of Oncology, 2018, 29(viii): 713.

[28] HYMAN D, KUMMAR S, FARAGO A, et al. Abstract CT127: Phase I and expanded access experience of LOXO−195 (BAY 2731954), a selective next−generation TRK inhibitor (TRKi) [J]. 2019, 79(13 supple): CT127.

[29] GUINNEY J, DIENSTMANN R, WANG X, et al. The consensus molecular subtypes of colorectal cancer [J]. Nature medicine, 2015, 21(11): 1350−1356.

[30] ESTRELLA J S, TETZLAFF M T, BASSETT R L, et al. Assessment of BRAF V600E Status in Colorectal Carcinoma: Tissue−Specific Discordances between Immunohistochemistry and Sequencing [J]. Molecular cancer therapeutics, 2015, 14(12): 2887−2895.

第二节

进展期右半结肠癌的新辅助治疗现状和进展

进展期结肠癌包括局部进展期结肠癌（Ⅱ、Ⅲ期）和转移性结肠癌（Ⅳ期）。其中，根据TNM分期系统对原发肿瘤的定义，局部进展期结肠癌（locally advanced colon cancer，LACC）包括T3（肿瘤浸润固有肌层 > 5mm）、T4a及T4b三种类型[1]。根治性切除（R0）是进展期结肠癌唯一的治愈手段。对于部分无法达到根治性切除的cT4b（ⅡC、ⅢC）结肠癌以及转移性结肠癌，根据NCCN指南的推荐，可通过新辅助治疗手段将肿瘤降期，以达到R0切除的目的。

进展期右半结肠癌的新辅助治疗无需按基因类型划分。目前各大指南主要推荐化疗方案包括：FOLFOX、CAPEOX以及FOLFIRI。现有研究表明，对于可切除的转移性结肠癌，新辅助化疗可延长患者的无病生存和无进展生存期，然而是否能延长总生存期，至今仍存在争议[2-4]。因此，CSCO指南明确指出，新辅助化疗适用于存在高复发风险的可切除转移性结肠癌。由于左右半结肠癌存在基因表达类型的差异，携带特定基因的患者通常可获益于靶向药物的联合治疗，然而目前几项关于新辅助化疗联合靶向药物（如西妥昔单抗、贝伐珠单抗等）的研究结果却表明，术前的联合用药并不能改善转移性结肠癌的预后[5,6]，甚至可能产生不利影响[7]。

对于LACC的新辅助治疗，NCCN指南目前仅推荐用于需要降期的cT4b期结肠癌。但LACC的整体预后不佳，2010年出版的第七版AJCC癌症分期显示，ⅢB、ⅢC期的5年生存率分别为46%和28%[8]，第八版未对数据进行更新。为了改善LACC预后，近年来关于其新辅助化疗的研究层出不穷，多项结果表明，新辅助化疗可有效促进肿瘤退缩、提高R0切除率、减少局部复发[9-11]。欧洲的FOxTROT研究就是一项关于LACC新辅助化疗的Ⅲ期临床试验，该项成果在2019年的ASCO会议上做了整体报告。该试验最终入组1052例T3-4N0-2M0分期的患者，分为直接手术 + 辅助化疗组，新辅助化疗 + 手术 + 辅助化疗组，以及新辅助化疗联合帕尼单抗（野生型KRAS） + 手术 + 辅助化疗组。研究结果表明：新辅助化疗后的手术并发症发生率更低；R0切除率更高（93.1% vs. 88.4%）；2年复发率虽无统计学意义，但可见下降趋势（13.6% vs. 17.2%）；帕尼单抗的联合治疗并不能促进KRAS野生型肿瘤回缩及改善预后；dMMR人群无法从新辅助化疗中获益。

新辅助放疗对进展期右半结肠癌的治疗作用尚未明确。一项纳入无远处转移cT4期患者的队列研究表明，新辅助放疗安全可行，可使局部肿瘤显著降期（NRT 30.4% vs. non-NRT 6.5%；P=0.007），并有减少局部复发（NRT 4.3% vs. non-NRT 15.7%；P=0.15）、提高R0切除（NRT 95.7% vs. non-NRT 88.0%；P=0.27）的趋势，虽无统计学意义[12]。另一项新辅助FOLFOX联合放疗的临床研究亦证实新辅助放疗的安全性和可行性[13]。但在新辅助放疗或联合治疗被真正运用到临床之前，还需要更多有效、可信的证据。

综上，进展期右半结肠癌的新辅助治疗仍存在较大争议，而依靠CT、MRI等影像技术进行的术前分期，由于机器以及个体差异的存在，也具有一定不准确性。如何提高准确性、改善预后而不过度治疗，是临床亟待解决的问题。

（孙晶、邵岩飞）

参考文献

[1] DEHAL A N, GRAFF-BAKER A N, VUONG B, et al. Correlation Between Clinical and Pathologic Staging in Colon Cancer: Implications for Neoadjuvant Treatment[J]. J Gastrointest Surg, 2018, 22(10): 1764-1771.

[2] NORDLINGER B, SORBYE H, GLIMELIUS B, et al. Perioperative FOLFOX 4 chemotherapy and surgery versus surgery alone for resectable liver metastases from colorectal cancer (EORTC 40983): long-term results of a randomised, controlled, phase 3 trial[J]. Lancet Oncol, 2013, 14(12): 1208-1215.

[3] HACKL C, NEUMANN P, GERKEN M, et al. Treatment of colorectal liver metastases in Germany: a ten-year population-based analysis of 5772 cases of primary colorectal adenocarcinoma[J]. BMC Cancer, 2014, 14: 810.

[4] KHOO E, O'NEILL S, BROWN E, et al. Systematic review of systemic adjuvant, neoadjuvant and perioperative chemotherapy for resectable colorectal-liver metastases[J]. HPB (Oxford), 2016, 18(6): 485-493.

[5] SABANATHAN D, ESLICK G D, SHANNON J. Use of Neoadjuvant Chemotherapy Plus Molecular Targeted Therapy in Colorectal Liver Metastases: A Systematic Review and Meta-analysis[J]. Clin Colorectal Cancer, 2016, 15(4): e141-e147.

[6] PRIMROSE J, FALK S, FINCH-JONES M, et al. Systemic chemotherapy with or without cetuximab in patients with resectable colorectal liver metastasis: the New EPOC randomised controlled trial[J]. Lancet Oncol, 2014, 15(6): 601-611.

[7] BRIDGEWATER J A, PUGH S A, MAISHMAN T, et al. Systemic chemotherapy with or without cetuximab in patients with resectable colorectal liver metastasis (New EPOC): long-term results of a multicentre, randomised, controlled, phase 3 trial[J]. Lancet Oncol, 2020, 21(3): 398-411.

[8] EDGE S B, COMPTON C C. The American Joint Committee on Cancer: the 7th edition of the AJCC cancer staging manual and the future of TNM[J]. Ann Surg Oncol, 2010, 17(6): 1471-1474.

[9] Group Foxtrot Collaborative. Feasibility of preoperative chemotherapy for locally advanced, operable colon cancer: the pilot phase of a randomised controlled trial[J]. Lancet Oncol, 2012, 13(11): 1152-1160.

[10] LIU F, YANG L, WU Y, et al. CapOX as neoadjuvant chemotherapy for locally advanced operable colon cancer patients: a prospective single-arm phase II trial[J]. Chin J Cancer Res, 2016, 28(6): 589-597.

[11] KAROUI M, RULLIER A, PIESSEN G, et al. Perioperative FOLFOX 4 Versus FOLFOX 4 Plus Cetuximab Versus Immediate Surgery for High-Risk Stage II and III Colon Cancers: A Phase II Multicenter Randomized Controlled Trial (PRODIGE 22)[J]. Ann Surg, 2019.

[12] KRISHNAMURTY D M, HAWKINS A T, WELLS K O, et al. Neoadjuvant Radiation Therapy in Locally Advanced Colon Cancer: a Cohort Analysis[J]. J Gastrointest Surg, 2018, 22(5): 906-912.

[13] HUANG C M, HUANG M Y, MA C J, et al. Neoadjuvant FOLFOX chemotherapy combined with radiotherapy followed by radical resection in patients with locally advanced colon cancer[J]. Radiat Oncol, 2017, 12(1): 48.

第三节

转移性右半结肠癌的靶向治疗现状与进展

据最新流行病调查数据分析，我国结肠癌（CRC）具有较高的发病率和死亡率，是导致疾病死亡的重要原因，且在诊断初期就有 20%~25% 的 CRC 患者出现远处转移[1]，在病程治疗中有另外 35%~50% 的患者会发生转移和复发[2]。对于转移性结肠癌（mCRC），根据其肿瘤原发部位又可分为转移性右半结肠癌和转移性左半结肠癌，二者在诊断、治疗和预后等方面有着明显差异，转移性右半结肠癌患者的预后较差，中位总生存期

（OS）较短[3]。在过去，仅能通过氟尿嘧啶和亚叶酸钙的化学治疗使转移性结肠癌患者获得短暂疗效，其 OS 为 8~12 个月。随着肿瘤治疗的发展，临床上逐渐将氟尿嘧啶与奥沙利铂、伊立替康等药物进行组合治疗[4]，发现每种组合均优于氟尿嘧啶的单独治疗[5, 6]，能够明显提高 mCRC 患者的缓解率（RR）和 OS。

肿瘤分子靶向治疗具有特异性的抗肿瘤作用以及低药物毒性的治疗优势，受到国内外相关领域学者的广泛重视。如今，靶向治疗已广泛应用于 mCRC 患者的治疗，众多证据表明[7, 8]其与细胞毒性化学疗法联合使用可进一步发挥临床效益，延长晚期结肠癌患者的生存期，提高患者的生活质量。然而关于肿瘤原发部位在 mCRC 治疗中的决策作用引起业内人士的热议，转移性右半、左半结肠癌的靶向药物治疗选择也成为研究的焦点，尤其是转移性右半结肠癌的靶向治疗尚有部分争议。因此本文主要对转移性右半结肠癌的靶向治疗现状与进展进行综述。

■ 3.1 转移性右半结肠癌靶向治疗现状

随着中国抗癌协会临床肿瘤学协作专业委员会（CSCO）、美国国立综合癌症网络（NCCN）和欧洲肿瘤内科学会（ESMO）结直肠癌诊疗指南的持续更新，个体化精准治疗的观点越来越得到重视，临床上左、右半结肠癌存在着明显的差异，因此针对转移性右半结肠癌的治疗方案也在不断优化和探索。

3.1.1 NCCN 指南

目前，2019 年最新的 NCCN 指南对于转移性右半结肠癌全身治疗的一线推荐，其基本就是化疗 + 靶向治疗的标准治疗模式，准确地说是化疗 + 贝伐珠单抗的联合治疗模式（如图 4-2-2），对于初始不适合强化治疗的患者可适当选择最新的免疫治疗。2017 年版 NCCN 指南强调抗 EGFR 靶向治疗药物（西妥昔单抗和帕尼单抗）在治疗肿瘤原发部位为右侧的转移性结直肠癌患者中未能取得相应效果，并将抗 EGFR 靶向治疗局限于 RAS 野生型转移性左半结肠癌患者的一线推荐，同时又在指南末尾新增"原发肿瘤部位的价值"来阐述依据。明确肿瘤部位是 III/IV 期结直肠癌独立的预后因素，右半结肠癌预后显著差于左半结肠和直肠，与治疗手段无关。

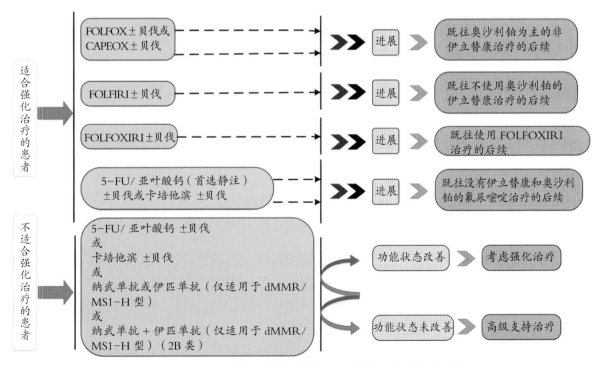

图 4-2-2 NCCN 指南：转移性右半结肠癌全身治疗的一线治疗模式

3.1.2 ESMO 指南 [9]

EMSO 认为并不能通过肿瘤原发部位完全排除西妥昔单抗在 RAS 野生型转移性右半结肠癌中的作用，只要有需要仍可以考虑应用，这点与 NCCN 指南有一些小的分歧。同时在最新的 ESMO 转移性结直肠癌亚洲指南中，化疗联合靶向治疗可以达到较好的减瘤效果，同时也根据肿瘤原发部位的不同区分治疗，对于 RAS 野生型左半 mCRC，不管是减少瘤细胞还是控制肿瘤进展，西妥昔单抗联合两化疗药都是首选方案。而对于右半 mCRC，无论其 RAS 基因是否发生突变，均采用两药或三药联合贝伐珠单抗作为一线治疗方案，但是考虑到 ORR 的结果，两药 +EGFR 单抗依然是选择之一（图 4-2-3）。

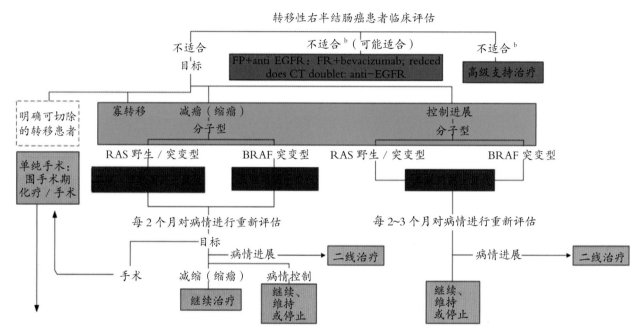

图 4-2-3　ESMO 转移性右半结肠癌的治疗模式（适用于亚洲人）

3.1.3 CSCO 指南

在 2019 年最新 CSCO 结直肠癌指南中，对转移性结直肠癌原发部位的治疗进行了一些修改（图 4-2-4），主要包括：①潜在可切除组的全身治疗，将 RAS/BRAF 野生型 mCRC 患者进行了左、右半结肠的区分，针对 RAS/BRAF 野生型且原发灶位于右半结肠以及 RAS/BRAF 突变型左半和右半结肠患者的 FOLFOXIRI ± 贝伐珠单抗联合治疗方案由原本的 Ⅱ 类推荐改为 Ⅰ 类推荐；②同时在姑息治疗中，RAS/BRAF 野生型 mCRC 患者的一线治疗也增加了左半和右半结肠的分层；③提升三药化疗（FOLFOXIRI）± 靶向（贝伐珠单抗）在转化治疗中的推荐强度；④个体化制订方案的考量因素中新增了肿瘤部位。与 NCCN 指南不同的是，对于 RAS/BRAF 野生型转移性右半结肠患者的二线治疗，可以选择 FOLFOX/FOLFIRI ± 西妥昔单抗的转化方案，而不仅仅只接受与贝伐珠单抗联合的靶向治疗方案。

■ 3.2 靶向治疗在转移性右半结肠癌治疗中的进展

综合最新专家共识与指南推荐，除少数转移性右半结肠癌患者可直接进行手术切除病灶外，其余绝大多数需要通过全身治疗的方式来减少瘤细胞和控制肿瘤进展。而随着肿瘤分子靶向治疗的发展与进步，靶向治疗在转移性右半结肠癌治疗起到了关键的作用。对于原发部位在右侧的 mCRC 患者来说，无论是否有 RAS/BRAF 的突变，其一线治疗均推荐使用贝伐珠单抗。同时尽管有证据表明西妥昔单抗不适用于右半 mCRC 的治疗，但在国内临床上对于一些存在抗 VEGF 单抗禁忌

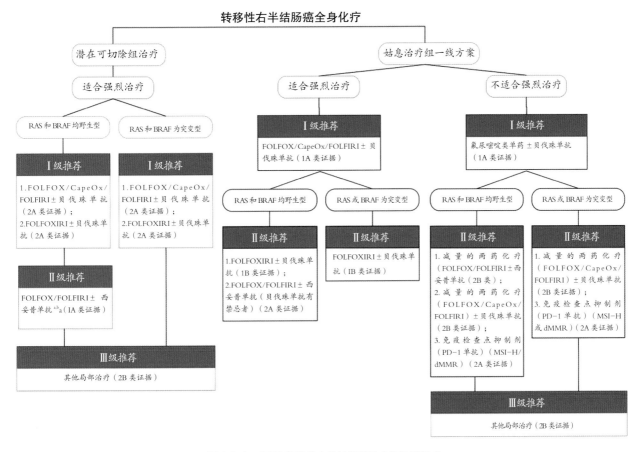

图 4-2-4　CSCO 转移性右半结肠癌的全身治疗模式

证的 RAS 野生型右半 mCRC 患者，抗 EGFR 单抗联合两药或三药的转化治疗方案也是可选的。

3.2.1 VEGF 靶向治疗

血管生成是促进肿瘤生长、进展以及转移的重要因素，主要是由促血管生成和抗血管生成因子与受体之间的平衡介导的，包括血管内皮生长因子（VEGF），血小板衍生的生长因子和成纤维细胞生长因子等。VEGF 的促血管生成作用是通过与细胞表面表达的 VEGFR-1（Flt-1），VEGFR-2（Flk / KDR）和 VEGFR-3（Flt-4）的

受体结合而发挥的[10]。肿瘤和基质细胞分泌的 VEGF 与 VEGFR 相互作用，并在肿瘤细胞上高度表达。VEGF-A 是最广泛的配体，与 VEGFR-1、VEGFR-2 和肌醇结合从而发挥血管生成和血管通透的作用[11]。贝伐珠单抗是一种选择性结合血管内皮生长因子 A（VEGF-A）的重组人源化单克隆 IgG 抗体，通过阻断血管内皮细胞生长因子受体 2（VEGF-R2）表现出抗肿瘤活性[12, 13]，提高血管的通透性，还能增强化疗药物在肿瘤中的作用效果[14]（图 4-2-5）。

贝伐珠单抗

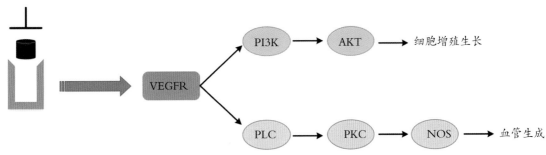

图 4-2-5　VEGF 靶向治疗机制图

2004 年，食品药品监督管理局（FDA）[15] 首次批准将贝伐珠单抗联合 5-FU 类药物的治疗方案用于 mCRC 的一线化疗。2007 年，在 Ⅲ 期 BICC-C 试验中发现[16]，与改良的 IFL（mIFL）加贝伐单抗方案相比，FOLFIRI 加贝伐珠单抗在治疗 mCRC 中显示出进一步的生存获益，基于此，FOLFIRI 加贝伐珠单抗也成为 mCRC 一线治疗的标准方案。2009 年，在 NO16966 试验中[17] 同样表示，以奥沙利铂为基础的化疗（FOLFOX4/CapeOX）联合贝伐珠单抗与单纯化疗组相比可显著改善 mCRC 患者的 PFS。同时，在 2010 年 ASCO 年会上公布的中国临床相关研究 ARTIST（e14002）也证实贝伐珠单抗在中国 mCRC 患者中同样获益和安全。近期，在 TRIBE 试验中[18] 评估了三药联合 FOLFOXIRI 加贝伐珠单抗的疗效和安全性，尽管 FOLFOXIRI 加贝伐珠单抗未改善 OS，但与 FOLFIRI 加贝伐珠单抗组相比，该方案能延长 mCRC 患者的 PFS 和取得较高的 RR，然而还发现 FOLFOXIRI 加贝伐珠单抗组的 3 级以上不良事件（尤其是中性粒细胞减少，腹泻和口腔炎）的发生率明显高于 FOLFIRI 加贝伐珠单抗组。这与 Cunningham 等[19] 的研究结果一致。

2015 年，Loupakis F[20] 的科研团队基于前期药物实验的基础（PROVETTA、AVF2107g 和 NO16966）首次系统评估了化疗 ± 贝伐珠单抗的一线治疗方案与 mCRC 患者原发肿瘤位置间的关系，发现贝伐珠单抗的疗效与肿瘤位置无关。随后在 2016 年的 ASCO 年会上，CALGB80405 发布了一项关于左、右半结肠癌对靶向治疗反应差异的研究，结果表明无论是接受贝伐珠单抗还是西妥昔单抗治疗的 mCRC 患者，原发肿瘤部位位于左侧结肠的患者预后更好，同时接受西妥昔单抗治疗的左半结肠癌患者他们的 PFS 也显著优于右半结肠癌患者，而贝伐珠单抗治疗组无明显差异。2017 年 NCCN 首次以指南的形式推荐将原发肿瘤部位作为 mCRC 一线治疗中靶向药物的选择和参考依据，这一重大更新也成为当时结直肠癌治疗研究领域热门话题和研究热点。紧接着在 2017 年末，国内 Sun 的团队[21] 对中国 217 例 mCRC 患者进行回顾性分析，发现贝伐珠单抗联合化疗（BCC）对患者的疗效显著，并提出 KRAS 突变状态和原发肿瘤位置不是影响 BCC 治疗预后因素的观点。

对于贝伐珠单抗对转移性右半结肠癌的良好疗效的原因，Ulivi 等[22] 通过实验发现与左侧结肠肿瘤相比，右侧肿瘤中与血管生成相关的生物标志物，即 eNOS 和 EPHB4 的表达水平更高而炎症状态更低，这反映出更明显的血管生成可能，并将此作为贝伐珠单抗疗效的解释之一。此外，先前研究还证明[23] 在右半结肠癌患者中具有更常见的微卫星不稳定性（MSI），与较高的细胞毒性 T 细胞浸润和较高的微血管密度相关，基于此 Kim 等[24] 研究表明贝伐珠单抗的作用在原发肿瘤位置以及微卫星不稳定之间没有差异。在此同时越来越多的研究表明了靶向药物西妥昔单抗在转移性右半结肠癌治疗中的劣势，在 2018 年的一项基于加州人群的队列研究中显示[25]，与单独化疗（SC）组相比，SC 加贝伐珠单抗降低了左右两侧 mCRC 患者的死亡率，而 SC 加西妥昔单抗仅降低了左侧肿瘤患者的死亡率，并且与右侧肿瘤的死亡率显著相关，进一步说明了原发肿瘤部位与 mCRC 对西妥昔单抗的反应有关，而与贝伐珠单抗无关。

鉴于目前靶向治疗在右半 mRCR 治疗中的重要作用，相应的联合化疗方案也在不断改进，从起初的单药联合到后来的两药联合，现如今三药联合贝伐珠单抗的治疗方案也逐渐得到认可。Cremolini C 等[26] 将 508 例 mCRC 患者（其中右侧 mCRC 患者 173 例）随机接受 5- 氟尿嘧啶，亚叶酸钙和伊立替康（FOLFIRI）加贝伐珠单抗或 5- 氟尿嘧啶，亚叶酸钙，奥沙利铂和伊立替康（FOLFOXIRI）加贝伐珠单抗的方案治疗，发现右侧 mCRC 患者能从三药联合贝伐珠单抗的强化治疗中获得更多的收益，并推荐 FOLFOXIRI 加贝伐单抗可作为临床治疗的转移性右半结肠癌患者首选的一线治疗方案，无论其 RAS 和 BRAF 突变状态。同时在随后更新的 NCCN、ESMO、CSCO 指南中也做出了相应的调整，尤其是在 CSCO 最新的结直肠癌指南中，更提升三药化疗 ± 靶向在转化治疗中的推荐强度，由 2018 年的 Ⅱ 级推荐变为如今的 I 级推荐。

基于肿瘤液态活检技术的开发，Bencsikova B 等[27]在一项长期随访的前瞻性研究中，利用液态活检技术分析了使用贝伐珠单抗一线化疗方案的转移性结直肠癌（mCRC）患者的循环 T 细胞亚群，发现在右侧 mCRC 的患者中，当 CD8/Treg 比率较高时，能够观察到更佳的 PFS 和 OS，循环免疫细胞的基线水平可以作为部分右侧 mCRC 患者使用一线抗 VEGF 治疗处理的重要参考指标。

虽然绝大多数的研究都支持贝伐珠单抗在转移性右半结肠癌患者中的疗效，但仍然存在一些质疑和争议。2014 年 Eveno C 等[28]研究发现贝伐珠单抗围手术期治疗明显影响术后伤口愈合，发生术后伤口愈合延迟、术后伤口出血以及 3 级以上伤口愈合不良事件的概率较不使用贝伐珠单抗治疗患者明显升高。随机对照研究的荟萃分析也同样显示[29]，贝伐珠单抗显著增加 3 级以上出血风险发生的概率。He WZ 等[30]甚至发现贝伐单抗仅对左半结肠癌和直肠癌的患者有益。但尽管如此，在 2020 年的相关随机对照研究的荟萃分析中依旧表明贝伐珠单抗联合化疗是目前右侧 mCRC

患者最有效的治疗方案。

综上所述，尽管目前转移性右半结肠癌的治疗仍比较困难，但是随着靶向治疗尤其是贝伐珠单抗的临床应用，相对于过去右半 mCRC 的患者，病情已经获得了较大的改善。

3.2.2 抗 EGFR 靶向治疗

EGFR 是一种在上皮间质和神经元细胞中高度表达的酪氨酸激酶（RTK）受体，对细胞的发育、增殖和分化有关键作用[31]。EGFR 的信号传导始于配体与细胞外结构域的结合，并诱导形成受体家族成员之间的异二聚体或同型二聚体，进而导致受体蛋白羧基末端的 PTK 残基自磷酸化，自磷酸化受体随后又激活下游细胞信号传导通路，如 RAS–RAF–MEK 或 PI3K–AKT 通路。除此之外，有部分研究还表明 PLC–PKC 通路也可能被 EGFR 所激活[32, 33]（图 4-2-6）。西妥昔单抗和帕尼单抗均是靶向抗 EGFR 的单克隆抗体，可阻断下游信号通路的激活。西妥昔单抗是嵌合单克隆抗体，而帕尼单抗是完全人源化的单克隆抗体[34]。由于在国内帕尼单抗尚未上市，因此针对抗 EGFR 靶向治疗主要是以西妥昔单抗为主。

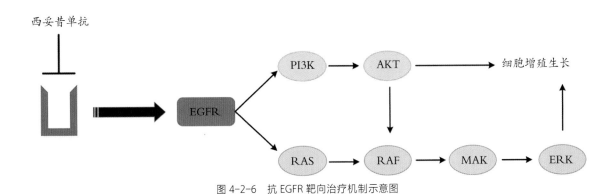

图 4-2-6 抗 EGFR 靶向治疗机制示意图

在过去，有众多证据表明一线抗 EGFR 治疗对转移性右半结肠癌的患者无效，包括 CALGB40705[35]、FIRE-3[36]、CRYSTAL[36]在内的重要研究以及对更多研究的汇总分析都证实了这一结果[37]。在随后的治疗研究中，几项试验还提示右侧肿瘤中抗 EGFR 治疗可能无益，甚至产生反作用[25, 38]。国内 Zheng P 团队[39]也同样发现患有右

侧肿瘤的 mCRC 患者虽然可以从化疗加西妥昔单抗的治疗方案中获益，但疗效明显不如左侧肿瘤患者，并且在总体上的情况更糟，表明西妥昔单抗对基于不同肿瘤部位的疗效有不同的影响。

但也有研究者提出了不同的观点，Chen 等[40]基于原发肿瘤位置对抗 EGFR 靶向治疗疗效的随机对照实验（RCT）进行了系统评价和荟萃分

析，结果表明对于右侧转移性结肠癌，与单独化疗组相比，接受抗 EGFR 靶向治疗后仍显著改善患者的 ORR；并且与贝伐珠单抗治疗组相比，抗 EGFR 抗体治疗组在 OR 数值上更占有优势。因此其认为，不管是左侧肿瘤还是右侧肿瘤，抗 EGFR 靶向治疗在缩小肿瘤方面均具有优势，抗 EGFR 抗体仍应是 RAS 野生型 mCRC 患者进行根治性切除的首选。此外，在两个独立 META 分析显示[37, 41]，与化疗联合贝伐珠单抗相比，化疗联合抗 EGFR 单抗的一线治疗方案对 RAS 野生型右半 mCRC 具有更高的 ORR。同样在有关转移性左、右半结直肠癌中使用或不使用抗 EGFR 药物的随机对照研究的荟萃分析中也证实[42]，在基础化疗法中添加西妥昔单抗或帕尼单抗均可以显著改善 RAS 野生型右侧 mCRC 患者的 PFS 和 ORR，表明抗 EGFR 治疗可能仍然是部分患者的选择。

随着三药联合靶向治疗的广泛应用，三药联合西妥昔单抗较三药联合贝伐珠单抗有更高的 CRLM R0 切除率，有关试验也支持 FOLFOXIRI 联合西妥昔单抗方案是右半 RAS 野生型 mCRC 的可行治疗选择[26]。

尽管在目前各大指南中，抗 EGFR 靶向治疗均不能作为治疗转移性右半结肠癌的一线首选。但在 ESMO 和国内指南中，对于 KRAS 基因野生型，同时又存在抗 VEGF 单抗的禁忌证的右半 mCRC 患者，抗 EGFR 单抗联合两药的转化治疗方案也是可以作为二线治疗选择的。虽然有研究表明三药联合抗 EGFR 单抗可能是更具侵袭性的右半 mCRC 患者治疗的一种有效选择，但证据依旧不足，有关右侧 mCRC 患者是否能从西妥昔单抗中获益仍需要进一步研究。

（孙晶、黄灵）

参考文献

[1] ZACHARAKIS M, et al. Predictors of survival in stage IV metastatic colorectal cancer[J]. Anticancer Res, 2010, 30: 653-660.

[2] MURATORE A, et al. Asymptomatic colorectal cancer with un-resectable liver metastases: immediate colorectal resection or up-front systemic chemotherapy?[J]. Ann Surg Oncol,2007, 14: 766-770. DOI:10.1245/s10434-006-9146-1.

[3] DEKKER E, Tanis P J, Vleugels J L A, et al. Colorectal cancer[J]. Lancet,2019, 394: 1467-1480. DOI:10.1016/S0140-6736(19)32319-0.

[4] META-ANALYSIS GROUP In C, et al. Efficacy of intravenous continuous infusion of fluorouracil compared with bolus administration in advanced colorectal cancer[J]. J Clin Oncol, 1998, 16: 301-308. DOI:10.1200/JCO.1998.16.1.301.

[5] DE GRAMONT A, et al. Leucovorin and fluorouracil with or without oxaliplatin as first-line treatment in advanced colorectal cancer[J]. J Clin Oncol, 2000,18: 2938-2947. DOI:10.1200/JCO.2000.18.16.2938.

[6] DOUILLARD J Y, et al. Irinotecan combined with fluorouracil compared with fluorouracil alone as first-line treatment for metastatic colorectal cancer: a multicentre randomised trial[J]. Lancet, 2000, 355: 1041-1047. DOI:10.1016/s0140-6736(00)02034-1.

[7] VAN CUTSEM E, CERVANTES A, NORDLINGER B, et al. Metastatic colorectal cancer: ESMO Clinical Practice Guidelines for diagnosis, treatment and follow-up[J]. Ann Oncol, 2014, 25 (Suppl 3): iii1-9. DOI:10.1093/annonc/mdu260.

[8] VAN CUTSEM E, et al. ESMO consensus guidelines for the management of patients with metastatic colorectal cancer[J]. Ann Oncol, 2016, 27: 1386-1422. DOI:10.1093/annonc/mdw235.

[9] YOSHINO T, et al. Pan-Asian adapted ESMO consensus guidelines for the management of patients with metastatic colorectal cancer: a JSMO-ESMO initiative endorsed by CSCO, KACO, MOS, SSO and TOS[J]. Ann Oncol, 2018, 29: 44-70. DOI:10.1093/annonc/mdx738.

[10] YANCOPOULOS G D, et al. Vascular-specific growth factors and blood vessel formation[J]. Nature, 2000, 407: 242-248. DOI:10.1038/35025215.

[11] SENGER D R. Vascular endothelial growth factor: much more than an angiogenesis factor[J]. Mol Biol Cell, 2010, 21: 377-379. DOI:10.1091/mbc.E09-07-0591.

[12] PRESTA L G, et al. Humanization of an anti-vascular endothelial growth factor monoclonal antibody for the therapy of solid tumors and other disorders[J]. Cancer Res,1997, 57: 4593-4599.

[13] WOOD J M, et al. PTK787/ZK 222584, a novel and potent inhibitor of vascular endothelial growth factor receptor tyrosine kinases, impairs vascular endothelial growth factor-induced responses and tumor growth after oral administration[J]. Cancer Res, 2000, 60: 2178-2189.

[14] ROSEN L S, Jacobs I A & Burkes R L. Bevacizumab in Colorectal Cancer: Current Role in Treatment and the Potential of Biosimilars[J]. Target Oncol, 2017, 12: 599-610. DOI:10.1007/s11523-017-0518-1.

[15] HURWITZ H, et al. Bevacizumab plus irinotecan, fluorouracil, and leucovorin for metastatic colorectal cancer[J]. N Engl J Med, 2004, 350: 2335-2342. DOI:10.1056/NEJMoa032691.

[16] FUCHS C S, MARSHALL J & BARRUECO J. Randomized, controlled trial of irinotecan plus infusional, bolus, or oral fluoropyrimidines in first-line treatment of metastatic colorectal cancer: updated results from the BICC-C study[J]. J Clin Oncol, 2008, 26: 689-690. DOI:10.1200/JCO.2007.15.5390.

[17] CASSIDY J, et al. XELOX vs FOLFOX-4 as first-line therapy for metastatic colorectal cancer: NO16966 updated results[J]. Br J Cancer, 2011,105: 58-64. DOI:10.1038/bjc.2011.201.

[18] CREMOLINI C, et al. FOLFOXIRI plus bevacizumab versus FOLFIRI plus bevacizumab as first-line treatment of patients with metastatic colorectal cancer: updated overall survival and molecular subgroup analyses of the open-label, phase 3 TRIBE study[J]. Lancet Oncol, 2015,16: 1306-1315. DOI:10.1016/S1470-2045(15)00122-9.

[19] CUNNINGHAM D, et al. Bevacizumab plus capecitabine versus capecitabine alone in elderly patients with previously untreated metastatic colorectal cancer (AVEX): an open-label, randomised phase 3 trial[J]. Lancet Oncol, 2013,14: 1077-1085. DOI:10.1016/S1470-2045(13)70154-2.

[20] LOUPAKIS F, et al. Primary tumor location as a prognostic factor in metastatic colorectal cancer[J]. J Natl Cancer Inst, 2015, 107. DOI:10.1093/jnci/dju427.

[21] SUN D C, et al. KRAS mutation and primary tumor location do not affect efficacy of bevacizumab-containing chemotherapy in stagae IV colorectal cancer patients[J]. Sci Rep, 2017, 7: 14368. DOI:10.1038/s41598-017-14669-2.

[22] ULIVI P, et al. Right-vs. Left-Sided Metastatic Colorectal Cancer: Differences in Tumor Biology and Bevacizumab Efficacy[J]. Int J Mol Sci,2017, 18. DOI:10.3390/ijms18061240.

[23] MISSIAGLIA E, et al. Distal and proximal colon cancers differ in terms of molecular, pathological, and clinical features[J]. Ann Oncol, 2014, 25: 1995-2001. DOI:10.1093/annonc/mdu275.

[24] KIM S T, et al. The impact of microsatellite instability status and sidedness of the primary tumor on

the effect of bevacizumab-containing chemotherapy in patients with metastatic colorectal cancer[J]. J Cancer,2018, 9: 1791-1796. DOI:10.7150/jca.25132.

[25] ALJEHANI M A, et al. Association of Primary Tumor Site With Mortality in Patients Receiving Bevacizumab and Cetuximab for Metastatic Colorectal Cancer[J]. JAMA Surg, 2018, 153: 60-67. DOI:10.1001/jamasurg.2017.3466.

[26] CREMOLINI C, et al. Primary tumor sidedness and benefit from FOLFOXIRI plus bevacizumab as initial therapy for metastatic colorectal cancer. Retrospective analysis of the TRIBE trial by GONO[J]. Ann Oncol, 2018, 29: 1528-1534. DOI:10.1093/annonc/mdy140.

[27] BENCSIKOVA B, et al. Circulating T cell subsets are associated with clinical outcome of anti-VEGF-based 1st-line treatment of metastatic colorectal cancer patients: a prospective study with focus on primary tumor sidedness[J]. BMC Cancer, 2019, 19: 687. DOI:10.1186/s12885-019-5909-5.

[28] EVENO C, et al. Bevacizumab doubles the early postoperative complication rate after cytoreductive surgery with hyperthermic intraperitoneal chemotherapy (HIPEC) for peritoneal carcinomatosis of colorectal origin[J]. Ann Surg Oncol, 2014, 21: 1792-1800. DOI:10.1245/s10434-013-3442-3.

[29] HANG X F, et al. Risk of high-grade bleeding in patients with cancer treated with bevacizumab: a meta-analysis of randomized controlled trials[J]. Eur J Clin Pharmacol, 2011, 67: 613-623. DOI:10.1007/s00228-010-0988-x.

[30] HE W Z, et al. Primary Tumor Location as a Predictive Factor for First-line Bevacizumab Effectiveness in Metastatic Colorectal Cancer Patients[J]. J Cancer,2017, 8: 388-394. DOI:10.7150/jca.16804.

[31] CASALINI P, IORIO M V, GALMOZZI E & MENARD S. Role of HER receptors family in development and differentiation[J]. J Cell Physiol, 2004, 200: 343-350. DOI:10.1002/jcp.20007.

[32] DATTA S R, BRUNET A & GREENBERG M E. Cellular survival: a play in three Akts[J]. Genes Dev, 1999, 13: 2905-2927. DOI:10.1101/gad.13.22.2905.

[33] DOWNWARD J. Targeting RAS signalling pathways in cancer therapy[J]. Nat Rev Cancer, 2003, 3: 11-22. DOI:10.1038/nrc969.

[34] RECONDO G Jr, et al. Advances and new perspectives in the treatment of metastatic colon cancer[J]. World J Gastrointest Oncol, 2014, 6: 211-224. DOI:10.4251/wjgo.v6.i7.211.

[35] INNOCENTI F, et al. Mutational Analysis of Patients With Colorectal Cancer in CALGB/SWOG 80405 Identifies New Roles of Microsatellite Instability and Tumor Mutational Burden for Patient Outcome[J]. J Clin Oncol, 2019, 37: 1217-1227. DOI:10.1200/JCO.18.01798.

[36] TEJPAR S, et al. Prognostic and Predictive Relevance of Primary Tumor Location in Patients With RAS Wild-Type Metastatic Colorectal Cancer: Retrospective Analyses of the CRYSTAL and FIRE-3 Trials[J]. JAMA Oncol, 2017, 3: 194-201. DOI:10.1001/jamaoncol.2016.3797.

[37] ARNOLD D, et al. Prognostic and predictive value of primary tumour side in patients with RAS wild-type metastatic colorectal cancer treated with chemotherapy and EGFR directed antibodies in six randomized trials[J]. Ann Oncol, 2017, 28: 1713-1729. DOI:10.1093/annonc/mdx175.

[38] MARQUES R P, HEUDTLASS P, PAIS H L, et al. Patient-reported outcomes and health-related quality of life for cetuximab versus bevacizumab in metastatic colorectal cancer: a prospective cohort study[J]. J Cancer Res Clin Oncol, 2019, 145: 1719-1728. DOI:10.1007/s00432-019-02924-0.

[39] ZHENG P, et al. Patients with RAS wild-type right-sided unresectable liver-confined mCRC also benefit from cetuximab plus chemotherapy in first-line treatment[J]. Am J Cancer Res, 2018, 8: 2337-2345.

[40] CHEN D, et al. Should anti-EGFR mAbs be discontinued for conversion surgery in untreated right-sided metastatic colorectal cancer? A systematic review and meta-analysis[J]. World J Surg Oncol, 2018, 16: 200. DOI:10.1186/s12957-018-1502-7.

[41] HOLCH J W, Ricard I, Stintzing S, et al. The relevance of primary tumour location in patients with metastatic colorectal cancer: A meta-analysis of first-line clinical trials[J]. Eur J Cancer, 2017, 70: 87-98. DOI:10.1016/j.ejca.2016.10.007.

[42] WANG Z X, et al. Chemotherapy With or Without Anti-EGFR Agents in Left- and Right-Sided Metastatic Colorectal Cancer: An Updated Meta-Analysis[J]. J Natl Compr Canc Netw, 2019, 17: 805-811. DOI:10.6004/jnccn.2018.7279.

第四节

右半结肠癌免疫治疗的现状和进展

免疫逃逸是肿瘤最重要的特征之一，机体的免疫应答水平与结肠癌的预后有着密切关系，影响结肠癌的发展与转移[1, 2]。在20世纪80年代，Rosenberg等人首次用患者自体的、淋巴因子活化的杀伤细胞及白介素-2治疗晚期肿瘤患者，并获得突破性成果[3]。自此，免疫治疗受到的重视日益增长，并被用于多种肿瘤的辅助治疗。

免疫治疗，顾名思义，是一种通过主动免疫或被动免疫的方式增强机体抗肿瘤能力的治疗方法，目前主要有免疫检查点抑制剂、细胞因子、肿瘤疫苗和过继免疫治疗等方式。结肠癌的免疫治疗亦在如火如荼地开展，但它的开始并不顺利[4]。直至Le等人发现抗PD-1免疫检查点抑制剂pembrolizumab可使结直肠癌高突变负荷人群，主要是DNA错配修复缺陷型（dMMR）患者获益[5]，才使结肠癌的免疫治疗有所进展。免疫检查点抑制剂主要包括抗CTLA-4、抗PD-1及抗PD-L1抗体等。在2017版的NCCN指南中，两种抗PD-1免疫检查点抑制剂pembrolizumab及nivolumab被首次收入并推荐用于具有dMMR/MSI-H分子表型的晚期结直肠癌的末线治疗。随着pembrolizumab、nivolumab及nivolumab联合ipilimumab（抗CTLA-4抗体）的疗效被进一步证实，2019版的NCCN指南推荐将三者用于晚期不能耐受强烈治疗的dMMR/MSI-H结直肠癌患者的一线、二线及三线治疗。

为了评估免疫检查点抑制剂作为dMMR/MSI-H转移性结直肠癌一线、二线治疗的疗效，多项临床试验正在进行，包括分别比较pembrolizumab与化疗的疗效（NCT02563002），atezolizumab、atezolizumab联合mFOLFOX6、贝伐珠单抗以及mFOLFOX6联合贝伐珠单抗三组疗效差异（NCT02997228），nivolumab对比nivolumab联合ipilimumab的疗效差异（NCT04008030）等。另有两项Ⅲ期试验评估免疫检查点抑制剂用于Ⅲ期结直肠癌的辅助治疗的疗效（NCT02912559、NCT03827044）。

虽然免疫检查点抑制剂可以有效改善dMMR/MSI-H晚期结肠癌患者的预后，但这部分患者比例仅占晚期结肠癌患者的5%左右，大部分是对免疫检查点抑制剂不敏感的pMMR/MSS患者。如何能扩大生存获益人群，是一项等待攻克的难题。2019年ASCO-GI会议上报道的一项关于durvalumab联合tremelimumab与最佳支持治疗（BSC）对比单纯BSC用于晚期、难治性结直肠癌的随机、Ⅱ期研究，结果显示联合治疗可以改善难治性结直肠癌患者（MSS占98%）的总生存期（OS, 6.6个月 vs. 4.1个月，HR 0.72，$P = 0.07$），而无进展生存（PFS）无差异。随后的补充分析结果提示，约有20%的MSS患者中存在高突变负荷，可能就是引起 OS 改善的原因。然而，高突变负荷是否可以成为部分 MSS 型结肠癌患者使用免疫检查点抑制剂治疗的指征，还需要进一步验证。

细胞因子免疫疗法旨在刺激机体免疫系统、增强免疫反应，逆转肿瘤微环境的免疫抑制作用。关于结肠癌的细胞因子治疗目前尚处于研究阶段，主要有集落刺激因子、白介素（IL）及干扰素（IFN）等[6, 7]。GOLFIG-1 试验评估进展期结肠癌在吉西他滨、FOLFOX 联合皮下注射粒细胞巨噬细胞集落刺激因子及 IL-2（GOLFIG）引起的免疫反应及疗效，其中有 13% 的患者发生不同程度的自身免疫反应，这些患者较无自身免疫反应患者有更好的疾病进展时间（TTP，23.83 个月 vs. 10.52 个月 $P=0.0039$）及 OS（31.83 vs. 16.8，$P=0.0080$），提示细胞因子引起的自身免疫反应与其抗肿瘤活性相关[6]。随后该研究团队进行了一项关于 FOLFOX 与 GOLFIG 在转移性结直肠癌患者中的疗效对比的 III 期试验，由于对照病例入组情况不佳，该试验在到达观察终点前结束，不过从 43.83 个月的跟踪随访结果来看，GOLFIG 组的 PFS（9.23 个月 vs. 5.70 个月；HR，0.52；$P=0.002$）及生存期（21.63 个月 vs. 14.57 个月；HR，0.79；$P=0.28$）均优于对照组[8]。综上，细胞因子在一定程度上可以改善结肠癌的预后，但目前相关试验不多，还需要进一步证实。

结肠癌的肿瘤疫苗治疗亦是目前的研究热点之一，它利用人为输入的肿瘤特异性抗原、增强对机体免疫系统的刺激，以促进免疫细胞、免疫因子等的协同抗肿瘤作用。常见的肿瘤疫苗包括抗原蛋白及多肽、肿瘤细胞、可表达肿瘤抗原的载体（痘苗病毒、新城疫病毒、质粒载体）等。个性化多肽疫苗（PPV）是近来新研制的肿瘤疫苗，共含有 31 针对 15 种肿瘤抗原的细胞毒性 T 细胞的表位多肽。PPV 联合化疗用于治疗进展期结直肠癌的安全性已被证实，结果表明 PPV 在机体内具有良好的免疫原性，可有效诱导免疫反应[9]。除此之外，PPV 亦可增强难治性结直肠癌患者的免疫功能，且疗效与机体应对疫苗而产生的免疫

反应相关[10]。Ankara‑5T4 和 Ad5 [E1-, E2b-]-CEA（6D）是两种以病毒为载体的疫苗，在体内分别表达抗原 5T4 和 CEA，可显著上调特异性抗体的水平，改善晚期结直肠癌患者的生存[11, 12]。ATV-NDV 是以 NDV 病毒修饰的自体肿瘤细胞疫苗，NDV 因其具有在感染宿主细胞后产生类似免疫调节剂、募集并活化免疫细胞的作用，而受到越来越多的重视。将融合蛋白 bsHN-CD28 连接至 ATV-NDV，用于晚期结直肠癌的治疗，可为 T 细胞提供大量的共刺激信号，显著活化 T 淋巴细胞[13]。综上，肿瘤疫苗类型繁多，用于结肠癌的治疗显现出良好的安全性与有效性，值得深入的开发利用。

肿瘤的过继免疫治疗属于被动免疫，需要在体外活化并扩增具有抗肿瘤作用的免疫细胞而后回输至患者体内，以实现增强免疫、杀灭肿瘤细胞的作用。结肠癌的过继免疫治疗研究对象包括树突状细胞（DC）、T 淋巴细胞和自然杀伤细胞（NK 细胞）等。树突状细胞提取自患者外周血，在培养过程中用肿瘤细胞裂解物或 CEA 等肿瘤抗原致敏，促其成熟[14]。活化后的树突状细胞显著上调机体的细胞免疫反应，促进 IL-12、IL-18、IFN-γ 等细胞因子的表达，并促进效应 T 细胞的活化与增殖。但由于肿瘤的微环境十分复杂，其与人体免疫系统的关系尚未被完全阐述，接受 DC 治疗且免疫反应良好的转移性结直肠癌患者不一定能获得临床疗效[15-17]。这也提示我们，DC 免疫治疗可能更适用于联合治疗，如联合细胞因子活化的自然杀伤细胞，不仅延长进展期结直肠癌患者的生存、延缓疾病复发，还在一定程度上改善患者的生活质量[18-20]。关于 T 淋巴细胞过继免疫治疗的研究较少，一项 I/II 期临床试验中，T 淋巴细胞分离自患者的前哨淋巴结，25 个经治疗的 IV 期结直肠癌患者生存得到明显改善，2 年生存率优于未处理组（55.6% vs. 17.5%，$P=0.02$）[21]。综上，过继免疫疗法用于治疗结肠癌具有一定临床运用前景，有待进一步研究。

免疫治疗是向着更加合理的新型治疗方式迈

出的开创性的一步，也为结肠癌的联合治疗提供了新的选择。要如何使联合治疗效益最大化，进一步改善晚期 dMMR/MSI-H 型右半结肠癌患者的预后，还需要更多深入的研究。除此之外，占绝大多数的 pMMR/MSS 型结肠癌目前还未有明确有效的免疫治疗方式。改善总体结肠癌患者预后的任务依然艰巨。

（孙晶、王晨星）

参考文献

[1] GALON J, COSTES A, SANCHEZ-CABO F, et al. Type, density, and location of immune cells within human colorectal tumors predict clinical outcome[J]. Science (New York, N.Y.), 2006, 313(5795): 1960-1964.

[2] PAGÈS F, BERGER A, CAMUS M, et al. Effector memory T cells, early metastasis, and survival in colorectal cancer[J]. The New England journal of medicine, 2005, 353(25): 2654-2666.

[3] ROSENBERG S A, LOTZE M T, MUUL L M, et al. Observations on the systemic administration of autologous lymphokine-activated killer cells and recombinant interleukin-2 to patients with metastatic cancer[J]. The New England journal of medicine, 1985, 313(23): 1485-1492.

[4] BRAHMER J R, TYKODI S S, CHOW L Q, et al. Safety and activity of anti-PD-L1 antibody in patients with advanced cancer[J]. The New England journal of medicine, 2012, 366(26): 2455-2465.

[5] LE D T, URAM J N, WANG H, et al. PD-1 Blockade in Tumors with Mismatch-Repair Deficiency[J]. N Engl J Med, 2015, 372(26): 2509-2520.

[6] CORREALE P, TAGLIAFERRI P, FIORAVANTI A, et al. Immunity feedback and clinical outcome in colon cancer patients undergoing chemoimmunotherapy with gemcitabine + FOLFOX followed by subcutaneous granulocyte macrophage colony-stimulating factor and aldesleukin (GOLFIG-1 Trial)[J]. Clinical cancer research : an official journal of the American Association for Cancer Research, 2008, 14(13): 4192-4199.

[7] DUGGAN M C, JOCHEMS C, DONAHUE R N, et al. A phase I study of recombinant (r) vaccinia-CEA(6D)-TRICOM and rFowlpox-CEA(6D)-TRICOM vaccines with GM-CSF and IFN-alpha-2b in patients with CEA-expressing carcinomas[J]. Cancer Immunol Immunother, 2016, 65(11): 1353-1364.

[8] CORREALE P, BOTTA C, ROTUNDO M S, et al. Gemcitabine, oxaliplatin, levofolinate, 5-fluorouracil, granulocyte-macrophage colony-stimulating factor, and interleukin-2 (GOLFIG) versus FOLFOX chemotherapy in metastatic colorectal cancer patients: the GOLFIG-2 multicentric open-label randomized phase III trial[J]. Journal of immunotherapy (Hagerstown, Md. : 1997), 2014, 37(1): 26-35.

[9] SATO Y, FUJIWARA T, MINE T, et al. Immunological evaluation of personalized peptide vaccination in combination with a 5-fluorouracil derivative (TS-1) for advanced gastric or colorectal carcinoma patients[J]. Cancer science, 2007, 98(7): 1113-1119.

[10] KIBE S, YUTANI S, MOTOYAMA S, et al. Phase II study of personalized peptide vaccination for previously treated advanced colorectal cancer[J]. Cancer Immunol Res, 2014, 2(12): 1154-1162.

[11] BALINT J P, GABITZSCH E S, RICE A, et al. Extended evaluation of a phase 1/2 trial on dosing, safety, immunogenicity, and overall survival after immunizations with an advanced-generation Ad5 [E1-, E2b-]-CEA(6D) vaccine in late-stage colorectal cancer[J]. Cancer Immunol Immunother, 2015, 64(8): 977-987.

[12] SCURR M, PEMBROKE T, BLOOM A, et al. Effect of Modified Vaccinia Ankara-5T4 and Low-Dose Cyclophosphamide on Antitumor Immunity in Metastatic Colorectal Cancer: A Randomized Clinical Trial[J]. JAMA Oncol, 2017, 3(10): e172579.

[13] SCHIRRMACHER V, SCHLUDE C, WEITZ J, et al. Strong T-cell costimulation can reactivate tumor antigen-specific T cells in late-stage metastasized colorectal carcinoma patients: results from a phase I clinical study[J]. International journal of oncology, 2015, 46(1): 71-77.

[14] HUNYADI J, ANDRAS C, SZABO I, et al. Autologous dendritic cell based adoptive immunotherapy of patients with colorectal cancer-A phase I-II study[J]. Pathol Oncol Res, 2014, 20(2): 357-365.

[15] CABALLERO-BANOS M, BENITEZ-RIBAS D, TABERA J, et al. Phase II randomised trial of autologous tumour lysate dendritic cell plus best supportive care compared with best supportive care in pretreated advanced colorectal cancer patients[J]. Eur J Cancer, 2016, 64: 167-174.

[16] MORSE M A, NIEDZWIECKI D, MARSHALL J L, et al. A randomized phase II study of immunization with dendritic cells modified with poxvectors encoding CEA and MUC1 compared with the same poxvectors plus GM-CSF for resected metastatic colorectal cancer[J]. Ann Surg, 2013, 258(6): 879-886.

[17] BARTH R J Jr, FISHER D A, WALLACE P K, et al. A randomized trial of ex vivo CD40L activation of a dendritic cell vaccine in colorectal cancer patients: tumor-specific immune responses are associated with improved survival[J]. Clin Cancer Res, 2010, 16(22): 5548-5556.

[18] ZHU H, YANG X, LI J, et al. Immune response, safety, and survival and quality of life outcomes for advanced colorectal cancer patients treated with dendritic cell vaccine and cytokine-induced killer cell therapy[J]. Biomed Res Int, 2014, 2014: 603871.

[19] RODRIGUEZ J, CASTANON E, PEREZ-GRACIA J L, et al. A randomized phase II clinical trial of dendritic cell vaccination following complete resection of colon cancer liver metastasis[J]. J Immunother Cancer, 2018, 6(1): 96.

[20] GAO D, LI C, XIE X, et al. Autologous tumor lysate-pulsed dendritic cell immunotherapy with cytokine-induced killer cells improves survival in gastric and colorectal cancer patients[J]. PLoS One, 2014, 9(4): e93886.

[21] ZHEN Y H, LIU X H, YANG Y, et al. Phase I / II study of adjuvant immunotherapy with sentinel lymph node T lymphocytes in patients with colorectal cancer[J]. Cancer Immunol Immunother, 2015, 64(9): 1083-1093.

第三章
右半结肠手术 ERAS

■ 1.1 概述

加速康复外科（enhanced recovery after surgery，ERAS）是以循证医学证据为基础，以减少手术病人的生理及心理的创伤应激反应为目的，通过外科、麻醉、护理、营养等多学科协作，对围手术期处理的临床路径予以优化，从而减少围手术期应激反应及术后并发症，缩短住院时间，促进病人康复。ERAS 实现了社会、医院、患者及医疗人员多赢的局面，产生了重要的社会及经济效益。

1997 年 Kehlet[1] 教授首次提出加速康复外科（fast track surgery）的概念。2007 年黎介寿院士首次将 ERAS 概念引进中国，并将其应用于结直肠癌领域[2]。ERAS 在我国践行十多年来，已经形成成熟的路径，并逐渐优化为以微创技术为核心，术后早期经口进食、术后早期下床活动、多模式镇痛、限制性液体输注、鼻胃管管理共同施行的"5+1"模式，在临床上得到了良好的实施及患者依从性，从而减少围手术期的应激反应，降低医疗费用，缩短住院时间，加速患者康复。

ERAS 理念获益体现在：①提高治疗效果；②减少术后并发症；③加速患者康复；④缩短住院时间；⑤降低医疗费用；⑥减轻社会及家庭负担。

■ 1.2 右半结肠 ERAS 路径

1.2.1 术前

术前宣教

由于患者入院后生活环境的改变、对手术的恐惧以及胃肠道手术患者消化功能障碍等原因，导致患者情绪紧张，产生心理应激。术前对患者加强宣传教育，利用展板、图片、多媒体等多种形式使患者了解围手术期流程，将有利于术后的康复。重点向患者介绍治疗过程及手术方案，便于患者配合术后康复及早期出院计划，提高患者

依从性（图 4-3-1）。

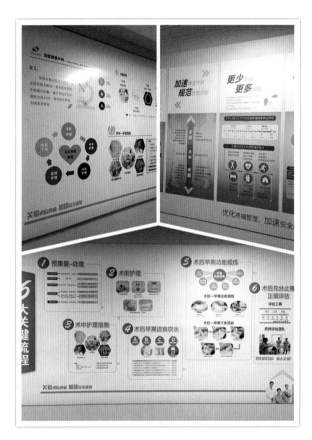

图 4-3-1　术前宣教

营养风险筛查

术前营养风险筛查可发现存在营养风险的患者，并使这些患者在术前的营养干预中获益。营养的评估方法很多，一般都是从人体测量学指标、生化指标和膳食评价三个方面来评估患者的营养状况。人体测量学指标包括：体质指数（body mass index，BMI）、臂肌围（upper arm muscle circumference，AMC）、肱三头肌皮褶厚度（triceps skin foldthickness，TSF）和机体组成测定等。生化指标包括：血清白蛋白、前白蛋白、转铁蛋白等。目前综合评价法在临床应用广泛，国内临床中较常用的营养风险筛查方法包括：欧洲营养风险筛查法（nutritional risk screening 2002，

NRS2002）[3, 4]、围手术期营养筛查工具（perioperative nutrition screen, PONS）[5, 6]、主观全面营养评价法（subjective global assessment，SGA）[7] 等。各个方法均有其优缺点，对于有条件的医院应当综合评估应用（图4-3-2）。

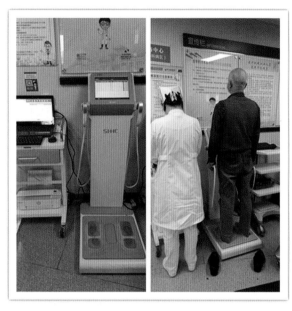

图4-3-2　营养风险筛查

对于有营养风险的患者，应进行强调蛋白质补充的营养支持策略，并首推口服高蛋白质食物和口服营养补充（oral nutritional supplements, ONS），次选管饲肠内营养，如热卡和蛋白质无法达到目标量，可考虑行肠外营养支持。围术期营养不良患者推荐使用 ONS ≥ 7 天。术前需肠外营养支持的患者推荐营养支持时间为 7~14 天，部分重度营养不良患者，可酌情延长至 4 周[8]。

术前不常规行肠道准备

术前肠道可能导致脱水及电解质失衡，对患者是一种应激。荟萃分析结果表明：肠道准备对结肠手术患者无益，还有可能增加术后发生肠吻合口瘘的危险[9]。因此，对进行右半结肠手术的患者不提倡常规行术前肠道准备，术前肠道准备适用于需要术中行结肠镜检查或有严重便秘的患者。

缩短术前禁食禁饮时间

对于术前不存在肠梗阻的患者，大多数情况下术前隔夜禁食是不必要的，在麻醉诱导前 2 小时口服透明液体（≤ 500ml）并不会导致胃潴留以及误吸[10, 11]，反而可以促进胃排空[12, 13]。术前 10h 口服 12.5% 碳水化合物饮品 800ml，术前 2h 口服 12.5% 碳水化合物饮品 400ml[8]，可以减少患者术前口渴、饥饿及烦躁等症状，并且显著地降低术后胰岛素抵抗的发生率。缩短术前禁食时间可减轻手术应激反应，缓解胰岛素抵抗，减少蛋白质损失和禁食对胃肠功能的损害（图4-3-3）。

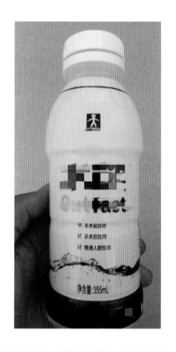

图4-3-3　术前服用碳水化合物饮品

术前麻醉用药

术前不应常规给予长效镇静和阿片类药物，其可延迟术后的快速苏醒。如果必须，可谨慎给予短效镇静药物，以减轻麻醉操作时病人的焦虑。老年病人术前应慎用抗胆碱药物及苯二氮䓬类药物，以降低术后谵妄的风险。

预防性抗生素的使用

在右半结肠手术中预防性地使用抗生素有利于减少感染，但需注意：①预防用药应同时包括针对需氧菌及厌氧菌；②在切开皮肤前 30min 使用；③单一剂量的预防与多剂量方案具有同样的效果，如果手术时间 > 3h，可以在术中重复一次剂量。

1.2.2 术中

麻醉方案

可采用全身麻醉、硬膜外阻滞、全麻联合硬膜外阻滞等麻醉方案，以满足外科手术的需求并拮抗创伤所致的应激反应。同时，在手术结束后，应使病人快速苏醒，无麻醉药物残留效应，为术后加速康复创造条件。因此，短效镇静、短效阿片类镇痛药及肌松药为全身麻醉用药的首选，如丙泊酚、瑞芬太尼、舒芬太尼等，肌松药可考虑罗库溴铵、顺式阿曲库铵等。

手术方式

根据病人、肿瘤分期以及术者的技术等状况，可选择腹腔镜手术、机器人手术系统或开放手术等（图4-3-4）。创伤是病人最为重要的应激因素，而术后并发症直接影响到术后康复的进程。因此提倡在精准、微创及损伤控制理念下完成手术，以减小创伤应激。术者尤其应注意保障手术质量并通过减少术中出血、缩短手术时间、避免术后并发症等环节，促进术后康复。

放置鼻胃管

右半结肠手术中不应常规放置鼻胃管减压，以降低术后发热、肺不张及肺炎的发生率。如果在气管插管时有气体进入胃中，可以插入胃管排出气体，但应在患者麻醉清醒前予以拔除，不推荐术后常规使用鼻胃管减压。

避免术中低温

维持正常体温是维持机体内环境稳态的重要措施。术中应常规进行体温监测并采取必要的保

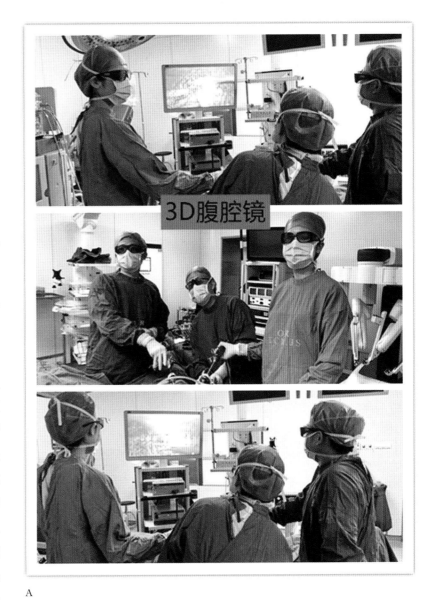

A

B

图 4-3-4 手术方式

温措施，预防发生低体温，如：室温保持在21℃以上；冲洗腹腔的液体须加温至37℃；静脉输液需要加温；尽量减少病人的身体暴露；使用保温毯或充气加温毯等。这样做的目的是维持核心体温不低于36℃，也需注意防止体温过高，避免术中低体温可以减少对神经内分泌代谢、凝血机制的影响。

围术期液体治疗

液体输注过量或不足，均可致脏器的血流灌注不足，导致术后器官功能不全及相关并发症，从而延迟病人的康复。研究结果表明：减少术中及术后的液体及钠盐的输入量，将有利于减少患者术后并发症的发生，加速胃肠功能的恢复，缩短术后住院时间[14, 15]。术中以目标导向为基础的限制性容量治疗策略，是减少围术期液体过负荷、心肺过负荷的最佳方法。

1.2.3 术后

腹腔引流

放置腹腔引流管因为疼痛因素将影响患者的早期下床活动。有Meta分析显示，结直肠术后常规留置引流管无益[16]。结肠吻合后使用腹腔引流管并不降低吻合口瘘等术后并发症的发生率及减轻其严重程度。因此，结肠切除术不推荐常规放置腹腔引流管。如有必要放置，也需尽早拔除（图4-3-5）。

导尿管的放置

放置导尿管也将影响患者术后的早期活动，增加尿路感染的概率。因此右半结肠ERAS路径不常规放置导尿管，如需放置，也建议在术后24h后拔除。

术后恶心、呕吐的治疗

为了能尽早口服进食需要有效地处理术后恶心、呕吐症状。应避免使用可能引起呕吐的药物如新斯的明、阿片类药物，而使用不良反应较少的其他药物。有呕吐风险的患者应预防性地使用止吐药如昂丹斯琼、地塞米松等。如果患者发生恶心、呕吐时，可以联合使用上述药物。

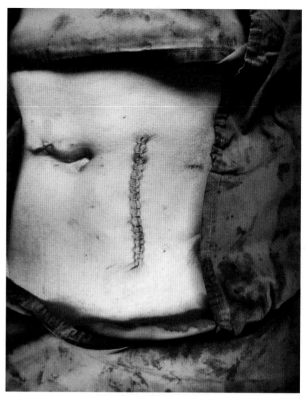

图4-3-5　结肠切除术后

预防肠麻痹以及促进胃肠蠕动

术后肠麻痹是术后延迟出院的重要因素之一，尚无有效防治术后肠麻痹的药物，综合措施包括：减少阿片类药物的使用；避免围手术期液体负荷过重；提倡腹腔镜等微创手术；尽早恢复经口进食；咀嚼口香糖；术后早期口服缓泻剂如乳果糖；中医药治疗等。

术后镇痛

术后镇痛是ERAS的核心内容。充分的术后镇痛可以减少应激，有利于患者康复。ERAS术后镇痛提倡多模式镇痛方案（multimodal analgesia，MMA），最先由丹麦哥本哈根大学Kehlet教授提出，并于2007年由黎介寿院士引入后逐渐在我国推广[17]。MMA是指以加强镇痛效果为目的，运用两种或两种以上机制各异的止痛药物，联合多种止痛方式，安全有效的疼痛管理模式[18, 19]。MMA常用的药物有：非甾体抗炎药（non-steroidal anti-inflammatory drugs，NSAIDs）、内脏镇痛药、局麻药、糖皮质激素等。MMA采用复合用药，多靶点镇痛，以期为患者提供最佳镇痛方案，帮助患者快速康复，减少不良事件的发生（图4-3-6）。

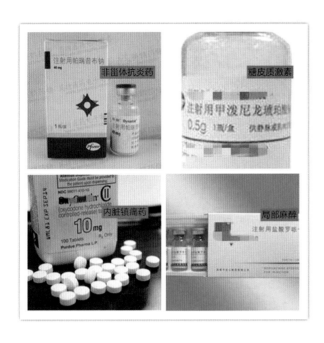

A 镇痛药物

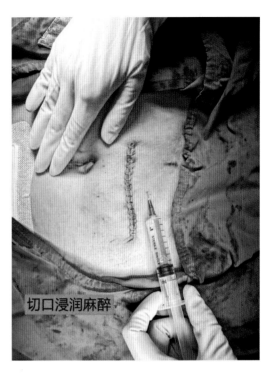

B 切口局部麻醉

图 4-3-6　术后镇痛

术后营养治疗

术后早期恢复经口进食是安全的[20, 21]，且对于术后恢复至关重要，术后早期经口进食能够减少术后并发症、缩短住院天数、降低住院费用[22]。术后 24h 内恢复肠内营养能够减少术后死亡率，并且不增加术后吻合口瘘和恶心呕吐的发生率[23, 24]。因此，除非患者存在肠道功能障碍、肠缺血或肠梗阻，大部分患者都推荐在手术当天通过餐食或 ONS 摄入高蛋白营养（图 4-3-7）。推荐应用成品营养制剂，传统的"清流质"和"全流质"不能够提供充足的营养和蛋白质，不推荐常规应用。另外，术后足量的蛋白质摄入比足量的热卡摄入更加重要。

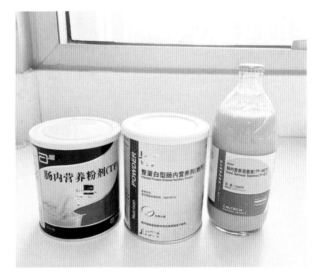

图 4-3-7　肠内营养

术后早期下床活动

长期卧床不仅增加胰岛素抵抗及肌肉丢失，而且减少肌肉的强度，损害肺功能及组织氧合，也增加了发生下肢静脉血栓形成的危险。采用了 MMA 止痛方案的 ERAS 路径可以很好地进行术后镇痛，这是促进患者早期活动的重要保证。根据患者客观情况，每天计划及落实患者的活动量，并且建立患者的活动日记。目标是在手术后第 1 天下床活动 1~2h，而以后至出院时每天应下床活动 4~6h（图 4-3-8）。

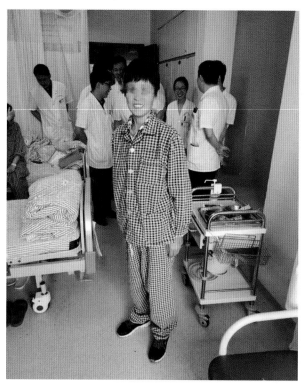

图 4-3-8　术后早期下床活动

1.2.4 出院

出院标准

应制订以保障病人安全为基础，可量化的、具有可操作性的出院标准：恢复半流质饮食或口服辅助营养制剂，无需静脉补液；口服止痛药可以很好地镇痛；伤口愈合佳，无感染迹象；器官功能状态良好，可以自由活动到卫生间；病人同意出院。达到以上要求时，应给予出院。

出院后营养支持

右半结肠手术患者术后经口摄入量可能存在不足，这一问题在出院后更加凸显。对于术后出现并发症的患者，出院后体重会继续丢失，存在营养状况进一步恶化的风险，因此这些患者在出院后更加需要继续进行营养随访。对所有接受 4 级手术的患者术后应用 ONS ≥ 4~8 周。对于严重营养不良的患者以及术后住院时间长或 ICU 住院时间较长的患者，术后应用 ONS 3~6 个月[8]。

1.2.5 随访及结果评估

所有好的外科实践均依赖于良好的临床结果的监测与总结，这不仅有利于控制并发症及病死率，而且有利于对研究计划进行反馈，总结资料进行提高与教育。应加强患者随访，以及建立明确的再入院"绿色通道"。在患者出院的 24~48h 内应进行电话随访及指导，术后 7~10 天到门诊进行回访，如进行伤口拆线、讨论病理学检查结果，计划进一步的抗肿瘤治疗等。一般而言，ERAS 的临床随访至少应持续到术后 30 天。

（成汇、江志伟）

参考文献

[1] KEHLET H. Muhimodal approach to control postoperative pathophysiology and rehabilitation[J]. Br J Anaesth, 1997, 78 (5)：606-617.

[2] 柳欣欣, 江志伟, 汪志明. 等. 加速康复外科在结直肠癌手术病人的应用研究 [J]. 肠外与肠内营养杂志, 2007, 14(4)：205-208.

[3] KONDRUP, JENS, RASMUSSEN, HENRIK Hφ JGAARD, et al. Nutritional risk screening (NRS 2002): a new method based on an analysis of controlled clinical trials[J]. Clin Nutr, 2003, 22(3): 321-336.

[4] 蒋朱明, 杨剑, 于康. 列入临床诊疗指南和国家卫生和计划生育委员会行业标准的营养风险筛查 2002 工具实用表格及注意事项 [J]. 中华临床营养杂志, 2017, 25(5): 263-267.

[5] WISCHMEYER P E, CARLI F, EVANS D C, et al. American Society for Enhanced Recovery and Perioperative Quality Initiative Joint Consensus Statement on Nutrition Screening and Therapy Within a Surgical Enhanced Recovery Pathway [J]. Anesth Analg, 2018, 126(6):1883-1895.

[6] BOHL D D, SHEN M R, KAYUPOV E, et al. Hypoalbuminemia Independently Predicts Surgical Site Infection, Pneumonia, Length of Stay, and Readmission After Total Joint Arthroplasty [J]. J Arthroplasty, 2016, 31(1):15−21.

[7] VON M, EYENFELDT M. Cancer−associated malnutrition：an introduction[J]. Eur J Oncol Nurs, 2005，9(suppl2)：35−38.

[8] 中华医学会肠外肠内营养学分会，中国医药教育协会加速康复外科专业委员会. 加速康复外科围术期营养支持中国专家共识（2019版）[J]. 中华消化外科杂志，2019,18（10）：897−902.DOI：10.3760/cma.j.issn.1673−9752.2019.10.001.

[9] SLIM K，VICAUT E，PANIS Y，et al. Meta−analysis of randomized clinical trials of colorectal surgery with or without mechanical bowel preparation[J]. Br J Surg，2004，91(9) : 1125−1130.

[10] LOBO D N, HENDRY P O, RODRIGUES G, et al. Gastric emptying of three liquid oral preoperative metabolic preconditioning regimens measured by magnetic resonance imaging in healthy adult volunteers: a randomised double−blind, crossover study[J]. Clin Nutr, 2009,28: 636e41.

[11] LAMBERT E, CAREY S. Practice guideline recommendations on perioperative fasting. A systematic review[J]. J Parenter Enteral Nutr, 2016,40:1158e65.

[12] MCCLAVE S A, KOZAR R, MARTINDALE R G, et al. Summary points and consensus recommendations from the North American Surgical Nutrition Summit[J]. JPEN J Parenter Enteral Nutr, 2013,37:99S−105S.

[13] LJUNGQVIST O. Modulating postoperative insulin resistance by preoperative carbohydrate loading[J]. Best Pract Res Clin Anaesthesiol, 2009,23:401−409.

[14] WANG G，JIANG Z W，ZHAO K，et al. Fast track rehabilitation programme enhances functional recovery after laparoscopic colonic resection[J]. Hepatogastroenterology，2012，59(119) : 2158−2163.

[15] 柳欣欣，江志伟，汪志明，等. 加速康复外科在结直肠癌手术病人的应用研究 [J]. 肠外与肠内营养，2007，14(4) : 205−208.

[16] ZHANG H Y, ZHAO C L, XIE J, et al. To drain or not to drain in colorectal anastomosis: a meta−analysis [J]. Int J Colorectal Dis, 2016,31(5):951−960.

[17] 江志伟，黎介寿. 规范化开展加速康复外科几个关键问题 [J]. 中国实用外科杂志,2016,36(01):44−46.

[18] 江志伟，周嘉晖，成汇. 多模式镇痛在加速康复外科中的作用 [J/OL]. 山东大学学报（医学版）: 2019−07−23:1−5.

[19] VARRASSI G , HANNA M , MACHERAS G , et al. Multimodal analgesia in moderate−to−severe pain: a role for a new fixed combination of dexketoprofen and tramadol[J]. Current Medical Research and Opinion, 2017:1−9.

[20] TWEED T, VAN EIJDEN Y, TEGELS J, et al. Safety and efficacy of early oral feeding for enhanced recovery following gastrectomy for gastric cancer: A systematic review [J]. Surg Oncol, 2019, 28:88−95.

[21] SUN H B, LI Y, LIU X B, et al. Impact of an Early Oral Feeding Protocol on Inflammatory Cytokine Changes After Esophagectomy [J]. Ann Thorac Surg, 2019, 107(3):912−920.

[22] BEVILACQUA L A, OBEID N R, SPANIOLAS K, et al. Early postoperative diet after bariatric surgery: impact on length of stay and 30−day events [J]. Surg Endosc, 2019, 33(8):2475−2478.

[23] LEWIS S J, ANDERSEN H K, THOMAS S. Early enteral nutrition within 24 h of intestinal surgery versus later commencement of feeding: a systematic review and meta-analysis [J]. J Gastrointest Surg, 2009, 13(3):569−575.

[24] PU H, DOIG G S, HEIGHES P T, et al. Early Enteral Nutrition Reduces Mortality and Improves Other Key Outcomes in Patients With Major Burn Injury: A Meta-Analysis of Randomized Controlled Trials [J]. Crit Care Med, 2018, 46(12):2036−2042.

第四章
右半结肠手术视频剪辑

■ 1.1 如何简单高效地编辑手术视频

工欲善其事必先利其器，很多同仁一开始都会纠结，用哪个编辑软件才能把手术视频编好？事实上，手术视频的剪辑，仅仅需要一些最基本的剪辑功能就足够，大部分软件都能胜任。优秀的外科医生，手术中废动作很少，甚至可以做到"一镜到底"，但是大部分的手术视频都是需要剪辑的，这就需要我们应用技巧，通过视频剪辑"去伪存真"，把关键步骤、手术精华提炼和展示出来，以便学术交流。

PC 上常用的视频编辑软件有 Premiere、AE，这都是电影、广告等常用的高端软件，并不用那么复杂，个人推荐使用会声会影，简单而方便。有些同道会使用爱剪辑这款软件，但是它自带的片头片尾 Logo 常常会影响观感，感觉不够专业。Mac 上推荐使用 Final Cut Pro 或者自带的 iMovie，iMovie 功能最简洁，方便上手，就好似图片处理中的美图秀秀，而 Final Cut Pro 功能全面，可以添加各种转场、特效、字幕等，就好似 Photoshop，全能而专业。

视频剪辑的总体原则就是"less is more"，越简单越好，好的经过剪辑的手术视频，并不需要特别花哨的剪辑技巧，特别酷炫的特效，基本功能只需两项即可，即剪切和转场。不管选用哪款软件，编辑的具体方法和思路都大体相同。下面就以 Final Cut Pro 为例，介绍一般手术视频编辑中所使用的方法和技巧。

1.1.1 新建项目

一般选择接近原始视频的分辨率及码率，尽可能减少编辑中画质的丢失（图 4-4-1）。

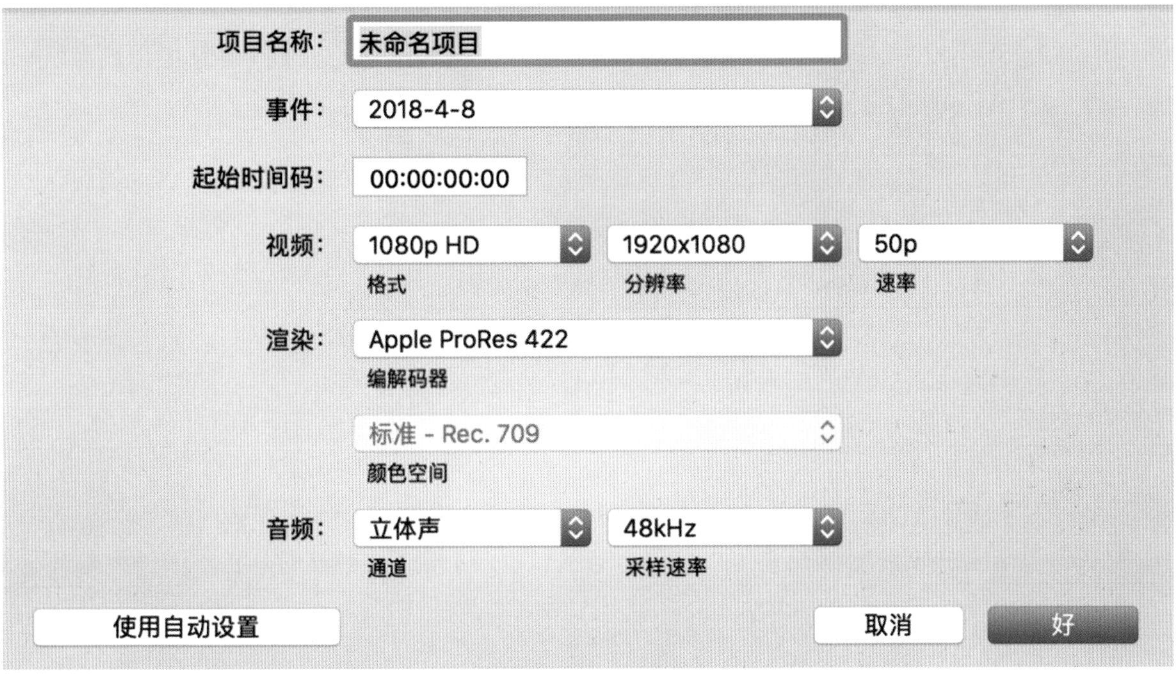

项目名称：	未命名项目
事件：	2018-4-8
起始时间码：	00:00:00:00
视频：	1080p HD（格式） 1920x1080（分辨率） 50p（速率）
渲染：	Apple ProRes 422（编解码器） 标准 - Rec. 709（颜色空间）
音频：	立体声（通道） 48kHz（采样速率）

使用自动设置 　　　取消　好

图 4-4-1 新建项目

1.1.2 速度选择

手术视频可以根据术者的动作频率适当调整速度，一般建议加速不超过 1.1 倍，过快的加速会导致画面抖动不稳定，场景切换过快等缺点（图 4-4-2）。

1.1.3 删减废动作

剪辑的第一步，即删减掉视频中的一些调整动作、更换器械的过程以及无效动作等，也就是所谓的粗编。"修剪"功能可以做粗略的头尾调整，"范围选择"可以粗略地选择你所需要的整段片段，精细编辑一般选择"切割"工具，快捷键是"B"（图 4-4-3）。

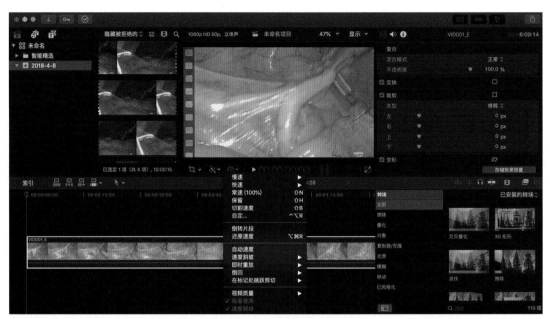

图 4-4-2　速度的选择

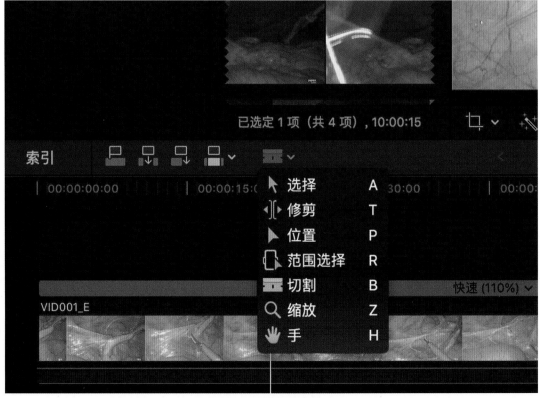

图 4-4-3　视频的删减

选择了切割工具后，光标会变成刀片状，在视频中选择废动作的起始点，点按后会出现切割线（图4-4-4）。

继续往后寻找废动作的终止点，或者需要动作的起始点，再次切割。选中不需要的部分，删除即可（图4-4-5）。

相邻两段之间，可以插入转场特效，特别是手术部位切换的场景，使画面过渡更加自然。建议使用最简单"交叉叠化"特效。

重复以上动作，完成视频的粗编（图4-4-6）。

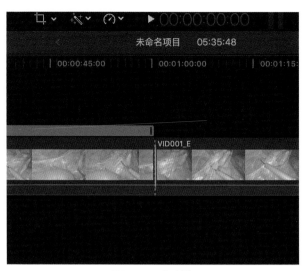

图 4-4-4　切割线

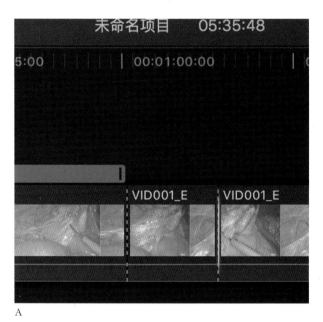

A

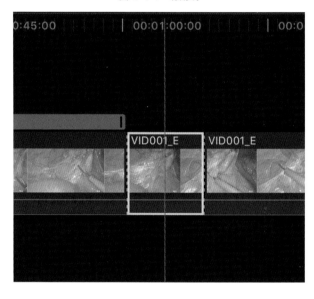

B

图 4-4-5　切割视频

图 4-4-6　"交叉叠化"特效的使用

1.1.4 重点步骤的精编

视频总时长的控制

根据整体视频的要求，对粗编好的视频进行进一步删减，将一些非重要步骤简化，为了避免画面大幅度的变化，建议此时的修改不能大幅度的删减，而是选择"小步快走"，同一场景下的相似动作保留 3~4 次即可。过少的动作会导致画面一扫而过不够持续稳定，过多的重复动作又会导致视频不够精彩索然无味。

关键步骤的突出

重点是剪辑好手术的关键步骤，或者本段视频想重点突出的步骤。比如腹腔镜直肠癌根治术中，根部淋巴结清扫、左结肠血管保留、Toldt's间隙拓展、邓氏筋膜切开等关键步骤；腹腔镜右半结肠癌根治术中，Toldt's间隙的拓展、血管的解剖、Henle's干的显露等关键步骤；腹腔镜胃癌根治术中，各站淋巴结的清扫、消化道重建方式等关键步骤；以及各类手术最后的总体展示等。这些重要的步骤，可以通过一些技术手段来突出，比如标注。标注可以选择直接在视频上添加文字注释，Final Cut Pro 有一些基本的字幕功能，可以直接在视频画面上标注（图 4-4-7）。

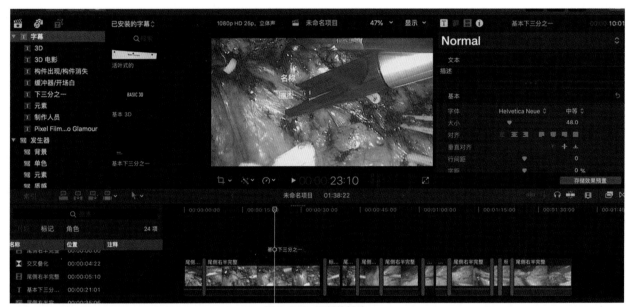

图 4-4-7　视频的标注

视频的锦上添花

视频的主体编辑完成后，可以在视频前使用文字工具加上标题，病史资料辅助检查等，特别是一些影像资料，都可以用图片或者视频的形式插入（图 4-4-8）。

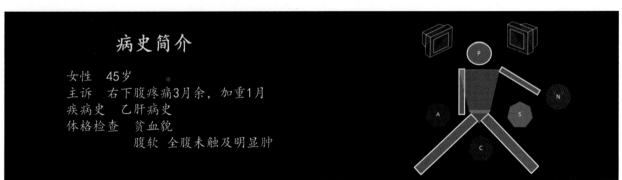

图 4-4-8　添加病史资料

完整的视频最好还有一些清晰的手术外景资料，比如体位的摆放、Trocar 的布局，体外消化道重建的画面等（图 4-4-9）。

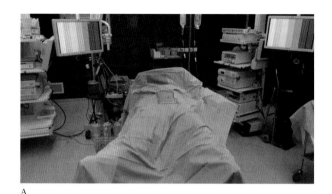

A

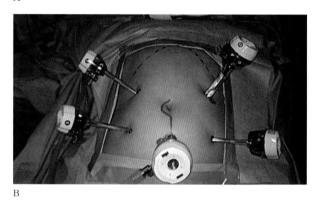

B

图 4-4-9　手术外景资料

关键步骤开始前，还可以插入一些手术示意图、解剖图等，使视频内容更加丰富。术后病人的恢复情况，病理结果都可以简单地用文字的方式呈现。最后还可以选择合适的音乐加入音轨，增加视频的观赏性。

知识产权的保护

编过手术视频的都知道，一份好的视频编辑完需要耗费很多的精力。编辑好的视频就像自己完成的一件作品，如今网络、微信等传播途径很多也很方便，建议最后给自己的视频加好水印，保护知识产权。水印的添加可以使用文字工具标注好之后，覆盖整个视频的长度，然后将字体的透明度调高即可（图 4-4-10）。为尊重原创，视频中引用的示意图、解剖图以及音乐都别忘了在片尾标注出处。

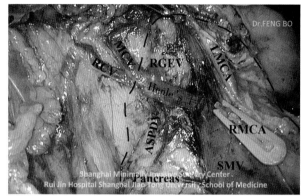

图 4-4-10　添加水印

■ 1.2 右半结肠手术视频剪辑技巧

右半结肠手术视频，关键的展示步骤包括层面的拓展和血管的解剖两部分。如何才能更好地展示层面，清晰地标注血管的解剖呢？个人推荐一种比较费时但是效果很好的标注方式，仅供参考。

在原始视频中找到需要标注的画面，使用软件截图，导入 Photoshop 进行编辑，文字工具标注名称，Ctrl+T 调整文字图层角度，使其平行于血管走形。可通过文字的大小来体现血管属级的逻辑关系（图 4-4-11）。

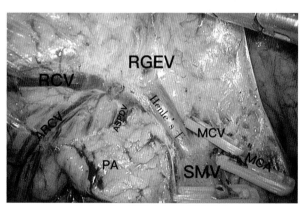

图 4-4-11　运用文字工具进行标注

运用画笔工具标示出层面的融合线，特别是 Toldt's 间隙的分界线，可以使用画笔工具手工绘制出虚线，使层面标示清晰而自然。纯手工绘制听上去挺难，但是只要多多练习，就可以做到得心应手（图 4-4-12）。

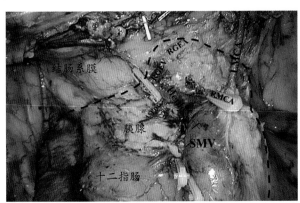

图 4-4-12　运用画笔工具标示层面的融合线

然后在编辑软件中编辑时，找到截图同一位置，原位插入截图以及标注好的图片，截图设置1秒，标注好的图片设置3~5秒，中间插入转场。这样呈现的效果就是视频到关键步骤后定格，然后标注展示出来，最后自然过渡回视频状态。类似的效果也可以通过 Final Cut Pro 编辑菜单下"插入静帧"的功能实现。

■ 1.3 小结

手术视频剪辑是一项既需要耐心又需要外科专业知识的技术，只能是外科医生们亲手完成。虽然一开始编辑手术视频时反复琢磨耗时较久，需要极大的耐心和精力，但是如果你仔细研究好手术中的每个步骤，能够准确地标注出来，这本身就是一个难得的、深入的学习过程，可以说精编一份手术视频，能抵过现场观摩10台手术。这对于年轻医生来说尤其珍贵，所以不要害怕困难，主动地去帮助专家们编辑手术视频吧，从中可以学到的东西会让你终身获益。

（薛佩）

本书附赠腹腔镜手术视频

读者使用任意手机或者平板电脑均可直接观看

手机或平板电脑扫描二维码直接观看手术视频

联合中间入路腹腔镜右半结肠切除术

术者：冯波

扫描二维码播放手术视频的步骤。

1.打开微信或任意浏览器。

2.使用"扫一扫"功能对准要观看的视频二维码。

3.在屏幕上出现的视频播放页面后，点击播放。

就这么方便。

附　腹腔镜手术视频

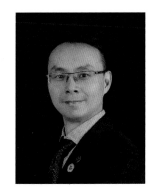

联合中间入路腹腔镜右半结肠
切除术

术者：冯波

完全中间入路腹腔镜右半结肠
切除术

术者：冯波

循 RCV 中间入路腹腔镜右半结肠
切除术

术者：冯波

尾侧联合中间入路腹腔镜右半
结肠癌 CME 术

术者：冯波

清扫 No.204、No.206 组淋巴结的
腹腔镜右半结肠切除术

术者：冯波

荧光显影导航 – 应用 ICG 的腹腔镜
右半结肠癌根治术

术者：冯波

机器人辅助右半结肠癌根治术

术者：冯波

翻页式入路腹腔镜右半结肠切除术

术者：冯波

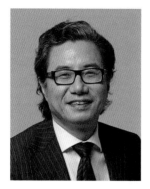

单孔加一腹腔镜右半结肠切除术

术者：臧卫东

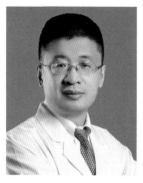

NOSES 腹部无辅助切口经阴道
拖出标本的完全腹腔镜右半结
肠癌根治术

术者：刘骞

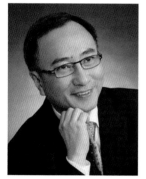

经阴道腹腔镜右半结肠手术

术者：肖毅

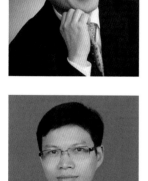

尾侧入路腹腔镜下右半结肠根治术

术者：刁德昌

腹腔镜往复式右半结肠 D3 根治术

术者：孟文建、王自强

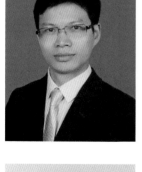

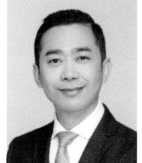

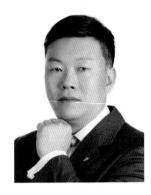

尾侧、头侧入路腹腔镜右半结肠癌CME 术

术者：张庆彤

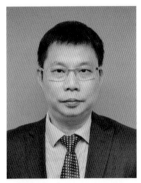

以肠系膜上静脉为导向的腹腔镜右半结肠切除术

术者：郭银枞

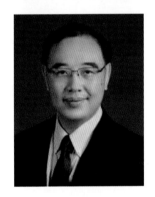

尾内侧入路单向环路式腹腔镜右半结肠癌根治术

术者：康亮

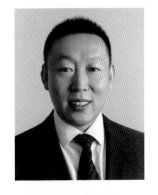

"互"字式腹腔镜右半结肠切除术

术者：谢忠士

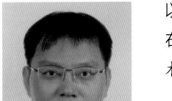

以肠系膜上动脉为导向的腹腔镜右半结肠切除术

术者：孙跃明